TRAITÉ

DES

PRINCIPALES MALADIES

DES YEUX.

T. II.

DE L'IMPRIMERIE DE L.-T. CELLOT.

TRAITÉ

DES PRINCIPALES MALADIES

DES YEUX;

PAR ANTOINE SCARPA,

Professeur émérite et Directeur de la Faculté de médecine en l'Université impériale et royale de Pavie; Chevalier de l'ordre royal de la Couronne de fer;

TRADUIT DE L'ITALIEN EN FRANÇAIS

SUR LA CINQUIÈME ET DERNIÈRE ÉDITION;

Accompagné de Notes et d'Additions,

PAR MM. FOURNIER-PESCAY,

Docteur en médecine, Secrétaire du Conseil de santé des armées, ancien Professeur de pathologie interne à l'École de Médecine de Bruxelles, etc.,

ET BÉGIN,

Chirurgien aide-major à l'hôpital d'Instruction de Metz

TOME SECOND.

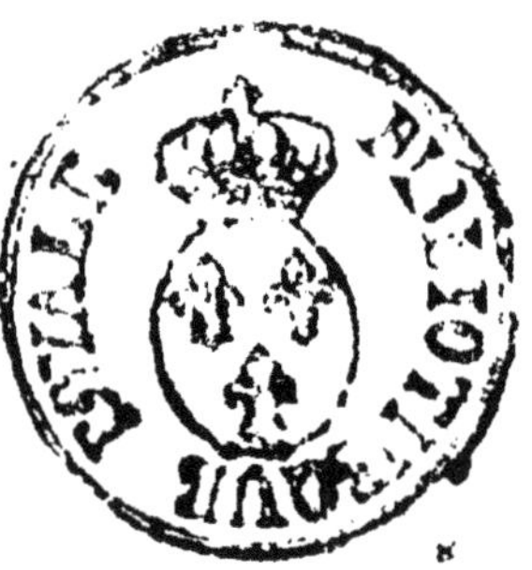

A PARIS,

CHEZ MÉQUIGNON-MARVIS, LIBRAIRE
POUR LA PARTIE DE MÉDECINE,
RUE DE L'ÉCOLE DE MÉDECINE; N° 3.

TRAITÉ

DES

PRINCIPALES MALADIES

DES YEUX.

<hr>

CHAPITRE PREMIER.

De la procidence de l'iris.

L'IRIS demeure dans sa position naturelle, et se tient à une distance convenable de la cornée, tant que les humeurs dans lesquelles elle est plongée et suspendue, et qui remplissent la cavité de l'œil, conservent entre elles un équilibre parfait : dans cet état, quoique son tissu soit d'une extrême délicatesse et d'une grande extensibilité, elle se resserre ou se dilate sans jamais former de pli difforme. Mais lorsque l'humeur aqueuse s'est échappée par quelque ouverture faite à la cornée, soit accidentellement, soit à dessein, et que la pression qu'exercent les humeurs de l'œil derrière l'iris, n'est plus contre-balancée par la résistance du liquide contenu dans la chambre antérieure, elle est poussée peu à peu en avant vers la cornée, et même en partie hors de l'œil, en suivant la même voie qui a servi à l'évacuation de l'humeur aqueuse. Il se forme alors sur la cornée une petite tumeur de la même couleur que l'iris, et que la plupart des chirurgiens appellent *staphylôme de l'iris*, mais que je nomme, avec Galien (1), *procidence de l'iris*, afin de mieux distinguer cette maladie d'une autre à laquelle le nom de *staphylôme* convient plus particulièrement.

La procidence de l'iris peut être produite par les blessures et les ulcères de la cornée qui pénètrent jusque dans la chambre antérieure, et par la rupture de la cornée, causée par une forte contusion du globe de l'œil. Si, aussitôt après une ouverture accidentelle de la cornée, ou une division faite à dessein à cette membrane, comme cela a lieu pour l'extraction de la cataracte, ou même, suivant quelques personnes, pour l'évacuation de la matière de l'hypopion, les bords de la blessure de l'œil ne se rapprochent pas

(1) *De differentis morborum*, class. III, cap. XIII. Contingit vero nonnunquàm, ut tunica cornea appellata profundum habeat ulcus, qua deinceps exesa tota, aliquid ex ea tunica *procidat*, quæ secunda post corneam ordine sita est uvea apellata, et ipsa pupilla una divulsionem patiatur. Atque ex his tribus omnibus quælibet passio oculi existimatur : quodvis ulcus et erosio ad sclam corneam pertinet, *procidentia* ad uveam, et divulsio ad pupillam.

Et tunica uvea, ut plurimum, relaxatur, cum corneam minium erodi contigerit. *De causis morbor.* class. III, cap. X.

ou ne s'agglutinent pas assez pour que l'humeur aqueuse ne sorte pas de la chambre antérieure à mesure qu'elle se renouvelle; l'iris, entraînée par le courant du liquide qui s'échappe continuellement à travers la plaie de la cornée, s'insinue entre les lèvres de cette plaie, s'allonge au dehors, laisse insensiblement sortir une partie plus considérable d'elle-même, et forme sur la cornée une petite élévation.

La même chose a lieu, lorsqu'après une blessure récente de la cornée, le globe de l'œil éprouve malheureusement quelque percussion, ou est trop comprimé par quelque bandage, ou bien encore lorsque le malade éprouve des spasmes dans les muscles de l'œil, des vomissemens violens et répétés, ou de fréquens et forts accès de toux. Le même inconvénient a encore lieu, et même plus fréquemment qu'à la suite des blessures de la cornée, dans les cas d'ulcères qui pénètrent jusque dans la chambre antérieure de l'œil, parce qu'alors la solution de continuité est accompagnée de perte de substance, et parce que les bords de l'ulcère ne peuvent être entièrement rapprochés sur une membrane tendue et compacte, telle qu'est la cornée. Du reste, la tumeur que l'on observe alors est nécessairement de la couleur de l'iris, c'est-a-dire, brune ou grise, et entourée à sa base d'un cercle opaque (1) formé par la cornée ulcérée ou récemment divisée.

(1) Voyez planche 2, fig. 6.

Comme le plus souvent la cornée n'est ouverte que dans un seul point de sa circonférence, soit que la cause de la lésion consiste dans une blessure ou dans un ulcère, on ne voit aussi d'ordinaire dans la pratique qu'une seule procidence de l'iris sur le même œil; mais s'il arrive que la cornée ait été blessée ou corrodée dans plusieurs endroits, il se forme autant de procidences de l'iris, il s'élève autant de tumeurs sur la superficie de la cornée, qu'il y a de blessures.

J'ai vu un malade qui avait trois *procidences de l'iris* distinctes sur la même cornée, par suite de trois ulcères séparés, et qui pénétraient jusque dans la chambre antérieure; l'un au segment supérieur de la cornée, et deux à l'inférieur.

En réfléchissant sur la structure délicate de cette membrane, sur la grande quantité de vaisseaux sanguins dont elle est pourvue, sur le grand nombre de filets nerveux qui s'y rendent, et qui s'y distribuent comme à un centre commun, il est facile de concevoir quelles doivent être la nature et la gravité des symptômes qui ont coutume d'accompagner cette maladie, quelle que soit d'ailleurs la petitesse de la portion d'iris qui sort de la cornée, et qui n'est pas quelquefois plus grosse que la tête d'une mouche. Les attouchemens rudes et répétés auxquels cette membrane délicate est exposée tant par le mouvement des paupières que par le contact de l'air, des larmes et de la chassie, sont des causes suffisantes d'une irritation continuelle et inévitable. Il faut ajouter à cela que la petite portion de l'iris sortie de la cornée acquiert, peu après en avoir été chassée, un volume plus fort que celui qu'elle avait auparavant, à raison de l'afflux du sang qui se porte vers le point où l'inflammation est le plus considérable; c'est par cette raison que peu de temps après son apparition au dehors de la cornée, la tumeur est plus comprimée et plus irritée que précédemment. Aussi, au commencement de cette maladie, le sujet se plaint-il d'une douleur semblable à celle que produirait une épine enfoncée dans l'œil, et ensuite, outre cette douleur, d'une sensation incommode qui semble causée par la ligature et l'étranglement de tout le globe de l'œil, et à laquelle succèdent l'inflammation de la conjonctive et des paupières, la sécrétion de larmes brûlantes, et l'impossibilité absolue de supporter la lumière. Et comme la portion de l'iris qui se trouve au dehors entraîne vers le point de sa sortie tout le reste de cette membrane, il s'ensuit nécessairement que la pupille prend une forme ovale (1) et se transporte du centre de l'iris vers le siége de la procidence. Cependant l'intensité de la douleur, de l'inflammation et des autres symptômes qui accompagnent la procidence de l'iris, ne va pas toujours en augmentant; car on rencontre très-souvent, dans la pratique, des cas de procidence déjà anciens, et dans lesquels la maladie ayant été abandonnée à elle-même, les douleurs et l'inflammation ont cessé spontanément, et où

(1) Voyez planche 2, fig. 6.

la petite tumeur de l'iris est devenue presque entièrement insensible. J'ai vu dernièrement un homme de 50 ans qui avait depuis deux mois et demi, à l'œil droit, une procidence de l'iris de la grosseur de deux grains de millet réunis, et cela sans autre incommodité qu'un peu de rougeur chronique à la conjonctive, et de difficulté à mouvoir promptement le globe de l'œil, occasionées par le frottement de la paupière inférieure contre la tumeur de l'iris. En touchant cette tumeur avec le bout du doigt, on sentait qu'elle était dure et comme calleuse. Ce phénomène provient, en partie, de l'étranglement que les bords de la blessure ou de l'ulcère de la cornée exercent à la longue autour de la base du tubercule de l'iris, et qui fait perdre à la portion de cette membrane qui est sortie, sa sensibilité exquise et naturelle; et, en partie, de l'endurcissement et de la callosité produits sur cette membrane délicate par le contact prolongé de l'air et des larmes qui diminuent sa vitalité.

Pour guérir cette maladie, dans son principe, les uns veulent que l'on repousse l'iris à sa place, au moyen d'un stylet d'or ou de baleine, et que, si l'on éprouve quelque difficulté, on dilate encore la blessure ou l'ulcère de la cornée par une incision proportionnée au besoin, précisément comme l'on fait pour remettre la hernie intestinale étranglée. D'autres conseillent d'irriter seulement la portion de l'iris qui est tombée hors de l'œil, afin qu'elle se resserre et rentre en dedans; ou bien d'exposer tout à coup l'œil malade à une lumière très-vive, dans l'espoir que la pupille se resserrant fortement, le bord de l'iris, engagé entre les lèvres de la blessure ou de l'ulcère de la cornée, pourra remonter à sa place. L'expérience a cependant clairement démontré que tous ces moyens sont absolument inutiles, et même nuisibles : car, en supposant même qu'il fût possible, en employant l'un ou l'autre de ces moyens, de remettre l'iris à sa place, sans la déchirer ou l'endommager d'une manière quelconque, l'issue que la blessure ou l'ulcère de la cornée offrirait à l'humeur aqueuse, serait toujours ouverte comme auparavant, et l'iris, remise en place, retomberait un moment après, et s'élèverait hors de la cornée, comme elle faisait avant l'opération.

On ne peut nier que la procidence de l'iris ne soit un accident grave; mais si l'on veut bien remarquer que la chirurgie ne possède pas encore de moyen capable d'arrêter tout-à-fait, ou même de diminuer l'écoulement de l'humeur aqueuse par la blessure, et beaucoup moins encore par l'ulcère de la cornée, lorsqu'ils excèdent certaines limites, on reconnaîtra que, dans des circonstances aussi défavorables, la procidence de l'iris, loin d'être un mal, est plutôt un excellent moyen, et peut-être le seul, de prévenir la perte totale de la vue. En effet, le bord de l'iris, en s'insinuant, comme un bouchon, entre les lèvres de la blessure ou de l'ulcère de la cornée, prévient l'écoulement total de l'humeur aqueuse; alors cette humeur qui se renouvelle promptement dans la chambre anté-

rieure, et qui ne peut plus sortir par la cornée, empêche l'iris de former une tumeur plus considérable;
elle éloigne le reste de cette membrane de l'ouverture
accidentelle, et se remettant en équilibre avec les autres
humeurs de l'œil, elle s'oppose à la perte entière de la
vue. Ceci étant incontestable, il est également clair
que tous les moyens connus jusqu'à présent et ten-
dant à repousser la procidence de l'iris, ne peuvent
être, ainsi que je viens de le dire, qu'inutiles ou nuisibles.

D'après ces principes, le chirurgien devra remplir
deux indications principales dans le traitement de la
procession récente de l'iris : la première consiste à
diminuer le plus tôt possible l'excessive sensibilité de
la portion d'iris qui s'élève hors de la cornée ; la seconde à détruire graduellement la tumeur en deçà de
la cornée, à une profondeur telle que, sans empêcher
l'adhésion qui a lieu entre cette partie d'iris et le fond
de la plaie de la cornée, du côté qui regarde la chambre
antérieure de l'humeur aqueuse, la tumeur de l'iris
ne tienne plus les bords extérieurs de la blessure ou
de l'ulcère trop séparés, et ne mette plus, par conséquent, d'obstacles à la cicatrisation de l'une ou de
l'autre.

Rien ne remplit mieux les deux indications ci-
dessus, que de toucher la portion d'iris qui s'élève
sur la cornée avec le beurre d'antimoine, ou, ce qui
est plus commode et plus expéditif, avec le nitrate d'argent fondu, et d'y produire une escarre aussi profonde

qu'il est nécessaire. Afin que cette opération puisse se faire promptement et avec exactitude, il faut qu'un aide placé derrière la tête du malade, soutienne la paupière supérieure, au moyen de l'élévateur de Pellier, et que le patient, s'il est raisonnable, ait constamment le globe de l'œil fixé sur le même objet. Au moment où l'aide lève doucement la paupière supérieure, le chirurgien abaisse l'inférieure avec l'index et le médius de la main gauche; et de la droite il touche promptement la tumeur formée par l'iris avec le nitrate d'argent taillé en pointe comme un crayon, et il appuie assez sur le centre de la tumeur pour que l'escarre pénètre à une profondeur suffisante. La douleur qu'éprouve le malade dans ce moment est extrêmement vive, mais en humectant aussitôt l'œil avec du lait tiède, elle cesse bientôt. Le caustique détruit promptement, dans la portion de l'iris qui sort de la cornée, l'organe principal de la sensibilité, et en la recouvrant d'une escarre suffisamment profonde, il garantit la partie malade des conséquences du frottement des paupières, du contact de l'air et des larmes. Et c'est précisément ce qui fait qu'après la cautérisation, non-seulement cette sensation de piqûre et de ligature dans l'œil, dont les malades se plaignent tant, s'apaise, mais encore que l'inflammation de la conjonctive diminue sensiblement, et avec elle l'abondant écoulement de larmes brûlantes qui existait.

Ces avantages durent, précisément comme dans le cas d'ulcères de la cornée, autant de temps que l'escarre demeure adhérente à la tumeur formée par l'iris. Lorsqu'elle se détache, ce qui a lieu deux ou trois jours après la cautérisation, tous les symptômes indiqués plus haut se renouvellent, avec cette différence cependant qu'ils sont moins intenses et moins vifs qu'auparavant, et que la tumeur de l'iris est moins élevée au-dessus de la cornée qu'elle ne l'était avant la cautérisation. Dès que ces symptômes reparaissent, le chirurgien doit, de nouveau, avoir recours au nitrate d'argent, en prenant les mêmes précautions que j'ai indiquées ci-dessus, et il doit recommencer une troisième et une quatrième fois, si cela est nécessaire ; c'est-à-dire, jusqu'à ce que la partie de l'iris qui s'élevait sur la cornée étant déprimée au-dessous du niveau des lèvres extérieures de la blessure ou de l'ulcère, elle n'apporte plus d'obstacles à la végétation et à la cicatrisation de la plaie.

Il convient de répéter ici ce qui a été dit à l'occasion du traitement des ulcères profonds de la cornée. Il y a, comme on l'a remarqué en parlant de ces ulcères, un point au-delà duquel la cautérisation de la procidence de l'iris, d'abord extrêmement utile, devient fort nuisible, et où l'escarre qui dans l'origine apaisait la douleur, l'augmente et rappelle l'inflammation de la conjonctive avec presque autant de force qu'au commencement de la maladie. Il m'a semblé que cela arrivait toutes les fois que le chirurgien continuait à cautériser après que la tumeur de l'iris avait été détruite jusqu'au-dessous du niveau des lèvres extérieures de la blessure ou de l'ulcère de la cornée, et que le caustique tendait à consumer les végétations déjà formées. En traitant cette maladie, le chirurgien devra donc, aussitôt qu'il s'apercevra que la portion de l'iris qui s'élève au-dessus de la cornée est suffisamment abaissée, et que l'application du nitrate d'argent, loin de diminuer le mal, l'augmente ; il devra, dis-je, abandonner entièrement l'usage du caustique, et se contenter d'insinuer, de deux en deux heures, entre l'œil et les paupières, du collyre vitriolique avec addition de mucilage de graines de coing, ou du collyre fait avec le sulfate de zinc et le blanc d'œuf. Il se servira ensuite aussi, soir et matin, de l'onguent ophtalmique de Janin, adouci par une dose double ou triple de graisse. Si l'irritation produite par ces remèdes locaux ne trouble pas l'ouvrage de la nature, on voit l'ulcère se resserrer peu à peu, et se cicatriser dans l'espace de quinze jours. Il n'est pas douteux qu'il ne se présente quelquefois des cas dans lesquels la largeur de l'ulcère de la cornée, et la grosseur du tubercule formé par l'iris au dehors sont telles, qu'une application aussi étendue du nitrate d'argent fondu serait également intolérable et inutile, puisqu'à la chute de l'escarre, on trouve la procidence de l'iris presque aussi considérable qu'avant, et de plus, l'œil extrêmement irrité et douloureux. Il vaut mieux, dans ces cas-là, s'abstenir de l'application de la pierre infernale, et ne se servir d'autre topique que de la pommade de Janin appliquée matin et soir. Au moyen de ce remède, l'expérience m'a prouvé que dans de semblables circonstances, la guérison, quoique plus tardive que lorsque l'on peut employer le caustique, n'en était pas moins parfaite, et qu'elle était accompagnée du moins d'incommodité possible pour les malades.

L'adhérence que contracte, pendant le traitement, la portion proéminente de l'iris avec les lèvres intérieures de la blessure ou de l'ulcère de la cornée, continue à être la même après la formation de la cicatrice extérieure, et par conséquent durant le reste de la vie du malade. Cela fait que la pupille, même après la plus parfaite guérison de la procidence de l'iris, reste un peu inclinée vers la cicatrice de la cornée, et conserve une figure ovale. Ce changement de siége et de figure de la pupille ne diminue que fort peu, ou même pas du tout, chez le malade, la faculté de voir distinctement, même les plus petits objets ; elle offense beaucoup moins la vue que ne seraient portés à le croire ceux qui ne sont pas versés dans cette matière, pourvu, toutefois, que la cicatrice de la cornée ne soit pas trop grande, et placée précisément au centre de cette membrane. Dans le premier cas même, la faculté de voir est d'autant moins diminuée, qu'avec le temps, la pupille, qui était au commencement de la maladie étroite et oblongue, et fortement tiraillée vers la blessure ou l'ulcère, s'élargit peu à peu lorsque la cicatrice est faite, forme un ovale moins allongé (1), et tend, en quelque façon, à occuper la place qu'elle avait vers le

(1) Voyez planche 2, fig. 7.

centre de l'iris. Ce fait a aussi été remarqué par Richter (1).

La méthode de traitement que j'expose ici pour la procidence de l'iris, est celle que l'expérience m'a démontré être la plus sûre et la plus utile de toutes celles qui ont été proposées jusqu'à présent, y compris celle qui consiste à couper d'un coup de ciseaux la tumeur formée par l'iris au niveau de la cornée.

Il n'est pas douteux que si le succès de cette dernière opération était toujours aussi favorable que quelques personnes l'ont annoncé, rien ne serait plus propre à guérir promptement la procidence de l'iris; mais la pratique m'a prouvé que le seul cas où l'on peut en espérer un résultat heureux, est celui où l'iris a contracté une forte adhérence avec les lèvres intérieures de la blessure ou de l'ulcère de la cornée, et, plus particulièrement encore, quand la procidence de l'iris est ancienne, et que la partie de cette membrane qui s'élève au-dessus de la cornée est devenue avec le temps, dure, calleuse, et presque insensible, et que sa base, fortement serrée par les lèvres de la blessure ou de l'ulcère de la cornée, leur est non-seulement adhérente,

______

(1) *Observ. chirurg.*, fascicul. 1, pag. 80. Omni tamen plerumque hoc vitium periculo, vel damno caret, partim cum raro visui obsit, partim quia sponte plerumque pristinam suam figuram pupilla induit, citius quidem aliquando, interdum vero tardius. Minor pupilla sensim latior fit oblunga, fit rotunda, deorsum tracta sensim ad pristimum locum ascendit; atque hæc omnia sponte plerumque fiunt.

mais a même pris la forme d'un pédicule délié (1). C'est alors qu'il est utile de retrancher la procidence de l'iris, et que cette opération est exempte de danger, puisqu'en coupant d'un coup de ciseaux, et au niveau des bords extérieurs de l'ulcère de la cornée, la portion proéminente de l'iris qui adhère déjà intérieurement aux bords ulcérés de la plaie, on ne court pas le risque de renouveler la sortie de l'humeur aqueuse, ou de donner lieu à ce qu'une autre portion de l'iris elle-même s'échappe au dehors. Une ou deux applications du nitrate d'argent suffisent ensuite pour animer la végétation de l'ulcère de la cornée, et pour le cicatriser. Mais il n'en est pas ainsi quand on traite une procidence récente de l'iris, et que cette membrane n'a pas encore contracté d'adhérence avec les lèvres intérieures de la blessure ou de l'ulcère de la cornée. M'étant servi dernièrement des ciseaux à cuiller pour couper, à quatre malades, la portion d'iris qui s'élevait sur la cornée et qui était de la grosseur d'une tête de mouche, je m'aperçus avec beaucoup de regret, le lendemain, quoique j'eusse touché avec le caustique, immédiatement après l'opération, l'endroit où elle avait eu lieu, et les bords de l'ulcère de la cornée, qu'une nouvelle portion d'iris, aussi volumineuse que la première, s'était avancée à travers l'ulcère de la cornée,

(1) J'ai observé un cas dans lequel la tumeur de l'iris, après avoir été long-temps comprimée par les bords d'un ulcère de la cornée, était enfin tombée d'elle-même.

et que la pupille fortement resserrée sur elle-même, s'était encore plus rapprochée de la plaie extérieure. J'avais donc lieu de craindre, si je m'étais obstiné à couper encore la tumeur, de la voir reparaître de nouveau, toujours avec une sortie plus grande de l'iris, et un plus fort tiraillement de la pupille ; c'est ce qui m'a porté, après cette première expérience, à traiter la maladie par le caustique d'après la méthode indiquée ci-dessus. La cure a été couronnée de succès, dans les quatre sujets dont il s'agit, sauf que leur pupille ayant été trop entraînée vers le siége de l'ulcère de la cornée, resta plus couverte qu'il n'arrive communément après la cicatrice de cette même cornée.

Avant que de finir ce chapitre, je saisirai cette occasion d'appeler l'attention des chirurgiens sur une espèce particulière de procidence, beaucoup moins fréquente à la vérité que celle de l'iris, mais qui se rencontre pourtant quelquefois dans la pratique, et à laquelle il me semble que les occulistes modernes ont donné à tort le nom de procidence de la tunique de l'humeur aqueuse (1).

Cette maladie consiste en une petite vessie transparente, pleine d'eau, formée par une membrane très-mince, et qui sort de la blessure ou de l'ulcère de la cornée, à peu près comme fait l'iris dans les mêmes circonstances. J'ai vu souvent cette vessie transpa-

___

(1) *Chute de la tunique de l'humeur aqueuse.* Voyez Janin, Pellier, Guérin, Gleize, etc, etc.

rente, gonflée par le liquide, se prolonger hors de la cornée, peu après l'opération de la cataracte par l'extraction, et quelquefois aussi dans des cas d'ulcères de la cornée, principalement après que la procidence de l'iris avait été retranchée.

La plupart des oculistes sont d'avis que cette tumeur est formée par la petite membrane mince, élastique et transparente, qui revêt intérieurement la cornée, et qui a été décrite par Descemet et Demours. « Aussitôt, disent ces auteurs, que l'incision ou l'ulcère de la cornée est parvenue à découvrir la membrane dont cette cornée est intérieurement revêtue, et que, par conséquent, cette pellicule ne peut plus résister à la pression des humeurs qui la poussent en avant, il faut qu'elle se prête insensiblement à ce mouvement, qu'elle s'allonge et sorte enfin de la blessure ou de l'ulcère de la cornée, précisément sous la forme d'une petite vessie transparente. » Ceux qui réfléchiront aux observations que je vais présenter, reconnaîtront combien cette théorie est éloignée de la vérité. 1° La peau fine et élastique décrite par Descemet et Demours ne peut être séparée par aucun moyen de la face intérieure de la cornée, excepté dans le voisinage de l'union de la sclérotique avec la cornée; et comme on rencontre, dans la pratique, des procidences vésiculeuses transparentes sur tous les points de la cornée, et à son centre même, où certainement la petite peau dont il s'agit n'est ni séparable, ni distincte du tissu compacte de la cornée, il faudra convenir, du moins, que la tunique de l'humeur aqueuse n'est pas toujours ce qui forme la vésicule transparente dont nous parlons. 2° C'est un fait reconnu, que cette procidence vésiculeuse, transparente, arrive plus fréquemment après l'extraction de la cataracte que dans aucune autre occasion ; et comme, dans ce cas, la tunique de l'humeur aqueuse a été certainement coupée pour laisser sortir le cristallin, personne ne sera d'avis que la vésicule qui sort de la cornée après cette opération doive être attribuée à la distension ou à la sortie de cette membrane. 3° Comme il arrive quelquefois, dans les cas d'ulcères de la cornée, que la petite vessie paraît après que l'on a coupé la procidence de l'iris, il est clair qu'elle n'est pas formée par la tunique de l'humeur aqueuse, car elle devrait alors se montrer constamment avant la procidence de l'iris. 4° On remarque, quand le chirurgien coupe d'un coup de ciseaux la procidence vésiculeuse au niveau de la cornée, on remarque, dis-je, qu'au moment de l'opération il s'échappe un peu d'humeur limpide, sans que l'humeur aqueuse de la chambre antérieure s'écoule, inconvénient qui serait inévitable, si la procidence vésiculeuse dont il s'agit était formée par la membrane mince et élastique dont on dit que la cornée est intérieurement revêtue. D'ailleurs, la petite tumeur transparente disparaît bien, à la vérité, quand on l'a coupée, mais il arrive très-souvent que le lendemain on en trouve une autre tout-à-fait semblable à la première, et dans le même lieu : or, si cette tumeur était formée par la tunique de l'humeur aqueuse prolongée lors de la blessure ou de l'ulcère de la cornée, elle ne pourrait pas se reproduire, comme elle le fait, du moins dans le même point.

Guidé par ces observations, j'ai reconnu que la prétendue procidence de la tunique de l'humeur aqueuse n'est point du tout ce qu'on la croit, mais qu'elle n'est, à proprement parler, que la sortie forcée d'une portion de l'humeur vitrée qui s'insinue, après l'extraction de la cataracte, entre les lèvres de la blessure de la cornée, et s'élève en forme de vésicule transparente (1), soit par l'effet de la pression trop forte qu'a subie le globe de l'œil pendant l'opération ou après, soit par suite des spasmes des muscles de l'œil.

La même chose arrive également dans les cas d'ulcères de la cornée, toutes les fois qu'après l'évacuation de l'humeur aqueuse, une forte pression a poussé une portion de l'humeur vitrée vers l'ulcère placé contre la pupille; ou bien quand, après que l'on a coupé la procidence de l'iris, un prolongement de l'humeur vitrée est parvenu, par une voie plus courte que celle de la pupille, à s'insinuer entre les bords de l'ulcère

(1) Ware est d'opinion que cette vésicule est produite par le mucus qui transsude de la blessure de la cornée; et dans un autre endroit, il soupçonne qu'elle provient de la réunion du bord intérieur de la blessure de la cornée, tandis que le bord extérieur est demeuré séparé. (Voyez les notes que cet auteur a ajoutées au Traité de la cataracte de Wenzel.)

de la cornée. On comprend alors pourquoi, dans les deux cas, la vésicule transparente se forme également, quoique la tunique de l'humeur aqueuse ait été coupée, ou corrodée par l'ulcère, et pourquoi cette vésicule, quoiqu'on l'ait coupée au niveau de la cornée, reparaît souvent au même endroit : cela provient de ce qu'après que l'on a coupé une ou plusieurs cellules du corps vitré qui forment la petite vessie, il existe d'autres cellules du même corps, pleines d'humeur limpide, et qui viennent remplacer les premières entre les lèvres de la blessure ou de l'ulcère.

Le traitement de cette espèce de procidence consiste à couper la vésicule transparente qui sort de la blessure ou de l'ulcère, et à rapprocher parfaitement, aussitôt après l'opération, les bords de la blessure de la cornée, afin qu'ils puissent se réunir le plus promptement possible. Dans le cas d'ulcère de la cornée, il faut toucher la plaie elle-même avec le nitrate d'argent fondu, aussitôt après qu'on a enlevé la petite vessie, et de manière que l'escarre produite par le caustique résiste à une nouvelle procidence du corps vitré, et dispose en même temps l'ulcère de la cornée à la végétation et à la cicatrisation.

Ce qui sort de la cornée dans cette espèce de procidence, n'est qu'une membrane fine, remplie d'eau, tout-à-fait privée de sensibilité : sa séparation d'avec les parties contenues dans l'œil est fort peu importante, tandis que sa présence y produit, au contraire, tous les inconvéniens d'un corps étranger quelconque qui s'opposerait à la réunion d'une blessure, ou à la granulation et à la cicatrisation d'un ulcère. La résection de cette procidence vésiculeuse est donc parfaitement indiquée, et la pratique en confirme le succès. On enlève ordinairement avec facilité la petite tumeur transparente dont il s'agit, d'un coup des ciseaux courbés à cuiller; mais si dans quelques cas particuliers la tumeur ne s'élevait pas assez au-dessus de la blessure ou de l'ulcère, pour être divisée par les ciseaux, on atteindrait le même but en la piquant avec la lancette ou avec l'aiguille à cataracte, parce qu'après que l'humeur limpide qu'elle contient se sera écoulée, la membrane qui forme cette tumeur rentrera dans l'intérieur et au delà des lèvres de la blessure ou de l'ulcère, et ne mettra plus obstacle à la réunion de la première ou à la cautérisation du second.

S'il arrivait que le lendemain de la résection ou de la piqûre dont il est question, la tumeur transparente reparût au même endroit, il faudrait recommencer l'une ou l'autre de ces opérations, et prendre des mesures ultérieures, pour que la blessure de la cornée restât réunie; ou, s'il s'agissait d'un ulcère, pour que l'escarre fût profondément adhérente au fond et aux côtés de la plaie, et opposât à la sortie de l'humeur vitrée un obstacle plus puissant que la première fois. Dans ces circonstances, le chirurgien éloignera avec le plus grand soin tout ce qui pourrait pousser l'humeur vitrée vers la blessure ou l'ulcère de la cornée, et particulièrement la trop forte pression des paupiè-

res, le spasme des muscles de l'œil, la toux, les éternù-
mens, les efforts pour aller à la selle, etc., en même
temps qu'il cherchera à empêcher les progrès de l'inflammation..

Il faut lire, au sujet de la cure de cette espèce de
procidence vésiculeuse transparente, deux observations de Pellier (1), auxquelles je pourrais ajouter,
s'il était besoin d'autres preuves, plusieurs observations semblables faites par moi, au sujet de la même
maladie occasionée par un ulcère de la cornée péné-
trant jusque dans la chambre antérieure, et dont le
succès aurait été aussi heureux que celui des deux cas
décrits par l'oculiste français.

Au reste, la membrane choroïde elle-même n'est
pas exempte de procidence. J'ai vu et traité cet accident dans la personne de M. Jean Bressanini, pharmacien de Bescapé. A la suite d'une ophtalmie aiguë,
interne et externe, fort grave, traitée dans le principe par les répercussifs, il se forma un petit abcès
entre la sclérotique et la choroïde, à la distance de deux
lignes de l'union de la cornée avec la sclérotique, dans
l'hémisphère inférieur du globe de l'œil. L'abcès s'ouvrit et laissa échapper un peu de lymphe épaisse et
visqueuse. Il s'éleva ensuite sur cet ulcère un petit
corps noirâtre formé par la choroïde. La cure fut opérée
en touchant itérativement avec la pierre infernale cette
portion proéminente de choroïde, jusqu'à ce qu'elle

____

(1) *Observations sur l'œil,* page 350, observ. 99 et 100.

fût consumée et mise de niveau avec le fond de l'ulcère de la sclérotique; après quoi ce dernier se cicatrisa. L'œil demeura pourtant fort affaibli, et la pupille se resserra successivement au point d'être presque entièrement fermée.

PREMIÈRE OBSERVATION.

Angélique-Marie Porta, paysanne robuste, âgée de 30 ans, après avoir été tourmentée d'une goutte vague, fut attaquée à l'œil droit d'une ophtalmie aiguë, grave, qui dégénéra en hypopion, puis en ulcère de la cornée avec une procidence de l'iris; la tumeur avait la grosseur d'une tête de mouche, et était accompagnée de douleurs très-vives dans l'œil et d'un écoulement de larmes brûlantes.

La malade fut transportée à l'hôpital le 25 mai 1795. Je cautérisai aussitôt la tumeur avec le nitrate d'argent fondu, et peu de momens après, cette femme éprouva un soulagement notable à ses douleurs. Et comme l'escarre n'adhérait pas à la tumeur pendant plus de vingt-quatre heures, je continuai à toucher la procidence avec le même caustique, tous les jours jusqu'au 8 juin, c'est-à-dire, jusqu'à ce que la portion excédante de l'iris fût consumée au delà des lèvres extérieures de l'ulcère de la cornée. J'employai ensuite l'onguent ophtalmique de Janin, pendant quinze jours, et dans cet espace de temps l'ulcère se cicatrisa parfaitement.

SECONDE OBSERVATION.

Joseph Borghi, de Pavie, enfant de 9 ans, fut porté à l'école pratique le 22 janvier 1796, pour y être traité d'une procidence de l'iris, grosse comme une petite lentille, qui s'était formée à travers un ulcère situé dans la partie latérale extérieure de la cornée de l'œil droit, et qui était accompagnée d'ophtalmie chronique, de gonflement œdémateux des paupières du même côté, et d'excoriation des cartilages tarses; maux auxquels ce pauvre enfant avait été long-temps abandonné par l'extrême négligence de ses parens. Son œil ne pouvait supporter la lumière; cependant il ne donna aucun signe de douleur, lorsque je touchai avec le bout d'un stylet la tumeur formée par l'iris, parce que la portion échappée de cette membrane était, pour ainsi dire, devenue calleuse.

Je touchai chaque jour cette tumeur avec le nitrate d'argent, pendant une semaine, parce que l'escarre n'adhérait pas plus de vingt-quatre heures. Au bout de ce temps, la procidence de l'iris fut détruite jusqu'au fond de l'ulcère de la cornée. Dans le même temps, je fis appliquer à l'enfant un séton à la nuque, et je le purgeai plusieurs fois avec la teinture de rhubarbe, à cause du gonflement des paupières et de l'affluence des humeurs qui s'y portaient. J'employai localement, pour accélérer la cicatrice de l'ulcère de la cornée, après la destruction de la partie protubérante de l'iris, ainsi que pour remédier aux excoriations des cartilages tarses, l'onguent ophtalmique de Janin, le soir et le matin; et, dans la journée, le collyre vitriolique avec le mucilage. En vingt-huit jours l'enfant fut parfaitement guéri, mais sa pupille conserva la forme ovale. Il pouvait cependant distinguer avec l'œil droit les objets les plus petits.

TROISIÈME OBSERVATION.

Catherine Cartosi, de Valeggio, âgée de 21 ans, femme faible et maigre, reçut le 20 mars 1797, en s'efforçant de casser un morceau de bois contre son genou, un éclat qui lui fendit perpendiculairement la cornée de l'œil gauche, dans la partie latérale externe. L'iris, placé derrière, se fit jour par cette fente, et parut à l'extérieur sous la forme d'une ligne noirâtre proéminente sous la cornée dans la direction du haut en bas. L'œil s'enflamma fortement, mais ce ne fut que le huitième jour après l'accident, et après avoir été saignée, qu'elle se fit transporter dans l'hôpital de cette ville.

Comme les vives douleurs qu'elle ressentait dans l'œil continuaient, je lui fis appliquer un cataplasme de mie de pain et de lait, qui lui causa du soulagement. Je touchai ensuite avec le nitrate d'argent cette ligne proéminente de l'iris. L'escarre se détacha peu d'heures après, ce qui renouvela les douleurs avec autant de force qu'auparavant, et me porta à donner vers le soir à la malade une potion opiacée. Je repris la cautérisation avec le nitrate, pendant trois jours de suite, ce qui suffit pour détruire la ligne noirâtre formée par la partie de l'iris qui s'élevait sur la cornée. Je fis ensuite usage, soir et matin, de l'onguent ophtalmique de Janin, mitigé par une dose double de graisse de porc. Ce remède faisait bien que l'ulcère de la cornée se resserrait et se cicatrisait, dans la direction du haut en bas de la fente, mais l'extrémité inférieure de cette fente restait stationnaire, parce que la petite portion de l'iris correspondante à ce point n'avait pas été détruite assez profondément, et jusque au-dessous des lèvres extérieures de l'ulcère de la cornée. Je touchai donc deux autres fois ce point avec la pierre infernale, dans l'espace de trois jours, et alors cette partie de la fente de la cornée se cicatrisa aussi complétement, par la seule application de l'onguent ophtalmique. La tache perpendiculaire que la cicatrice laissa sur la cornée n'empêcha pas que la malade ne recouvrât la vue de cet œil, parce que cette tache se trouvait sur un des côtés de la pupille, et que la déviation de celle-ci vers le lieu de la cicatrice laissait assez d'ouverture pour le passage de la lumière.

QUATRIÈME OBSERVATION.

M. Maur R., de Pavie, âgé de 40 ans, d'un tempérament faible, fut atteint, par mégarde, au mois d'août 1795, d'un coup de fouet à l'angle externe de l'œil gauche, précisément aux confins de la cornée et de la sclérotique. La forte contusion occasiona une petite tumeur dans le lieu que je viens d'indiquer, et l'inflammation de l'œil entier. La tumeur s'ouvrit peu après, et laissa échapper une portion d'humeur aqueuse, et, à sa suite, une petite partie de l'iris de la grosseur de deux grains de millet réunis. La conjonctive, relâchée dans cet endroit, formait, au moyen de ses vaisseaux sanguins gonflés, et dans l'angle externe de l'œil, une saillie, qui, semblable à une valvule, couvrait une partie de la procidence de l'iris. Cet œil offrait une chose singulièrement remarquable, c'est que la pupille, quoique d'une forme oblongue, comme dans tous les cas semblables à celui-ci, paraissait plus dilatée que celle de l'œil sain.

La procidence de l'iris était formée depuis quinze jours, lorsque le malade me consulta. Il ne se plaignait plus de beaucoup de douleur dans l'œil, et il était même sorti plusieurs fois, malgré son accident, pour vaquer à ses affaires.

J'ordonnai que la portion protubérante de l'iris fût touchée avec le nitrate d'argent; ce qui fut répété jusqu'à ce que tout ce qu'il y avait d'iris proéminent eût été détruit, et que l'ulcère parût commencer à se resserrer pour former la cicatrice, ce qui eut lieu au bout de dix-huit jours. Le collyre vitriolique employé pendant quinze autres jours compléta la guérison, en cicatrisant parfaitement l'ulcère de la cornée, et en rendant aux vaisseaux de la conjonctive leur première vigueur. La pupille resta, comme d'ordinaire, de figure

ovale; mais, par une singularité qu'il ne m'est plus arrivé d'observer, elle demeura, comme au commencement de la maladie, plus dilatée que celle de l'autre
œil, ce qui fut cause que le sujet dont je parle, après
avoir été guéri de la procidence de l'iris, voyait mieux,
dans l'obscurité, de l'œil gauche que du droit.

CINQUIÈME OBSERVATION.

Un homme de vingt ans, postillon, sujet depuis
l'enfance à des tumeurs scrofuleuses et à des ophtalmies, fut attaqué à l'œil droit d'une très-grave inflammation qui lui occasiona un abcès et un ulcère de la
cornée, et ensuite une procidence de l'iris, de la grosseur d'une petite lentille. Lorsque je le vis, il était au
cinquième jour de l'apparition de la procidence, et
il souffrait beaucoup au plus léger mouvement des
paupières. Je commençai à le traiter dans l'école pratique, le 11 janvier 1792, en touchant la tumeur formée par l'iris avec le nitrate d'argent fondu, et en
cherchant à produire à sa surface, et même en dedans,
une escarre profonde.

A la chute de cette escarre, je répétai l'application
du caustique, jusqu'à cinq fois dans l'espace de neuf
jours, et je baignai soigneusement l'œil, chaque
fois, avec du lait tiède. A cette époque, l'excédant de
l'iris qui sortait de l'ulcère de la cornée, fut consumé
jusqu'au-dessous du niveau des lèvres extérieures
de cet ulcère. Je n'employai plus alors d'autre to-

pique que le collyre vitriolique, que l'on introduisait
de deux en deux heures dans l'œil malade, et, le 30
du même mois, l'ulcère fut parfaitement cicatrisé. La
pupille paraissait de forme ovale, mais cela ne nuisait
en rien à la vue.

SIXIÈME OBSERVATION.

Joseph Gaggi, de Pavie, homme robuste et fort,
adonné au vice, se trouvant réduit à une cécité presque
totale, après quarante jours d'une ophtalmie obstinée
sur les deux yeux, avec procidence de l'iris, se fit transporter dans l'école pratique de chirurgie de cette ville,
le 6 novembre 1795.

Il avait sur la cornée de l'œil gauche deux procidences distinctes de l'iris, de la grosseur d'un grain de
millet, et situées dans l'hémisphère inférieur de la
cornée; et pour comble d'infortune, cette même cornée de l'œil gauche était toute obscurcie par un nuage
épais. A la partie supérieure de la cornée de l'œil droit
il y avait aussi une procidence de l'iris de la grosseur
d'une tête de mouche, mais elle conservait sa transparence naturelle. Le malade se plaignait d'une ar
deur très-vive dans les yeux, mais non de douleurs
aiguës.

Les 6, 7 et 9 novembre, je touchai avec le nitrate d'argent fondu les saillies formées à gauche et à droite par
l'iris, et j'y produisis une escarre profonde : le malade
ne se plaignit pas beaucoup de l'action du caustique.

Le 10, à la chute de l'escarre du côté droit, la procidence de l'iris se trouva fort abaissée.

Le 18, après trois autres applications de la pierre infernale, les deux procidences de l'iris de l'œil gauche furent aussi abaissées jusqu'au fond des petits ulcères de la cornée. Dans cet état de choses, comme je voulais raviver un peu plus les bords de ces ulcères par un autre attouchement de nitrate d'argent, le malade fit des contorsions extraordinaires, et donna des signes d'une vive douleur qu'il fallut calmer en lui lavant fréquemment les yeux avec du lait tiède, et en lui mettant le soir un cataplasme de mie de pain et de lait. Cela indiquait assez qu'il fallait abandonner l'usage du caustique : je me contentai donc, lorsque les escarres les plus récemment opérées furent tombées, d'introduire entre les paupières du collyre vitriolique toutes les deux heures.

Le 15 décembre, le malade, parfaitement guéri des procidences de l'iris et des ulcères de la cornée, passa dans la salle des convalescens pour y être traité par l'application faite le matin et le soir de l'onguent ophtalmique de Janin, afin de dissiper, s'il était possible, le nuage épais de la cornée de l'œil gauche; mais le succès ne fut pas tel qu'on l'avait espéré. Cet œil, quoique débarrassé des deux saillies de l'iris, ne put plus être d'aucune utilité au malade, sous le rapport de la vue : il a conservé le droit.

ADDITION

DES TRADUCTEURS.

La procidence de l'iris, que l'on aurait pu appeler *hernie de l'iris*, est une affection sur l'étiologie et le traitement de laquelle M. Scarpa a répandu de si vives lumières, que nous n'ajouterons que peu de mots aux raisonnemens qui servent de base à la méthode curative qu'il a adoptée.

Les caustiques, et en particulier le nitrate d'argent fondu, nous semblent d'autant plus convenables pour détruire la tumeur formée par l'iris, qu'aussi long-temps que cette membrane n'a point contracté de solides adhérences avec les bords de l'ouverture de la cornée, la maladie ne saurait être radicalement guérie. En effet, ainsi que le fait observer M. Scarpa, lorsque l'on a excisé la portion excédante et tuméfiée de l'iris, la perforation cesse d'être exactement fermée; une nouvelle quantité d'humeur aqueuse s'écoule au dehors, et entraîne une nouvelle portion de la membrane molle et flottante qui sépare les deux chambres de l'œil. Or, il n'existe pas de signes qui puissent faire connaître avec certitude, dans tous les cas, si les adhérences dont nous parlons sont établies. L'ancienneté de la maladie, le volume de la tumeur, sa dureté et son peu de sensibilité, fournissent bien des présomptions plus ou moins fortes de l'existence de ce fait ; mais ces circonstances ne sauraient la démontrer rigoureusement. Il faut donc, en général, se conduire comme si aucune adhérence n'était opérée entre l'iris et la cornée qu'elle traverse.

Dans ces conjonctures, le caustique est préférable à l'instrument tranchant, parce qu'il ne consume que que peu à peu la tumeur, et que la destruction qu'il produit est toujours précédée d'une irritation qui remonte plus ou moins haut. Lorsque cette irritation est parvenue à la portion de l'iris qui est encore renfermée dans l'œil, et qui se trouve appliquée à la cornée, elle la fait adhérer à cette membrane, ce qui prévient l'effusion de l'humeur aqueuse à l'époque où la hernie est cautérisée jusqu'au-dessous du niveau des lèvres de la plaie extérieure. Provoquer le développement d'une inflammation adhésive par le même moyen qui détruit la tumeur de l'iris, constitue donc une indication importante à remplir pendant le traitement de la hernie de cette membrane.

Nous ne saurions cette fois partager l'opinion de M. Demours; ce praticien prétend qu'après de nombreux essais, il s'est aperçu que tout ce qui provoquait l'augmentation de la phlegmasie est nuisible; que l'on doit, sans s'arrêter à la hernie, s'attacher à combattre les causes qui lui ont donné naissance; en un mot, qu'il ne convient pas de rien faire à la saillie de l'iris, quelle que soit son origine, et que les efforts seuls de la nature suffisent pour la faire disparaître. Enfin, ajoute M. Demours, une guérison obtenue par le nitrate d'argent fondu, est une guérison obtenue malgré l'emploi de ce caustique, et qui ne s'est opérée que par l'énergique résistance de la nature, à l'action d'un mauvais moyen.

Nous pensons, comme notre confrère, que l'existence d'une vive inflammation à la conjonctive, contre-indique l'emploi des caustiques et de toutes les substances irritantes sur l'œil, et qu'il est alors rationnel de se borner à l'usage des collyres et des cataplasmes émolliens. Si, pendant l'emploi de ces moyens, l'ouverture anormale de la cornée se rétrécit et se cicatrise, ce qui est rare, on doit considérer cet heureux résultat des efforts de la nature comme un phénomène extraordinaire sur lequel il serait imprudent de compter; et lorsqu'aucune circonstance ne tend à faire ajourner l'usage des caustiques, l'expérience démontre que le praticien aurait grand tort d'abandonner la hernie de l'iris à elle-même, et qu'il pourrait en résulter de grands inconvéniens pour le malade.

Est-il bien démontré que les petites tumeurs que M. Scarpa nomme *procidences vésiculeuses*, et que l'on avait toujours attribuées à la saillie de la membrane de l'humeur aqueuse, dépendent de la hernie de la membrane hyaloïde? M. Scarpa nous paraît avoir solidement réfuté l'opinion la plus ancienne; mais a-t-il aussi parfaitement démontré la justesse de celle qu'il veut lui substituer? Il est difficile, sans doute, d'admettre que la membrane de l'humeur aqueuse fasse saillie après une opération qui l'a nécessairement divisée, et qu'elle reparaisse peu de temps après l'excision de la tumeur herniaire qu'elle a formée. Mais est-il probable qu'après une ouverture ou une ulcération du centre de la cornée, le corps vitré puisse se porter dans cet endroit sans que l'on aperçoive le plus léger désordre dans la disposition de l'iris et de la pupille ? Quelle force dirigerait alors ce corps à trouver les chambres de l'œil? Les vésicules dont il est question, et M. Scarpa en convient, se manifestent quelquefois à l'occasion des ulcères de la cornée, avant la perforation complète de cette membrane, et avant que l'humeur aqueuse se soit écoulée. Il est bien manifeste que dans ce cas l'humeur vitrée et la membrane hyaloïde n'ont pas été entraînées en avant par l'effet du défaut de résistance qui est inséparable de la vacuité des chambres antérieure et postérieure ; et comme la cornée n'a point été complétement percée, puisqu'aucune portion de l'humeur aqueuse n'a été évacuée, il faut bien que la première vésicule qui se présente soit recouverte par une lamelle de la cornée, ou par la membrane qui tapisse les chambres, que le corps vitré a dû pousser devant lui.

Il est donc impossible de ne pas reconnaître que la théorie à l'aide de laquelle M. Scarpa explique la formation des *procidences vésiculeuses*, n'est fondée que sur une hypothèse; et que si cette hypothèse est conforme à certains faits, elle se trouve incompatible avec quelques autres. D'ailleurs, lors même que cette théorie rendrait raison de tous les phénomènes de la maladie, il ne faudrait encore l'admettre qu'avec beaucoup de réserve, parce qu'une supposition ne doit jamais usurper dans les sciences la place des vérités positivement démontrées. Peut-être, au reste, existe-t-il des hernies de la membrane de l'humeur aqueuse et des hernies du corps vitré; ces tumeurs doivent avoir beaucoup de ressemblance à raison de la ténuité de la membrane et de la limpidité du liquide qui la forme. Mais ces questions ne seront définitivement résolues que quand on aura disséqué quelques yeux affectés de la maladie dont il s'agit, et que les parties qui la constituent seront distinctement reconnues.

CHAPITRE II.

De la cataracte.

On traite la cataracte de deux manières ; soit en déplaçant, au moyen d'une aiguille, le cristallin opaque de l'axe visuel de l'œil, soit en l'extrayant de cet organe au moyen d'une section semi-circulaire faite dans le bas ou sur le côté de la cornée.

On a longuement disputé sur la préférence à accorder à l'un ou à l'autre de ces procédés, et dans la chaleur de la discussion on a également exagéré les avantages et les inconvéniens de chacun des deux. Il semble enfin que l'observation impartiale et l'expérience, ces deux grands maîtres en toutes choses, aient prononcé en faveur de l'ancienne manière de traiter la cataracte, c'est-à-dire la dépression, 1° parce qu'elle est d'une exécution plus facile que l'extraction ; 2° parce que l'on peut remédier par la dépression, aussi-bien que par l'extraction, à toutes les espèces de cataractes, cristallines ou membraneuses, solides ou fluides ; 3° parce que la dépression est ordinairement suivie de symptômes beaucoup moins graves et beaucoup moins dangereux que ceux qui surviennent très-souvent après l'extraction ; 4° parce que si, par suite de quelque accident, la dépression ne réussit pas, l'on peut, sans courir aucun risque, répéter deux et trois fois l'opération sur le même œil, ce qui n'a pas lieu, quand l'extraction n'a pas réussi comme on l'espérait; 5° et enfin, parce que l'extraction est hasardeuse et très-difficile dans plusieurs cas, comme, par exemple, quand l'œil est très-enfoncé dans l'orbite, ou bien quand il s'agit d'opérer de la cataracte des enfans aveugles de naissance, chez lesquels le mouvement de rotation du globe de l'œil est vif et continuel, et que les mouvemens de tout le corps sont violens, de sorte qu'il n'est pas prudent d'entreprendre de couper la cornée, au milieu d'une instabilité aussi grande.

Convaincu par ces vérités de fait, il y a long-temps qu'ayant abandonné le traitement de la cataracte par l'extraction, j'ai adopté exclusivement celui de la dépression, et j'ai de grands et continuels motifs de m'applaudir de la résolution que j'ai prise. Les occasions très-fréquentes que j'ai eues et que j'ai encore actuellement d'exécuter l'abaissement de la cataracte, m'ont d'ailleurs procuré les moyens de faire quelques changemens utiles aux moyens employés précédemment pour faire cette opération, et c'est ce que j'exposerai avec détail dans ce chapitre.

Il est facile de déterminer si une cataracte est susceptible d'être ou non opérée heureusement. On peut espérer du succès, toutes les fois que la cataracte est simple, c'est-à-dire, que le globe de l'œil n'a pas d'autre maladie, que le sujet n'est pas entièrement épuisé ou décrépit, et que l'opacité du cristallin s'est formée peu à peu, et ne doit son origine ni à une violence extérieure, ni à une ophtalmie habituelle et surtout interne; lorsque les douleurs de tête, du globe de l'œil et du sourcil n'ont pas été fréquentes, que la pupille a toujours conservé, nonobstant la cataracte, et dans les différens degrés de lumière, ses mouvemens vifs et libres, ainsi que sa figure circulaire; quand l'iris n'a pas eu dès l'enfance un mouvement d'oscillation, ou un tremblement au plus petit mouvement du globe de l'œil; quand enfin le malade a conservé, malgré l'opacité du cristallin, la faculté de distinguer non-seulement la lumière des ténèbres, mais encore d'apercevoir les couleurs vives et les contours principaux des corps qu'on lui présente, sa pupille se trouvant dilatée, comme cela a lieu à une clarté modérée.

Il n'est pas aussi facile de prononcer sur l'autre partie du diagnostique de cette maladie, c'est-à-dire, de décider si la cataracte est dure ou molle, caséuse ou liquide, et si, outre l'opacité du cristallin, la capsule membraneuse qui le contient est également obscurcie. Tout ce que l'on a écrit et enseigné jusqu'à présent à cet égard n'a pas encore le degré de certitude nécessaire pour servir de guide dans la pratique; et l'oculiste le plus exercé de notre temps n'est pas à même de savoir avec précision quelles sont la nature et la consistance de la cataracte qu'il se propose d'opérer, et si la capsule est, ou non, encore transparente.

quoique la lentille soit manifestement opaque (1) : parce que c'est un fait très-certain que la capsule conserve quelquefois la transparence, quoique la lentille soit cataractée, *et vice versâ*. Quoi qu'il en soit, le manque de notions certaines à cet égard n'influe pas beaucoup sur le succès de l'opération, puisque le chirurgien doit être prêt pour tous les cas, et disposé à faire ce qui convient à chaque espèce de cataracte qui peut se présenter à lui dans l'acte même de l'opération, qu'elle soit dure ou molle, accompagnée, ou non, d'opacité de la capsule qui l'enveloppe. Certainement la cataracte cristalline solide est de toutes celles que j'ai nommées, la plus facile à transporter avec l'aiguille hors de l'axe visuel, et cette cataracte ne remonte plus à sa place, si le chirurgien, en l'ôtant de la pupille, a la précaution de l'enfoncer dans le corps vitré. Néanmoins, les cataractes molles, laiteuses, ou membraneuses, lorsqu'elles se présentent dans l'opération, peuvent être également éloignées de la pupille, épanchées ou déchirées avec la même aiguille, sans qu'il soit besoin d'introduire d'autres instrumens dans l'œil (2).

(1) Il faut cependant excepter la cataracte de naissance qui est, le plus souvent, membraneuse ou atrophiée, parce que le cristallin se dissipe, et que les deux parois de la capsule, devenue opaque, se rapprochent et se joignent l'une à l'autre, en laissant dans le centre un petit corps plus opaque que le reste.

(2) Après le fait pathologique publié par Riobé, on ne

En traitant ce qui regarde la cataracte dure, consistante, il est bon d'avertir que le mot dépression usité dans les écoles de chirurgie pour indiquer le mode de traitement que l'on emploie contre cette espèce de cataracte, fait naître facilement dans l'esprit des élèves en chirurgie la fausse idée que cette opération consiste seulement à conduire avec l'aiguille le cristallin opaque de haut en bas, jusqu'à ce qu'il soit descendu au-dessous de la pupille; or, si cela était ainsi, il en résulterait constamment qu'aussitôt après l'opération, la cataracte remonterait en tout ou en partie contre la pupille, attendu qu'il n'y a pas entre le corps ciliaire et l'iris, un espace suffisant pour y placer le cristallin d'une manière stable : mais le mot dépression a, dans ce cas, une signification plus étendue que celle qu'on lui donne communément. Il comprend et indique deux mouvemens que fait le chirurgien avec l'aiguille; l'un pour abaisser le cristallin opaque, l'autre pour l'enfoncer dans le corps vitré, d'avant en arrière, et hors de l'axe visuel. C'est par cette précaution, et non autrement, que l'on empêche la lentille opaque de remonter, et c'est dans ce sens seul que l'on doit entendre les mots *dépression de la cataracte.*

Je trouve, à ce sujet, dans Paré (1) une circons-

peut plus douter de la possibilité de l'existence de la cataracte *noire.* Voyez le *Journal de Médecine de Paris*, par le Roux, tome XXX.

(1) Livre II, chap. XII. Et estant ainsi abbaissée, la lui faut laisser, la tenant sujette de l'aiguille par l'espace de dire une

tance dont aucun écrivain n'a fait mention, ni avant, ni après lui ; c'est qu'après avoir abaissé la cataracte, et avant de retirer l'aiguille, le chirurgien ordonne au malade de lever le globe de l'œil : parce que, à l'aide de ce moyen, dit-il, le cristallin abaissé, et sur lequel l'aiguille appuie encore, est obligé de s'enfoncer dans le corps vitré d'avant en arrière ; circonstance très-importante pour que le cristallin ne remonte pas, et à laquelle il faut que les commençans fassent beaucoup d'attention.

Outre la précaution indiquée ci-dessus d'enfoncer dans le corps vitré la cataracte consistante que l'on a coutume d'abaisser, il en est une autre qui n'est pas moins importante pour assurer le succès de cette opération. Elle consiste à déchirer, au moment où l'on abaisse le cristallin, la convexité antérieure et postérieure de sa capsule, de manière que cette membrane ne puisse apporter, par la suite, aucun obstacle à la vue, qu'elle soit ou non devenue opaque. Il arrive assez souvent que les personnes qui ne sont pas assez instruites et exercées dans cette partie de la chirurgie, après avoir fait pénétrer l'aiguille entre la convexité antérieure de la capsule restée transparente, et la cataracte, ôtent le cristallin opaque de l'axe visuel, et laissent en place la convexité antérieure de la capsule transparente, laquelle devenant opaque quelques jours

patenostre, ou environ, de peur qu'elle ne remonte, et pendant faire mouvoir vers le ciel l'œil au malade.

après l'opération, présente au delà de la pupille un voile blanchâtre épais, qui enlève en tout ou en partie au malade la faculté de voir; et auquel on a donné très-convenablement le nom de *cataracte membraneuse secondaire*.

Il faut le dire ouvertement et clairement : ce qui s'oppose le plus souvent à la réussite complète de l'opération de la cataracte, quelle que soit la méthode adoptée, ce n'est jamais le cristallin, malgré sa densité plus ou moins considérable, mais bien la capsule du cristallin attaqué, et plus particulièrement la convexité antérieure de cette capsule. Il serait bien à désirer que l'on parvînt à trouver un moyen facile et efficace qui permît au chirurgien, dans toutes les manières d'opérer la cataracte, de séparer exactement, en même temps que le cristallin opaque, la capsule entière de la lentille, de la *zone ciliaire* à laquelle elle est attachée, comme on l'obtient quelquefois par un hasard heureux et non prévu (1). Mais ce hasard est très-rare; car le plus

(1) Richter, *Obs. chirurg.*, fasc. 11, page 96. *Quater inscius, saltem inopinatus, extraxi lentem capsula sua obvolutam.* Voyez Janin, Pellier, Gleize, les Actes d'Édimbourg, 5ᵉ volume.

Il est arrivé une fois à Monro, en incisant un œil cataracté, d'observer, après avoir enlevé la cornée et l'iris, que par la seule inclinaison du globe de l'œil en différens sens, le cristallin et sa capsule se séparaient par leur propre poids de la *zone ciliaire;* tant l'union de ces parties entre elles était faible dans ce cas particulier et fort rare. Monro's Works, num xxv

Le cristallin, devenu opaque ainsi que la capsule, s'est

souvent la *zone ciliaire* lie et unit si étroitement la capsule du cristallin au corps vitré, tout autour de l'anneau de Petit, que même en disséquant l'œil, on ne parvient à les séparer qu'au moyen de beaucoup de tiraillemens et de plusieurs déchirures. Ce qui fait, qu'attendu l'extrême difficulté d'obtenir une séparation complète de la petite capsule membraneuse du cristallin, il ne reste d'autre parti à prendre au chirurgien, dans la plupart des cas, que de déchirer la convexité antérieure de cette capsule, dans tout l'espace qui correspond à la plus grande dilatation de la pupille, au moment où il dérange le cristallin de l'axe visuel. Quant au reste de la convexité antérieure de la capsule déchirée, qui demeure adhérente à la zone ciliaire, au delà du plus grand disque de la pupille, quand elle est dilatée, il ne pourra jamais apporter par la suite aucun obstacle à la vue, même dans la lumière la plus faible, soit qu'il fût opaque, soit qu'il le devienne après l'opération, puisqu'il se trouvera toujours au delà de la plus grande dilatation de la pupille.

détaché spontanément de la *zone ciliaire*, à la suite d'une chute, d'un coup, ou par de semblables causes. On en a récemment rapporté deux cas : l'un l'a été par Chamseru, dans l'*Encyclopédie méthodique*, art. *Cataracte;* l'autre par Demours, *Journal général de Médecine*, tom. xxviii, pag. 285. Si l'on pouvait prouver qu'à mesure que l'opacité du cristallin et de sa capsule augmente, la disposition de ces parties à se détacher de la *zone ciliaire* augmente également, on aurait alors une règle presque sûre pour déterminer le degré de maturité de la cataracte.

L'on aurait tort d'objecter qu'après avoir atteint ce but, la convexité postérieure de la capsule du cristallin reste à sa place, et que si elle devenait opaque, elle pourrait apporter le même obstacle à la vue que la convexité antérieure de la même capsule, lorsqu'elle n'a pas été suffisamment déchirée au-devant de la pupille. En effet, outre qu'en déprimant et en poussant en arrière et profondément la cataracte dans le corps vitré, la convexité postérieure de la capsule ne peut manquer d'être également déchirée de manière à donner passage au cristallin, la pratique nous enseigne qu'il est extrêmement rare que la convexité postérieure de la capsule du cristallin, quand même elle deviendrait nébuleuse et sombre, le soit jamais assez pour affaiblir notablement la vue. Ce fait est, pour ainsi dire, prouvé par la méthode journalière d'extraire la cataracte, opération dans laquelle le chirurgien, après avoir fait la section de la cornée, ne s'occupe plus que de fendre la convexité antérieure de la capsule pour en faire sortir le cristallin, sans s'embarrasser de la convexité postérieure de ce petit sac membraneux qu'il laisse à sa place, et sans qu'il en résulte, ou du moins bien rarement, un dommage sensible à la vue.

L'anatomie nous enseigne aussi qu'il existe des différences notables sous plusieurs rapports, entre la convexité antérieure de la capsule du cristallin, et la postérieure. Une des principales est que l'antérieure, dans son état naturel, est au moins trois ou quatre fois plus épaisse et plus consistante que la postérieure.

La seconde, qui est également remarquable, c'est que le mince hémisphère postérieur de la capsule est pourvu d'un système de vaisseaux sanguins qui lui sont propres, système tout-à-fait différent de celui qui est transmis à la convexité antérieure du même sac, puisque le premier est formé par l'extrémité de l'artère *centrale*, laquelle envoie, comme d'un centre, des rameaux à la circonférence, tandis que l'hémisphère antérieur du même sac du cristallin, et qui est, comme on l'a déjà dit, plus compacte que l'autre, tire ses vaisseaux sanguins de ceux du corps vitré, lesquels, après avoir passé la *zone ciliaire* et s'être repliés sans ordre, se répandent sur la face antérieure de la capsule.

Je ne prétends pas inférer de tout ceci, que la convexité postérieure de la membrane du cristallin ne perde jamais sa transparence naturelle, mais je veux établir seulement, d'après les leçons de l'expérience et de l'observation, que même quand elle s'obscurcit, elle est bien rarement cause d'une cécité absolue. Je le répète, le plus grand obstacle à l'heureux succès de la cataracte, dans les deux méthodes, provient le plus souvent de la convexité antérieure de la capsule du cristallin devenue opaque, et quelquefois plus dense que dans l'état naturel, ou changée en une substance molle et *pulpeuse*.

Un fait non moins important à connaître que les précédens, mais qui regarde plus particulièrement l'opération de la cataracte par dépression, c'est que le cristallin cataracté, retiré de l'axe visuel et enfoncé dans le corps vitré, diminue successivement de volume de la circonférence au centre, et finit par disparaître entièrement, pourvu qu'il soit privé de son enveloppe membraneuse. Ce phénomène est certain, démontré par une longue suite d'observations, faites par des hommes habiles et impartiaux, et auxquelles je puis en ajouter trois que j'ai recueillies moi-même. La première de ces observations a été faite sur un gentilhomme de Paris, âgé de soixante ans, qui mourut précisément un an après avoir subi l'opération de la cataracte par dépression à l'œil droit; la seconde, sur une dame de quarante ans, qui mourut trois ans après qu'on lui eut abaissé le cristallin; et la troisième, sur un homme de cinquante-sept ans, qui cessa de vivre environ trois ans et demi après avoir supporté la même opération. Chez le premier de ces trois sujets, j'ai trouvé le cristallin profondément enfoncé dans le corps vitré, et réduit à peu près à un tiers de sa grandeur naturelle, et dans les deux autres, de tout le cristallin enfoncé dans le corps vitré, sous l'axe visuel, il ne restait, à bien dire, que le noyau, un peu plus gros que la tête d'une épingle ordinaire.

Le cristallin déprimé disparaît également, et même en moins de temps, c'est-à-dire en peu de semaines, lorsqu'il est dégénéré en une substance semblable à de la bouillie caséeuse ou laiteuse. Divisé, diminué et dissous dans l'humeur aqueuse, il est enfin absorbé avec cette humeur, qui se renouvelle sans cesse. Cette circonstance de la décomposition et de l'absorption du cristallin déprimé, qui ne peut être revoquée en doute (1), fournit un argument bien fort contre l'opinion de ceux qui parlent désavantageusement de la dépression, et qui permet d'affirmer qu'il n'y a aucune espèce de cataracte qui ne puisse être guérie par cette opération.

La décomposition et l'absorption dont nous venons de parler n'a pas seulement lieu pour le cristallin, mais encore pour les lambeaux membraneux de la capsule, lorsqu'ils sont entièrement détachés d'avec les parties voisines, qu'ils sont déchirés par l'aiguille, et qu'ils flottent librement, semblables à de petits flocons, dans l'humeur aqueuse, ou bien qu'ils se précipitent au fond des deux chambres de cette humeur. L'on observe constamment, dans ce cas, que ces morceaux membraneux de la capsule, déposés au delà de la cornée, prennent d'abord une couleur blanc de lait, puis deviennent jaunâtres, se décomposent et se fondent ensuite dans l'humeur aqueuse, puis dimi-

(1) Je pourrais citer beaucoup de chirurgiens célèbres parmi les modernes, qui ont observé et noté ce fait très-important; mais je me contenterai de rapporter ce que, parmi les anciens, Barbette nous a transmis à ce sujet. *Licet cataracta non satis intra pupillæ regionem sit depressa, dummodo in particulas sit divisa, perfecta visio intra sex aut octo septimanas sæpissime redit, licet tota operatio absque ullo fructu peracta videatur; quod aliquoties experientia edoctus loquor.* **Chirurgia Barbetiana,** cap. **XVI,** part. **I.**

nuent de quantité, et finissent par disparaître entièrement, en laissant la cornée et tout l'œil dans l'état le
plus parfait de transparence. L'on peut facilement suivre
pas à pas ce procédé curatif de la nature, toutes les fois
qu'il se présente un sujet dans lequel, soit par hasard,
soit exprès, des morceaux membraneux de la capsule
du cristallin ont été poussés au delà de la pupille, et déposés dans la chambre antérieure de l'humeur aqueuse,
c'est-à-dire, entre l'iris et la cavité de la cornée. J'ai eu,
plus d'une fois, l'occasion de faire cette observation ;
car dans plusieurs cas de cataracte membraneuse,
ainsi que je le dirai plus bas, j'ai poussé de ces petits
flocons membraneux, à travers la pupille dans la
chambre antérieure de l'humeur aqueuse, et en assez
grande quantité pour remplir cette chambre jusqu'au
niveau du bord inférieur de la pupille, de manière à
former dans cet endroit l'apparence d'un hypopion.
J'ai remarqué dans ces cas, que jamais cet amas artificiel de flocons et de particules de capsule, placés
entre l'iris et la cavité de la cornée, n'a occasioné d'incommodité, de douleur, ni d'inflammation, et en outre,
que cette collection de petites membranes s'est constamment fondue, et a disparu par la voie de l'absorption, dans l'espace d'un mois, quelquefois dans un
peu plus, et quelquefois en moins de temps. Il faut
observer à ce sujet que l'absorption des débris membraneux a lieu plus promptement dans la chambre
antérieure de l'humeur aqueuse, que dans la postérieure ; soit que la première contienne plus de

liquide que l'autre, et que les pellicules membraneuses puissent, par conséquent, s'y dissoudre plus
aisément ; soit que la cause en doive être attribuée au plus grand nombre de vaisseaux absorbans que contient la chambre antérieure. Et s'il est
vrai, comme on n'en peut douter, que la cataracte
membraneuse, c'est-à-dire, celle qui est produite
uniquement par la capsule du cristallin devenue opaque, et qui est restée contre la pupille après que le
cristallin a été ôté, peut, lorsqu'elle a été rompue en
plusieurs parties par l'aiguille, et poussée à travers
la pupille dans la chambre antérieure de l'humeur
aqueuse, être dissipée et fondue par les forces de la
nature, de la même manière que la lentille du cristallin déprimé se fond et s'absorbe, il est, ce me semble, prouvé jusqu'à l'évidence que la cataracte membraneuse peut aussi être guérie à l'aide de l'aiguille,
contre l'avis de ceux qui soutiennent que cette espèce
de cataracte ne peut être enlevée qu'au moyen de l'extraction. Lorsqu'ils attribuent le mauvais succès de
l'opération à ce que des motifs graves ont empêché
d'employer l'extraction au lieu de la dépression,
comme, par exemple, dans les enfans aveugles de
naissance, chez lesquels la cataracte est presque toujours membraneuse ; ils devraient plutôt s'accuser
d'avoir négligé de faire passer les fragmens de cette
cataracte dans la chambre antérieure de l'humeur
aqueuse, où ils auraient été promptement dissous et
absorbés.

Les instrumens nécessaires pour faire l'opération de la cataracte par dépression sont une aiguille appropriée, et un élévatoire de la paupière supérieure, que l'on doit employer surtout lorsque l'œil que l'on veut opérer est petit, très-enfoncé, et que le malade est très-vif. L'élévatoire de la paupière supérieure de Pellier (1) mérite la préférence sur tous les autres, parce qu'il sert à élever et à fixer la paupière contre l'arcade supérieure de l'orbite, et qu'il ne comprime que peu ou point le globe de l'œil, pourvu qu'on l'emploie avec légèreté et sans trop presser le bord de la paupière supérieure sous l'arcade de l'orbite.

Quant à l'aiguille la plus convenable pour la dépression de la cataracte, l'expérience m'a prouvé que parmi toutes celles que l'on a proposées pour cet objet, l'on doit, en général, préférer celle qui joint à la plus grande finesse, assez de force pour pouvoir traverser les membranes de l'œil sans se plier. Depuis que je me sers d'une aiguille très-fine, je n'ai jamais eu à combattre de symptômes de quelque importance après l'opération de la dépression, ni de suppurations des membranes de l'œil à l'endroit de la piqûre. Et dans le fait, si les symptômes qui suivent cette opération sont, comme ils semblent devoir l'être, proportionnés à la lésion et à la solution de continuité que l'on produit dans les parties du globe de l'œil, et surtout dans celles qui sont douées d'une sensibilité exquise,

(1) Voyez planche 3, fig. 1.

2.

4.

il est évident que lorsque l'aiguille sera aussi fine que possible (1), et qu'après l'avoir fait pénétrer dans l'œil, on la fera porter uniquement sur la capsule du cristallin, sur la lentille cataractée et sur l'humeur vitrée, parties qui sont privées de sentiment, l'opération sera toujours très-peu douloureuse, et les suites de la piqûre seront constamment, ou du moins dans le plus grand nombre des cas, de peu ou point d'importance.

Relativement à la forme de l'aiguille, j'ai eu lieu de remarquer que celle à pointe droite dont on se sert communément pour cette opération, n'est pas la plus propre à déchirer convenablement la convexité antérieure de la capsule du cristallin, à transporter en même temps avec facilité et promptitude, la lentille cataractée hors de l'axe visuel, et à l'enfoncer profondément dans le corps vitré ; car, à quelque point que l'on perfore le globe de l'œil, au delà du siége du corps ciliaire, c'est-à-dire, à une ligne de l'union de la cornée avec la sclérotique, ou bien à deux lignes, ou à deux lignes et demie, comme le font quelques personnes, la pointe de l'aiguille droite que l'on fait

(1) Les relations qui me sont parvenues des pays éloignés m'ont fait reconnaître que les fabricans d'instrumens de chirurgie se sont trompés sur la forme et la grosseur de l'aiguille dont il s'agit, puisque sans faire aucune attention à la figure que j'en ai donnée, ils en recourbent à leur gré la pointe qui n'est pas assez coupante des côtés, et, ce qui est pis, qu'ils donnent à toute l'aiguille une grosseur au moins quadruple de celle de la figure 3.

avancer sur la convexité antérieure de la capsule, va directement contre l'iris, et lorsqu'elle y est parvenue, elle forme une sorte de tangente qui ne pose que sur un point de la circonférence de la capsule et de la lentille. Dans le mouvement d'avant en arrière que le chirurgien imprime à la pointe de l'aiguille pour l'appuyer d'une manière stable sur le centre de la convexité antérieure de la capsule et de la lentille cataractée, la pression qu'il opère sur ces parties n'est proprement exercée que par le corps de l'instrument, dont la pointe ne parvient à s'engager et à pénétrer dans la convexité antérieure de la membrane, et en même temps dans le cristallin, que quand ces parties ont été assez éloignées de la pupille vers le fond de l'œil, et au moyen du corps de l'aiguille, pour que la pointe ait pris, relativement au point par où elle a pénétré dans le globe oculaire, une direction d'avant en arrière. Mais puisque, ainsi que je le disais, en éloignant de la pupille la capsule et la lentille, la pression n'est pas exercée par la pointe, mais par le corps de l'aiguille, il résulte, le plus souvent, de ce mouvement que la convexité antérieure de la membrane, pour peu qu'elle résiste, n'est pas déchirée, et que la lentille cataractée se trouvant comprimée, roule autour du corps de l'aiguille, et fait plusieurs tours au-dessous et au-dessus de la pupille; elle n'est enfin arrêtée fermement par la pointe de l'aiguille, que quand à la suite de divers mouvemens et de pressions réitérées, on l'a éloignée de la pupille vers le fond de l'œil, et qu'elle peut être directement enfilée par la pointe de l'instrument qui a été suffisamment inclinée à cet effet d'avant en arrière, en partant du point par où elle est entrée dans le globe de l'œil. Si la cataracte est laiteuse, ou caseuse, et si, par conséquent, la capsule est flasque et sans consistance, le corps de l'aiguille droite s'enfonce seulement dans cette capsule, sans l'ouvrir ou la déchirer; il faut alors que le chirurgien fasse beaucoup de mouvemens avec l'instrument pour éloigner la capsule de la pupille, qu'il le retire même et en tourne la pointe d'avant en arrière pour attaquer de front la membrane et la déchirer. *Maître-Jean* fait la même observation en parlant de la *cataracte laiteuse* : *On fait souvent plusieurs tentatives vaines, parce que l'aiguille ne fait que glisser sur la membrane qui recouvre le cristallin, et qui, en cette rencontre, est toujours entière, à moins qu'on ne retire tant soit peu l'aiguille, afin d'emporter la pointe vers le milieu de la cataracte, pour, en pressant dessus, rompre cette membrane* (1).

Toutes ces difficultés, ou du moins la plus grande partie, cessent quand on emploie une aiguille très-fine et dont la pointe est médiocrement crochue, telle que celle dont je me sers (2). L'extrémité recourbée

(1) *Traité des maladies de l'œil*, chap. XIII.

(2) Voyez planche 3, fig. 10.

Outre les motifs que j'ai détaillés ci-dessus, un accident qui m'est arrivé en opérant une cataracte avec une aiguille

de l'aiguille dont je parle est plane sur son dos et sur sa convexité, coupante sur les côtés, et sa concavité est formée par deux plans obliques, formant au milieu une ligne légèrement relevée qui se prolonge jusqu'à la pointe extrêmement fine de l'instrument, comme on le voit dans les aiguilles courbes qui servent à coudre les blessures. Le manche est marqué, dans la direction qui correspond à la convexité de la pointe recourbée (1).

droite mal trempée, m'a encore prouvé l'avantage de l'aiguille courbée sur la droite. En introduisant cette aiguille mal trempée dans une sclérotique fort dure, sa pointe plia et prit la forme d'un crochet, ce dont je m'aperçus aussitôt que l'instrument se présenta entre la pupille et la capsule du cristallin. Je continuai néanmoins l'opération, et après avoir planté la pointe du petit crochet dans la substance solide de la lentille du cristallin, à travers la capsule, je dérangeai l'une et l'autre de l'axe visuel avec la plus grande facilité; après quoi je retirai avec précaution l'aiguille de l'œil sans y occasioner de déchirure. Tout ceci se passa dans l'école pratique, en présence d'un grand nombre d'élèves, et la cure eut le meilleur succès possible.

Le docteur Morigi, premier chirurgien de l'hôpital de Plaisance, l'un des plus savans et des plus habiles opérateurs que possède actuellement l'Italie, a adopté depuis plusieurs années l'aiguille courbée dont il s'agit, pour la dépression de la cataracte, et il l'emploie avec tant de facilité et un succès si constant, qu'il ne laisse échapper aucune occasion de recommander et d'encourager l'usage de cet instrument.

(1) Freytag dit, dans une dissertation, insérée dans le deuxième volume des Dissertations chirurgicales publiées par

L'aiguille que je viens de décrire pénètre dans le globe de l'œil avec autant de facilité et de promptitude que toute autre de même grosseur et qui serait droite. Poussée en avant avec précaution, et parvenue entre l'iris et la convexité antérieure de la capsule du cristallin, sa propre convexité se trouve immédiatement contre l'iris, et sa pointe en sens opposé contre la capsule et la lentille cataractée qui, au plus petit mouvement d'avant en arrière, est aisément et profondément saisie sans qu'elle ait été, auparavant, éloignée de la pupille.

L'opérateur peut facilement, au moyen de cette aiguille, déchirer amplement la convexité antérieure de la capsule, enfiler profondément et avec fermeté la lentille cataractée; l'ôter de l'axe visuel, et l'enfoncer d'une manière stable dans le corps vitré. Dans les cas de cataractes caséeuses, laiteuses et membraneuses, on

Haller, que son père employait une aiguille à pointe courbe quand il voulait déprimer une cataracte membraneuse ; et il ajoute qu'avec cette aiguille courbe il extrayait aussi de l'œil cette cataracte membraneuse; mais cette seconde chose est certainement exagérée.

Bell, dans le troisième volume de ses Institutions chirurgicales, planche 32, fig. 4, donne la figure d'une aiguille courbe pour la dépression de la cataracte. Il dit qu'il a plus d'une fois pensé que la cataracte pouvait être plus aisément déprimée avec cette aiguille qu'avec la droite; mais qu'il n'avait pas cependant eu jusqu'alors assez d'occasions de l'employer pour pouvoir parler avec certitude des avantages de cet instrument.

coupe très-facilement, avec la partie crochue de l'aiguille, la pulpe molle du cristallin en plusieurs parties, et l'on déchire en petits morceaux la convexité antérieure de la capsule. En tournant en avant la pointe de l'instrument, l'on pousse avec la même facilité à travers la pupille, ces petits morceaux membraneux dans la chambre intérieure de l'humeur aqueuse où ils se précipitent, pour être, ainsi qu'on le verra par la suite, dissous et absorbés par les forces de la nature.

Après avoir donné ces notions générales sur la dépression de la cataracte, je vais décrire l'opération elle-même, d'après la méthode que j'ai adoptée.

Les bons chirurgiens ont abandonné l'ancien usage de préparer indistictement tous les malades avant de leur faire subir une des plus grandes opérations, et ils ne les y soumettent que lorsque des indications positives l'ordonnent. Cet usage est encore moins suivi quand il s'agit de la cataracte, à moins qu'on ne veuille donner le nom de préparation à la diète que l'on fait observer au malade pendant quelques jours avant l'opération, ou au clystère qu'on lui fait prendre le soir qui la précède. Il est néanmoins des circonstances particulières, quelque soit le mode d'opérer que l'on a adopté, qui obligent le chirurgien à s'écarter de la marche générale, et à soumettre le malade à une espèce de traitement préparatoire à l'opération. Ces circonstances se présentent chez les personnes dont l'estomac est faible, chez les hypocondriaques, chez les femmes sujettes aux affections hystériques, et chez les sujets dont les yeux cataractés sont en outre affectés de gonflement aux bords des paupières, de rougeur chronique à la conjonctive, et de la sécrétion d'une abondante chassie.

Il convient de prescrire aux personnes qui ont l'estomac faible, aux hypocondriaques et aux femmes sujettes aux affections hystériques, l'usage, pendant deux ou trois semaines avant l'opération, de bouillons succulens, farineux, aromatisés, et en même temps des amers et des corroborans de l'estomac, parmi lesquels la préférence, dans les cas de ce genre, doit être accordée à l'infusion de bois de cassia, avec ou sans addition de quelques gouttes d'éther vitriolique, suivant le tempérament ou la sensibilité du sujet que l'on a à traiter. On se trouvera bien aussi d'employer, comme corroborant et sédatif, une poudre composée d'un gros de quinquina et d'un scrupule de racine de valériane sauvage, que l'on fera prendra deux ou trois fois par jour. Le malade observera pour tout le reste les règles diététiques connues. Un fait très-certain et constant, c'est que plus le sujet est courageux, moins ses nerfs sont mobiles et sensibles, et plus les accidens qui suivent l'opération de la cataracte sont faibles.

Quant aux personnes attaquées de la cataracte et qui ont les bords des paupières gonflés, encroûtés, empâtés de chassie, la conjonctive relâchée, une rougeur chronique et un larmoiement, il sera très-utile de leur appliquer un large vésicatoire à la nuque, quinze jours ou trois semaines avant l'opération, et pendant le même espace de temps, de leur insinuer, matin et soir, entre les paupières, de l'onguent ophtalmique de Janin mêlé à une dose double ou triple de graisse; et pendant la journée, toutes les deux heures, du collyre vitriolique avec le mucilage de semences de coing, afin de réprimer la trop grande sécrétion des petites glandes de Méibomius et de la membrane interne des paupières, de fortifier la conjonctive et ses vaisseaux, et de rendre aux bords des paupières leur flexibilité naturelle, avant de procéder à la dépression de la cataracte. Au reste, dans cette opération, comme dans toutes celles de la chirurgie, le bon tempérament du malade influe beaucoup sur le succès, non-seulement en ce qui a rapport aux accidens qui peuvent la suivre, mais aussi pour ce qui regarde la consistance du cristallin; car c'est un fait de pratique bien reconnu, que chez les personnes d'une constitution cacochyme, la cataracte est le plus souvent caseuse et molle, ce qui rend l'opération plus difficile et plus laborieuse. Chez ces sujets, les yeux sont faibles et disposés aux fluxions lymphatico-sanguines, qui font gonfler la conjonctive, et former des chémosis, qui ne causent à la vérité pas de douleurs, mais qui retardent beaucoup la parfaite guérison. Que ceci serve de règle aux jeunes praticiens, et les empêche de promettre, comme le font les charlatans, plus que ne permettent les bornes de l'art, quand il s'agit d'opérer de la cataracte des personnes hypocondriaques, attaquées de maladies hystériques, et en général d'une mauvaise santé.

Tout étant disposé pour l'opération (1), le chirurgien fera asseoir le malade sur un siége un peu bas, et le placera auprès d'une fenêtre exposée au nord, et de manière à ce que la lumière ne frappe que de côté l'œil qu'on veut opérer. Après avoir couvert l'autre œil du malade, quand bien même cet œil serait aussi cataracté, le chirurgien s'assiéra en face du malade, et sur une chaise assez haute pour que sa bouche soit au niveau de l'œil du malade qu'il se dispose à opérer. Afin de donner à sa main plus de fermeté dans les divers mouvemens qu'il devra faire pour déprimer la cataracte, il appuiera son coude sur son genou du même côté, qu'il élèvera, dans ce dessein, autant qu'il sera nécessaire au moyen d'un tabouret, et en le couvrant même, suivant les cas, d'un coussin bien dur. Un aide habile, placé derrière le malade, passera une de ses mains sous le menton du patient, dont il appuiera la tête contre sa poitrine, et de l'autre main, appuyée sur le front, il lui relevera doucement la paupière supérieure, au moyen de l'élevatoire de Pellier, en ayant bien soin de la fixer contre

(1) Pour les enfans, en général, et surtout pour ceux qui sont aveugles de naissance, j'ai coutume, afin de les empêcher de remuer, de les envelopper de larges bandes depuis la pointe des épaules jusqu'aux pieds, et de les placer horizontalement, et la tête un peu élevée, sur une table.

l'arcade de l'orbite, sans appuyer sur le globe de l'œil (1).

Supposé que l'œil à opérer soit le gauche, le chirurgien, après avoir pris de la main droite l'aiguille recourbée, comme il prendrait une plume à écrire, la convexité du crochet se trouvant en avant, la pointe en arrière, et le manche dans une direction parallèle à la tempe gauche du malade, le chirurgien, dis-je, appuiera ses doigts sur cette tempe, et percera hardiment le globe de l'œil, dans l'angle externe, à un peu plus d'une ligne de l'union de la cornée avec la sclérotique (2), un peu au-dessous du diamètre transversal de la pupille, en éloignant par degrés et d'arrière en avant l'extrémité du manche de l'aiguille de la tempe gauche du malade, et donnant, par conséquent, à toute l'aiguille un mouvement de courbe, jusqu'à ce que la pointe crochue ait entièrement pénétré dans le globe de l'œil, ce qui a lieu avec la plus grande promp-

(1) Cet article est de la plus grande importance, et il est très-difficile de trouver un aide qui soit assez intelligent et assez adroit pour éviter cet inconvénient. Si l'opérateur peut s'habituer à tenir lui-même les paupières ouvertes avec le pouce et l'index de l'une ou de l'autre main, il en retirera un grand avantage.

(2) Albucasi. Tantum recedendum a cornea quantum specilli cuspis spatii contineat,

F. Aquapendente. Si aliqua datur in suffusione operatio tuta, eam forte futuram, ut vel acus prope corneam imitatur, vel si aliquanto longius ab illa, non tantum tamen quantum vulgo faciunt. *De chirurg. operat.*, cap. XVII.

titude et la plus grande facilité. L'opérateur portera ensuite la convexité de l'aiguille sur le sommet du cristallin cataracté, et, en pressant de haut en bas sur cette partie, il fera descendre un peu la lentille; il fera en même temps passer soigneusement la pointe crochue entre le corps ciliaire et la capsule du cristallin, jusqu'à ce qu'elle paraisse à nu devant la pupille, entre la convexité antérieure de la capsule de la lentille et l'iris. Cela fait, il poussera avec précaution le crochet, dont la pointe sera tournée en arrière, vers l'angle interne de l'œil, en le faisant glisser horizontalement entre l'iris et la capsule, jusqu'à ce que la pointe de l'aiguille soit parvenue sur le bord du cristallin et de sa membrane qui est le plus rapproché de l'angle interne de l'œil, et par conséquent au delà du centre de la lentille. Ici, l'opérateur, inclinant encore plus vers lui-même le manche de l'instrument, enfoncera profondément la pointe recourbée de l'aiguille dans la convexité antérieure de la capsule et en même temps dans la substance du cristallin devenu opaque, et par un mouvement de l'aiguille, semblable à un arc de cercle, il déchirera amplement la convexité antérieure de la capsule, transportera la lentille cataractée hors de l'axe visuel, et l'enfoncera profondément dans le corps vitré, laissant la pupille parfaitement ronde, noire et dégagée de tout obstacle à la vision. Après qu'il aura retenu l'aiguille dans cette position pendant un peu de temps, s'il ne paraît pas devant la pupille de petite membrane opaque qui indique au chirurgien qu'il faut retourner vers la pupille avec la pointe de l'aiguille, afin d'enlever cet obstacle, puisque le cristallin, déprimé de la manière qu'on vient d'indiquer, ne remonte jamais, le chirurgien fera éprouver à tout l'instrument un petit mouvement de rotation, afin de le détacher facilement de la cataracte qui est enfoncée dans le corps vitré, et il retirera l'aiguille de l'œil dans une direction tout-à-fait opposée à celle qu'il a suivie pour l'introduire, c'est-à-dire, en portant doucement le manche de l'instrument vers la tempe gauche du malade.

Dans toutes les espèces de *cataractes*, où il existe une opacité et une densité notables de l'hémisphère antérieur de la capsule du cristallin, le chirurgien peut très-facilement reconnaître, pendant l'acte même de l'opération, si la pointe courbe de l'aiguille, insinuée entre le corps ciliaire et la capsule, se trouve à nu entre la pupille et l'hémisphère antérieur de cette capsule, ou bien si, après avoir pénétré dans le petit sac membraneux du cristallin, elle s'est seulement placée entre lui et la partie antérieure de la poche qui le renferme. Mais lorsque la capsule, malgré l'opacité du cristallin, conserve encore sa transparence en entier, ou du moins en grande partie, il est aisé qu'un chirurgien peu exercé à ces opérations tombe dans l'erreur, et que celle-ci ne l'entraîne dans une plus grave encore, en le portant à déranger la cataracte de l'axe visuel, et à l'enfoncer dans le corps vitré, en laissant intacte la convexité antérieure de la capsule, ce qui serait la cause d'une cataracte membraneuse secondaire.

Pour éviter ce grave inconvénient, l'opérateur mettra le soin le plus scrupuleux, avant de faire aucun mouvement avec la pointe de l'aiguille pour abaisser la cataracte, à reconnaître positivement si le crochet de son aiguille se trouve réellement, et non pas en apparence, entre la pupille et la convexité antérieure de la capsule; ce dont il s'assurera par le degré de brillant que lui offrira la convexité du crochet, et par la facilité qu'il trouvera à le pousser à travers la pupille vers la chambre antérieure de l'humeur aqueuse, et à le remuer horizontalement entre l'iris et l'hémisphère antérieur de la capsule. Dans le cas contraire, il reconnaîtra que le crochet se trouve dans le sac membraneux du cristallin, en voyant : 1° que l'extrémité de l'aiguille au delà de la pupille est obscurcie et couverte d'un voile plus ou moins transparent ; 2° qu'il éprouve de la résistance à la pousser dans la chambre antérieure de l'humeur aqueuse, à travers la pupille, et que, dans cette opération, le voile membraneux qui couvre le crochet se relève contre la pupille ; 3° qu'il ne peut sans effort conduire horizontalement la pointe de l'aiguille entre l'iris et la cataracte, de l'angle externe de l'œil vers l'interne.

Le chirurgien remédiera à cet inconvénient en imprimant un léger mouvement de rotation à l'aiguille dont la pointe se tournant alors en avant sortira auprès de la pupille, à travers la convexité antérieure de la capsule; et après avoir de nouveau tourné la pointe de l'aiguille en arrière, il fera glisser le crochet horizontalement entre l'iris et l'hémisphère antérieur de la capsule vers l'angle interne de l'œil, et, parvenu là, il l'enfoncera hardiment dans la capsule et en même temps dans la substance de la lentille cataractée, afin de déchirer la première dans un grand espace, de transporter profondément la seconde dans le corps vitré, hors de l'axe visuel, et de terminer ainsi l'opération.

Toutes les fois que, sans se rappeler ce précepte, on aura déplacé la lentille cataractée, ou, pour mieux dire, qu'on l'aura enlevée comme un noyau de sa capsule, et enfoncée dans le corps vitré, et que la convexité antérieure de cette même capsule sera restée intacte et légèrement obscurcie, la pupille paraîtra noire et tellement débarrassée de tout obstacle à la lumière, que le jeune chirurgien sera aisément trompé en croyant avoir parfaitement terminé son opération; mais les personnes exercées dans cette partie de la chirurgie s'apercevront immédiatement, dans ces circonstances, que la pupille n'a pas ce juste et parfait degré de noirceur qu'elle devrait avoir, et elles reconnaîtront bientôt que ce léger obscurcissement est produit par un voile membraneux, non entièrement transparent, placé entre la pupille et le fond de l'œil, et qui, lorsqu'il est négligé, ne manque jamais de former ensuite une cataracte membraneuse secondaire. Dans ce cas, l'opérateur instruit, après avoir enfoncé la lentille cataractée, tournera sur-le-champ en avant la pointe recourbée de l'aiguille, la passera à travers la pupille dans la chambre antérieure de l'humeur aqueuse, afin de déchirer bien sûrement le voile membraneux demi-transparent dont il s'agit ; ensuite, après avoir retourné la pointe de l'instrument en arrière, et l'avoir fait glisser le plus possible entre la face postérieure de l'iris et le voile en question, il fera entrer la pointe de l'instrument dans la petite membrane, et la déchirera d'avant en arrière, en faisant un mouvement comme s'il devait de nouveau déprimer la lentille. En suivant ce procédé, il aura la satisfaction de voir la pupille prendre un noir foncé, velouté, et un degré de pureté qu'elle n'avait pas auparavant, quoique la lentille cataractée eût été exactement éloignée de l'axe visuel.

L'on a dit plus haut qu'en transportant la lentille cataractée hors de l'axe visuel, il fallait tâcher de laisser la pupille non-seulement noire, mais encore parfaitement ronde. Ce point mérite d'être ultérieurement examiné, car il arrive bien, quelquefois, tantôt au commencement tantôt à la fin de l'opération, qu'au moment où l'on dérange la lentille, la pupille devient noire ; mais elle prend une forme ovale, et s'allonge même encore plus, à mesure que l'opérateur cherche davantage à enfoncer la cataracte dans le corps vitré. Ce phénomène est un sûr indice que la capsule du cristallin adhère par quelque point à la face postérieure de l'iris, et plus particulièrement à l'endroit où la pupille s'allonge. Dans cette circonstance, si l'opérateur retire l'aiguille de l'œil, il arrive quelques jours après, que l'on voit paraître, à l'un des côtés de la pupille, une portion de la capsule opaque que les oculistes appellent *accompagnement*. Pour éviter cet inconvénient, il sera bon, avant de retirer l'aiguille de l'œil, d'en tourner la pointe en avant le long de la face postérieure de l'iris, et dans l'endroit où l'on a remarqué que la pupille s'allongeait, et là, de déchirer le point d'union de la capsule du cristallin avec cette membrane, après quoi la pupille reprendra sa figure circulaire.

Jusqu'ici nous avons raisonné dans l'hypothèse que la cataracte était dure, consistante, et résistait à la pression de l'aiguille ; supposons maintenant que l'opérateur rencontre une cataracte liquide, ou laiteuse, chose qui n'est pas rare. Après qu'il aura passé l'aiguille entre le corps ciliaire et la capsule, jusqu'à ce qu'elle paraisse à nu entre la pupille et l'hémisphère antérieur du sac membraneux du cristallin, et qu'il aura introduit soigneusement le crochet entre l'iris et le bord de la capsule, le plus voisin de l'angle interne de l'œil, il verra, au moment où il enfoncera profondément la pointe de l'aiguille dans la capsule et dans la cataracte, il verra, dis-je, sortir de cette capsule même, une humeur blanchâtre, laiteuse, qui, en s'étendant comme de la fumée ou un nuage, se répandra dans l'humeur aqueuse des deux chambres, et obscurcira la pupille et tout l'œil. Mais le chirurgien ne devra pas s'effrayer de tout cela, et, guidé par l'ana-tomie, il fera parcourir au crochet l'arc de cercle compris entre les angles interne et externe de l'œil, et d'avant en arrière, comme s'il avait à déprimer une cataracte solide, et cela dans l'intention de déchirer le plus possible l'hémisphère antérieur de la capsule, ce qui est le point principal pour le succès de l'opération, dans toutes les espèces de cataractes, et, par con-séquent, dans celle qui est liquide et laiteuse. Cet épanchement d'humeur laiteuse dans les chambres de l'humeur aqueuse, disparaît de lui-même quelques jours après l'opération, et permet à la pupille et à tout l'œil de reprendre leur transparence naturelle.

La manière de procéder que le chirurgien devra employer toutes les fois qu'en opérant il rencontrera une cataracte molle ou caseuse, ne différera que peu de celle-ci : c'est-à-dire qu'il déchirera la convexité antérieure de la capsule, le plus près possible de la pu-pille, et de manière à ce que la déchirure soit égale au disque de la pupille dans sa dilatation ordinaire. Et quant à la bouillie du cristallin cataracté qui, dans les cas de ce genre, reste en arrière, et dont une partie se trouve mêlée à l'humeur aqueuse, et le reste flotte au delà de la pupille, il n'aura autre chose à faire qu'à couper avec la pointe de l'aiguille les portions les plus fermes de cette substance, afin qu'elles se dissolvent plus fa-cilement dans l'humeur aqueuse, et à faire passer à travers la pupille dans la chambre antérieure de cette humeur, celles des molécules de la substance caseuse du cristallin qu'il ne pourra pas assez réduire, afin qu'elles ne se portent pas contre la pupille, et que, placées dans le bas de la chambre antérieure, elles s'y dissolvent peu à peu, et y soient absorbées sans pouvoir jamais produire d'obstacles à la vision (1). Je trouve à cet égard plus de facilité à faire passer ces morceaux de cristallin et de capsule, en les

(1) La constance de ce phénomène a porté Adams à aller plus loin, c'est-à-dire, à rompre avec l'aiguille, et à transporter dans la chambre antérieure de l'humeur aqueuse, non-seulement la cataracte molle et membraneuse, mais même la cataracte solide, afin d'en obtenir la dissolution et l'absorption. *Practical observations on diseases of the Eye.* London, 1812.

Ainsi que l'indique la première édition de cet ouvrage, j'ai été le premier à profiter de l'absorption, ce procédé bienfaisant de la nature, que j'ai reconnu plus prompt dans la chambre antérieure de l'humeur aqueuse que dans la postérieure; et je lui ai attribué l'heureux succès que l'on obtient par la dépression, précisément dans les cas pour lesquels la dépression était regardée comme une opération infructueuse. C'est à la même époque que j'ai pu me convaincre que le noyau dur du cristallin cataracté, quoique brisé, ne se dissout dans l'humeur aqueuse que difficilement et après un temps fort long, ce qui m'a quelquefois obligé à l'extraire au moyen de l'incision de la cornée, pour mettre fin à l'ophtalmie obstinée et aux douleurs occasionées par les morceaux du centre dur du cristallin opaque, ainsi qu'à la crainte de voir la pupille se fermer, soit que tout cela provînt, ou non, de la pression ou du frottement que les morceaux du noyau occa-

poussant d'arrière en avant, qu'à les tirer dans la chambre antérieure de l'humeur aqueuse avec la pointe de l'aiguille crochue qu'on aurait fait pénétrer dans l'œil à travers la cornée, comme Bachhorn et Langenbeck proposent de le faire, quoique la pupille ait été préalablement dilatée artificiellement au moyen de l'extrait de *belladona*. Les difficultés augmentent si, dans les divers mouvemens de l'aiguille, l'épanche-

sionaient sur l'iris, pendant les mouvemens du globe de l'œil.

Or, d'après ces faits, qui sont également rapportés par Adams, et auxquels il ajoute même l'ulcération de la cornée occasionée par la présence du noyau du cristallin dans la chambre antérieure de l'humeur aqueuse, il me paraît que personne ne voudra, quand on peut enfoncer une cataracte dure dans le bas et derrière le corps vitré, et rendre ainsi en un instant la vue au malade, compliquer cette opération si simple, et en reculer de plusieurs mois les bons effets, sans parler de l'ophtalmie obstinée, des douleurs et de l'oblitéra-tion de la pupille auxquelles le malade se trouve exposé. Il me semble aussi qu'il serait désormais temps que les auteurs qui écrivent sur cette matière cessassent de reproduire l'opi-nion erronée que la cataracte solide, quand elle est en-foncée comme il faut dans l'humeur vitrée, peut remonter. Elle remonte quand elle a été déprimée de haut en bas; mais jamais quand elle a été enfoncée dans le bas du corps vitré, et en arrière.

Je suis donc d'avis qu'autant la méthode de rompre la cataracte molle et membraneuse ou capsulaire, et d'en trans-porter les morceaux dans la chambre antérieure de l'humeur aqueuse, est utile et nécessaire, autant elle est inutile et dés-avantageuse dans le cas de la cataracte solide.

ᵐnent d'humeur aqueuse a lieu, et par suite, la réunion de la cornée et de l'iris.

Quant à la cataracte membraneuse secondaire, c'est moins, d'après ce qui précède, une espèce distincte de cataracte, qu'une conséquence de l'opération mal faite, ou dont le succès complet a été empêché par quelques accidens particuliers; car ce qui produit cette maladie n'est, le plus souvent, que la convexité antérieure de la capsule du cristallin demeurée intacte à sa place, quoique la lentille cataractée en ait été ôtée; ou bien parce que l'hémisphère antérieur du sac membraneux du cristallin n'a pas été assez déchiré pour que la lumière puisse traverser librement la pupille.

Quelquefois la cataracte membraneuse secondaire dont il s'agit, se présente au delà de la pupille, sous la forme de flocons membraneux suspendus dans l'humeur aqueuse dans la chambre postérieure, et appliqués, comme un bouchon, à la pupille; d'autres fois, elle a la forme de bords membraneux triangulaires attachés par leur base à la zone ciliaire, et dont le sommet se prolonge jusqu'à la pupille. Lorsqu'il s'agit seulement de quelques petits flocons membraneux suspendus dans la chambre postérieure de l'humeur aqueuse, ou de quelques prolongemens déliés, membraneux et triangulaires, il n'est nullement nécessaire de soumettre pour cela les malades à une nouvelle opération, d'abord, parce qu'ils voient déjà assez distinctement de l'œil opéré, et ensuite, parce que avec le temps ces petits flocons ou ces pointes membraneuses et triangulaires se détruisent naturellement. Mais quelquefois la cataracte membraneuse secondaire est formée par un amas de lambeaux réunis dans la chambre postérieure de l'humeur aqueuse, contre la pupille, au point de la boucher tout-à-fait, ou presque entièrement; ce phénomène a également lieu dans le cas où la chambre antérieure de l'humeur aqueuse est plus petite et plus resserrée qu'il n'arrive d'ordinaire, et ne peut contenir toute la masse des lambeaux membraneux de la capsule, ce qui est cause qu'une partie considérable de ces lambeaux doit nécessairement rester en arrière et appliquée à la pupille dans la chambre postérieure; on l'observe enfin quand la maladie est causée par l'hémisphère antérieur opaque de la capsule, qui n'a pas été suffisamment déchiré et qui est resté adhérent de toutes parts à la zone ciliaire. Il faut alors nécessairement recourir de nouveau à une opération; car, dans le premier cas, quoiqu'on ait un espoir fondé que l'amas de flocons membraneux se fondra et disparaîtra avec le temps, il ne convient cependant pas de laisser le malade dans une telle perplexité et privé de la vue pendant des semaines et des mois, quand on peut la lui procurer promptement par une opération rapide et sans danger; et dans le second cas l'opération est absolument nécessaire, puisque la capsule opaque et adhérente dans toute sa circonférence à la zone ciliaire ne se dissipe jamais, ou que très-difficilement, et qu'au contraire le temps la fait plutôt augmenter et devenir plus opaque.

Dans les deux cas de cataracte membraneuse secondaire que je viens d'indiquer, l'opération se fait de la manière suivante. Dans le premier, c'est-à-dire lorsque l'amas des particules de la capsule détachées de la zone ciliaire obstrue la pupille, le chirurgien, après avoir introduit dans l'œil l'aiguille recourbée avec les précautions accoutumées, et l'avoir poussée dans la chambre postérieure, de manière à toucher l'amas de morceaux membraneux qui forment le bouchon contre la pupille, tournera la pointe de l'instrument vers la pupille même, à travers laquelle il poussera l'un après l'autre tous ces lambeaux et flocons membraneux dans la chambre antérieure de l'humeur aqueuse, dans le bas de laquelle il les fera tomber, entre la concavité de la cornée et l'iris. Quelques tentatives que l'on fasse pour enlever ces petites membranes de contre la pupille, quoiqu'elles n'adhèrent à rien, et pour les enfoncer dans le corps vitré, comme on le fait de la lentille, l'expérience m'a prouvé que c'était inutilement, parce qu'à peine on a retiré l'aiguille de l'œil, qu'on voit toutes ces particules membraneuses se replacer de nouveau devant la pupille, comme si elles y étaient entraînées par un courant. Au contraire, lorsqu'on les pousse à travers la pupille dans la chambre antérieure de l'humeur aqueuse, outre qu'elles ne peuvent plus revenir de là occuper et obscurcir la pupille, elles s'amollissent au fond de cette cavité, sans causer aucune incommodité au malade, et au bout de quelques semaines elles se fondent et disparaissent entièrement (1).

Dans le second cas, lorsque la cataracte membraneuse secondaire est formée par la convexité antérieure de la capsule tout entière, ou par beaucoup de ses morceaux qui adhèrent encore à la zone ciliaire, le chirurgien, après avoir tourné la pointe de l'aiguille crochue vers la pupille, perforera d'arrière en avant la cataracte membraneuse : ou si ses morceaux laissent entre eux quelque intervalle que la convexité de l'aiguille puisse surmonter, l'opérateur passera le crochet à travers cette fente ; tournant ensuite en arrière la pointe de l'aiguille, il la fera glisser horizontalement entre l'iris et la cataracte membraneuse, le plus près qu'il pourra du point où elle tient à la zone ciliaire, et, après avoir enfoncé la pointe du crochet dans la petite membrane, et successivement dans chacun de ses

(1) Quelques personnes ont coutume de verser dans l'œil cataracté, le soir qui précède l'opération, une ou deux gouttes de la dissolution de deux grains d'extrait de *belladona* dans six gouttes d'eau, ou ce qui vaut encore mieux, de la dissolution d'un gros d'extrait de jusquiame dans une once d'eau, afin que la pupille soit fort dilatée au moment de l'opération. Il n'est pas douteux que cela ne soit avantageux lorsque le cristallin est solide, et que la capsule est disposée à se détacher complétement de la zone ciliaire; mais si le cristallin est mou et la capsule friable, et qu'il faille déchirer ces parties et les faire passer dans la chambre antérieure de l'humeur aqueuse, la trop grande dilatation de la pupille est cause que les particules repassent facilement dans la chambre postérieure, ce qui retarde leur absorption.

lambeaux, en tournant quelquefois l'aiguille entre les doigts, comme pour tortiller la membrane autour de la pointe de l'instrument, il la déchirera autant que possible dans tous les points de sa circonférence, jusqu'à ce que tout le contour de la pupille soit débarrassé, et il poussera avec la pointe de l'aiguille toutes ces pellicules ou ces flocons ainsi réunis, dans la chambre antérieure de l'humeur aqueuse, à travers la pupille, ainsi que je l'ai dit plus haut. Dans cette opération, le chirurgien usera de la plus grande circonspection et des plus grands soins afin de ne jamais toucher l'iris, car c'est principalement cette précaution qui empêchera que l'opération ne soit suivie de symptômes de quelque importance, nonobstant sa longueur et les mouvemens nombreux qu'il aura fallu faire dans l'œil avec l'aiguille pour déchirer les petites membranes et les pousser dans la chambre antérieure de l'humeur aqueuse. Si l'opérateur trouvait qu'une portion de la cataracte membraneuse adhérât à la face postérieure de l'iris, ce dont il s'apercevra en voyant que lorsqu'il tire avec le crochet la membrane opaque, la pupille change de figure, et de ronde devient ovale ou irrégulière, il agira avec encore plus de soin et de diligence que dans le cas précédent, imprimera, dans tous les sens, à son aiguille des mouvemens redoublés, mais petits et légers, afin de parvenir à la séparation de la membrane opaque, sans courir le risque de déchirer l'iris dans son union avec le ligament ciliaire.

Il serait inutile de rien changer au mode d'opérer exposé jusqu'ici, s'il arrivait que la cataracte membraneuse secondaire fût formée par la convexité postérieure de la capsule devenue opaque, quelque temps après l'opération; parce que cette membrane, après qu'on a ôté le cristallin, est poussée en avant par le corps vitré jusqu'à ce qu'elle touche la face postérieure de l'iris, et s'engage, pour ainsi dire, dans la pupille elle-même. Il n'est donc besoin, pour lui faire passer ce détroit et pour qu'elle se précipite dans la chambre antérieure de l'humeur aqueuse, que de la presser d'arrière en avant avec la pointe de l'aiguille; ce qui est d'autant plus facile que l'hémisphère postérieur de la capsule du cristallin, détaché de la zone ciliaire, n'a aucune adhérence considérable avec la cavité du corps vitré, si l'on en excepte le tronc très-délié de l'artère centrale.

Le mode d'opérer sera encore le même dans les cas rares où la cataracte est tout-à-fait, ou en grande partie, primitivement membraneuse. Je veux parler de cette espèce particulière de cataracte, dans laquelle le cristallin s'atrophie, se fond et disparaît, ne laissant que sa capsule opaque, ou tout au plus dans cette capsule un noyau de la grosseur de la tête d'une épingle. Cette singulière espèce de cataracte qui est le plus souvent apportée en naissant, se rencontre ordinairement dans les enfans ou dans les personnes qui n'ont pas passé vingt ans, et se distingue des autres par une certaine diaphanéité et par sa ressemblance avec une

toile d'araignée interrompue par un point blanchâtre
opaque dans le centre ou dans la circonférence, et
par certains traits entrelacés et réticulaires. Il ne conviendrait point, dans de semblables cas , de chercher
à enfoncer cette membrane dans le corps vitré, et l'on
s'exposerait, peu de temps après l'opération , à la voir
remonter et reparaître de nouveau contre la pupille.
Le meilleur et le plus sûr parti qu'on ait trouvé jusqu'ici, est de déchirer cette membrane avec la pointe
de l'aiguille crochue, et ensuite d'en pousser toutes
les parcelles, à travers la pupille, dans la chambre
antérieure de l'humeur aqueuse, où, comme je l'ai dit
ci-dessus, elles se fondent dans l'espace de trois semaines, et disparaissent par la voie de l'absorption.

En général, le traitement que réclament les malades après l'opération de la cataracte par dépression,
est fort simple; il n'est besoin, pour l'ordinaire, d'aucun autre remède local que de couvrir l'œil opéré
avec un linge sec attaché par une épingle au bonnet
de nuit du malade, qui est couché dans une chambre
obscure et dont la tête est un peu élevée. S'il se plaignait aussitôt après l'opération, d'une chaleur vive
dans l'œil et dans les paupières, il serait bon de les
lui couvrir avec de la charpie molle imprégnée d'un
mélange de blancs d'œufs et d'eau de rose battus avec
un morceau d'alun , jusqu'à ce que cela produise
de l'écume. Et si, malgré ce remède, la douleur, le
gonflement des paupières augmentent, il faudra alors
couvrir l'œil de cataplasmes d'herbes émollientes, et

s'opposer ainsi, par l'emploi des remèdes généraux, aux progrès de l'inflammation.

Il arrive quelquefois que les personnes douées d'une sensibilité générale exquise, les hypocondriaques, les femmes sujettes aux affections hystériques éprouvent après l'opération, et malgré les précautions que j'ai indiquées, et qui doivent l'avoir précédée, des affections nerveuses, comme des vomissemens, de fortes migraines, des tremblemens, et du froid par tout le corps. Je n'ai rien trouvé de meilleur pour apaiser ces dérangemens du système nerveux, qu'un clystère composé de huit onces de décoction de camomille, et de deux grains d'opium que l'on y fait dissoudre; car l'opium pris par la bouche est constamment rejeté.

Les personnes faibles et très - craintives éprouvent fréquemment, vers le troisième ou quatrième jour après l'opération, avec une augmentation de chaleur universelle, spécialement la nuit, des symptômes gastriques tels que l'amertume de la bouche, les nausées, l'envie de vomir, le mal de tête, la tension des hypocondres, les flatuosités, une inquiétude générale et l'insomnie. Un purgatif léger et de nombreux clystères suffisent ordinairement pour faire disparaître tous ces accidens, et pour éviter l'ophtalmie secondaire.

Quant à la diète, elle doit, dans le plus grand nombre de cas, être très-légère, et consister en bouillons seulement pendant les premières vingt-quatre heures après l'opération. Il faut cependant exempter de ce régime les personnes très-faibles, celles qui sont sujettes aux convulsions, et les vieillards auxquels il faut au contraire ordonner quelque chose de plus, attendu que chez eux la diète trop rigoureuse peut réveiller et augmenter même les symptômes nerveux. Il faut donc accorder de plus à ces personnes quelques soupes et une nourriture, liquide à la vérité, mais prise à de courts intervalles.

Il ne convient pas, sans de puissans motifs, d'ouvrir au malade l'œil opéré, et par conséquent de l'exposer à la lumière, avant le troisième jour après l'opération; mais il est bon néanmoins, le soir et le matin, de séparer doucement les paupières, et de laver leurs bords et les cils avec une éponge mouillée d'eau pure, afin de les empêcher de se coller l'une à l'autre.

L'expérience m'a prouvé que quand les malades étaient attaqués de la cataracte aux deux yeux, il n'était nullement avantageux de leur faire les deux opérations immédiatement l'une après l'autre, mais qu'il valait mieux attendre la guérison du premier œil avant d'entreprendre le second. Le délai ne produit au total qu'une légère différence de temps dans la cure des deux yeux cataractés. J'ai eu occasion de remarquer plusieurs fois à cet égard que les symptômes de la seconde opération, soit au même œil, soit dans celui qui n'avait pas encore été opéré, sont constamment moins graves que ceux de la première opération. Que cela provienne de la tranquillité d'esprit du malade qui a éprouvé combien l'opération de la dépression a été peu douloureuse, ou de ce que l'œil opéré, ainsi que l'autre sont devenus moins sensibles à la piqûre de l'aiguille et au travail de l'instrument après que l'un ou l'autre les a éprouvés, c'est ce que je ne saurais décider ; mais j'ai observé souvent que des femmes sujettes aux affections hystériques et des hypocondriaques, après avoir eu la cataracte déprimée dans un œil le plus heureusement possible, éprouvaient des symptômes nerveux généraux, et particulièrement dans la tête et dans l'œil opéré, et cela assez fortement, dans quelques cas, pour laisser après un court espace de temps la pupille dilatée et immobile, et le nerf optique du même côté presque totalement insensible ; tandis que les mêmes sujets que j'ai opérés de l'autre œil quinze jours après, n'ont éprouvé aucun accident remarquable..

Quand on n'a pas eu de symptômes un peu importans à combattre, ce qui est très-ordinaire après la dépression exécutée selon les règles exposées ci-dessus, le malade peut fréquemment se servir de l'œil opéré dix ou douze jours après l'opération. Il devra cependant user de précautions, surtout dans le commencement, c'est-à-dire, ne pas trop fatiguer l'œil, ou l'exposer tout d'un coup à une lumière vive.

Je crois inutile de rapporter ici aucun fait relatif à des malades affectés de cataracte du cristallin, et qui ont été parfaitement guéris au moyen de la dépression et par la méthode que j'ai exposée jusqu'ici, non plus que des faits détaillés relatifs à la guérison de cataractes caseuses ou laiteuses, qui après l'opération, se sont fondues dans l'humeur aqueuse, et ont ensuite été absorbées par les forces de la nature, puisque l'on trouve un grand nombre de ces faits dans les ouvrages de chirurgie qui traitent particulièrement de ces matières. Je donnerai seulement quelques observations de cataractes membraneuses secondaires, dont le résultat ne sera point inutile pour prouver l'efficacité du moyen que j'ai proposé afin de guérir cette espèce de cataracte, et je le fais d'autant plus volontiers que c'est principalement à cet article que se rapportent les argumens de ceux qui avancent que dans le traitement de la cataracte il faut préférer l'extraction à la dépression.

PREMIÈRE OBSERVATION.

Un paysan âgé de cinquante ans, à qui j'avais, trois ans auparavant déprimé la cataracte à l'œil gauche, avec un plein succès, demanda à être opéré aussi du droit. La cataracte de cet œil semblait être d'une bonne qualité, c'est-à-dire, dure et consistante pour l'aiguille, comme avait été celle de l'œil gauche. La pupille était libre dans ses mouvemens, et le malade pouvait, malgré la cataracte, distinguer de l'œil droit les contours des objets. Il avait la chambre antérieure de l'humeur aqueuse des deux yeux tellement ample, que je n'en ai vu que bien rarement de semblables. Lui ayant trouvé les paupières de l'œil à opérer un peu gonflées et chassieuses, je lui fis appliquer un vésicatoire à la nuque, et je lui prescrivis l'usage fréquent du collyre vitriolique pendant quinze jours : au moyen de ces remèdes, les paupières reprirent leur état naturel.

Je procédai ensuite à l'opération ; et quoique j'eusse trouvé contre mon attente, le cristallin un peu mou, je parvins en y mettant du soin, à le transporter tout entier hors de l'axe visuel, à l'enfoncer profondément dans le corps vitré, dégageant ainsi la pupille, à ce qu'il me semblait du moins, de tout ce qui gênait la vue.

L'opération ne fut suivie d'aucun accident remarquable ; mais le onzième jour, lorsque je permis au malade de se lever et de commencer à se servir de l'œil droit, il me dit qu'il ne voyait plus aussi distinctement de cet œil que dans les premiers jours qui avaient suivi l'opération. Je l'observai à une vive lumière, et je trouvai effectivement la pupille de l'œil récemment opéré occupée dans plus de sa moitié, par un corps blanchâtre, irrégulier et de nature évidemment membraneuse. L'iris de cet œil offrait cette singularité qu'à chaque mouvement du globe elle oscillait et flottait en avant et en arrière, d'une manière particulière.

Je portai de nouveau, et sans délai, l'aiguille dans l'œil droit, et, après avoir soulevé avec sa pointe cet amas blanchâtre membraneux, je reconnus qu'il était plus considérable qu'il ne le paraissait d'abord sur la pupille, et comme il était entièrement détaché, je le réunis tout entier contre la pupille avec la pointe de l'aiguille, puis je le poussai en avant, et, petit à petit, je le fis passer à travers la pupille dans la chambre antérieure de l'humeur aqueuse, qui était fort ample chez ce sujet, ainsi que je l'ai dit, et au fond de laquelle il se précipita aussitôt, laissant la pupille parfaitement pure. Toute cette substance membraneuse était de la grosseur d'un grain de froment, et cependant, dans l'espace de vingt-cinq jours, elle s'est dissoute et a disparu par la voie de l'absorption, sans avoir excité, pendant son séjour dans la chambre antérieure de l'humeur aqueuse, aucune incommodité au malade, et sans mettre d'obstacle à la vision.

En réfléchissant à la grandeur et à la forme de ce corps membraneux, je suis porté à croire que c'était la totalité, ou du moins une grande partie du sac membraneux du cristallin, qui, par un singulier concours de circonstances, avait été complétement détaché de la zone ciliaire, mais qui ayant quitté l'aiguille lorsque j'avais fait décrire l'arc de cercle à la cataracte pour l'enfoncer dans le corps vitré, était resté en arrière, et avait ensuite reparu devant la pupille.

DEUXIÈME OBSERVATION.

Une pauvre femme, très-débile et sujette aux affections hystériques, entra dans l'école pratique pour être délivrée des cataractes qu'elle avait depuis plusieurs années sur les deux yeux. La couleur de ces cataractes était bleue, mais inégale et interrompue çà et là par des raies blanchâtres, et l'on ne voyait pas au-

delà de la pupille cette convexité que présente ordinairement le cristallin opaque. La pupille était mobile dans les deux yeux, et la malade discernait les
contours des objets qu'on lui présentait. La circonstance la plus défavorable à l'opération, que présentât
ce cas, était la petitesse extraordinaire et l'enfoncement
des deux yeux de cette femme, et surtout l'extrême étroi-
tesse de la chambre antérieure de l'humeur aqueuse;
car quant à la sensibilité générale morbifique, je me
flattais de l'apaiser par l'usage du quinquina et de la
racine de valériane, pris pendant quelque temps, et
par une nourriture plus nourrisante et plus fortifiante
que celle que la pauvre femme avait eue jusqu'alors.

Après un mois de préparation, j'entrepris l'opération sur l'œil gauche; je fis pénétrer l'aiguille entre la
face postérieure de l'iris et la cataracte; mais en piquant et en appuyant la pointe de l'instrument sur
la convexité antérieure de la capsule, je m'aperçus que
cette capsule se ridait et pliait sous l'instrument; en
un mot, qu'au lieu du cristallin, il n'y avait que son
sac membraneux contenant un peu d'humeur glutineuse, qui après s'être répandue, ne parvint pourtant
pas à troubler l'humeur aqueuse de manière à m'empêcher de continuer l'opération. On aurait pu nommer
cette maladie *atrophie du cristallin*.

Puisque le cristallin manquait, je m'occupai seulement de déchirer en beaucoup de morceaux la capsule auprès de la pupille, et d'en faire passer le plus
que je pourrais, à travers la pupille même, dans la

chambre antérieure de l'humeur aqueuse ; mais je ne pus les y faire entrer tous, à cause du grand rétrécissement et de la petitesse singulière de cette chambre.

Aussitôt après l'opération, la malade éprouva, ainsi qu'il arrive le plus souvent aux personnes sujettes aux affections hystériques, des spasmes violens dans la tête; mais dès qu'elle eut pris un clystère de décoction de camomille avec deux grains d'opium, toute sensation douloureuse cessa, et il ne survint pas, par la suite, d'inflammation considérable à l'œil.

Le quatrième jour, la malade distinguait assez bien ; mais ensuite sa vue s'affaiblit chaque jour davantage, et le dix-huitième après l'opération elle ne voyait plus rien, parce que la pupille était entièrement occupée et fermée par un tampon membraneux et blanchâtre formé par les parcelles de capsule que je n'avais pu faire passer dans la chambre antérieure de l'humeur aqueuse, trop étroite, comme je l'ai dit, pour que je pusse y parvenir. J'attendis donc encore une semaine, jusqu'à ce que les particules et les flocons membraneux que j'avais fait précédemment passer dans la chambre antérieure, fussent presque entièrement fondus, et fissent place à d'autres. Je portai alors de nouveau l'aiguille dans l'œil, et je débarrassai promptement la pupille de cet embarras, en poussant tous ces petits corps membraneux dans la chambre antérieure, que j'en remplis jusqu'au niveau du bord inférieur de la pupille. Il faut à ce sujet remarquer un fait constant, c'est que ces fragmens membraneux qui, lors de la première opération, offrent peu de prise à la pointe de l'aiguille à cause de leur finesse, se gonflent après qu'ils ont trempé pendant quelque temps dans l'humeur aqueuse, et que l'on peut facilement alors les transporter, ou les pousser en avant avec la pointe de l'aiguille.

Après l'opération, les spasmes de la tête revinrent comme la première fois, et furent apaisés de la même manière, c'est-à-dire, par le clystère opiacé.

Vingt-huit jours environ après la seconde opération, durant lequel temps la femme distinguait très-bien tous les objets qu'on lui présentait, ces fragmens et ces flocons membraneux dont la chambre antérieure de l'humeur aqueuse avait été remplie pour la seconde fois, se fondirent entièrement et se dissipèrent, laissant la pupille noire, pure et débarrassée de tout obstacle à la lumière, dans tout le disque de sa dilatation ordinaire.

TROISIÈME OBSERVATION.

Barthélemi Zucchi, de Calvairate, homme robuste, âgé de quarante-cinq ans, ayant une cataracte sur chaque œil, fut opéré dans l'école pratique de chirurgie, le 28 avril 1793. Les yeux de cet homme étaient assez petits, et enfoncés dans leur orbite.

J'opérai son œil gauche, dans lequel je rencontrai une cataracte molle et caseuse. Je rompis en beaucoup de morceaux cette substance du cristallin qui ressemblait à de la bouillie, et je déchirai avec soin la capsule tout autour de la pupille; je fis ensuite passer tous ces morceaux et flocons membraneux à travers la pupille, dans la chambre antérieure de l'humeur aqueuse, qu'ils remplirent jusqu'au niveau du bord inférieur de la pupille même. L'opération ne fut suivie d'aucun symptôme remarquable, et le quatorzième jour, ces fragmens et flocons avaient diminué de plus de moitié, et le malade voyait distinctement de l'œil gauche.

Ce fut alors que j'opérai le droit, dans lequel ayant trouvé une cataracte suffisamment consistante, je pus déchirer exactement, et dans un long espace, la convexité antérieure de la capsule, et enfoncer profondément la lentille dans le corps vitré. Quinze jours après cette seconde opération, les particules membraneuses déposées dans la chambre antérieure de l'humeur aqueuse de l'œil droit, disparurent entièrement, et cet organe fut habitué à supporter la lumière ; de sorte que le malade sortit peu de temps après de l'hôpital, parfaitement guéri des deux yeux.

QUATRIÈME OBSERVATION.

Marie Spigoletti, âgée de quarante ans, avait, depuis deux ans, une cataracte sur l'œil gauche, et l'on s'apercevait que le cristallin de l'œil droit devenait chaque jour plus opaque. Les paupières de cette femme étaient gonflées et chassieuses.

Je la purgeai avec le sel amer ; puis je lui fis appliquer un large vésicatoire à la nuque, et j'ordonnai que, soir et matin, on lui frottât les bords des paupières d'onguent ophtalmique de Janin.

Après trois semaines de préparation, je me mis en devoir de déprimer la cataracte de l'œil gauche, que je trouvai semblable à de la mucosité. Je rompis la convexité antérieure de la capsule, et en même temps tout le sac membraneux du cristallin en petites parties, dans toute la circonférence de la pupille, et je parvins à faire passer tous ces fragmens membraneux à travers cette ouverture, dans la chambre antérieure de l'humeur aqueuse, et à débarrasser, par ce moyen, la pupille de tout ce qui gênait la vue.

Les symptômes qui suivirent l'opération furent une légère ophtalmie, en grande partie des paupières, et qui cessa au bout de huit jours, après qu'on eut employé, au commencement, les sachets d'herbes émollientes, et ensuite l'eau végéto-minérale.

Dans l'espace d'un mois, tous les fragmens membraneux déposés dans la chambre antérieure de l'humeur aqueuse, et qui avaient l'apparence d'un hypopion, furent fondus et disparurent entièrement. La femme sortit de l'hôpital, après avoir recouvré la vue de cet œil.

CINQUIÈME OBSERVATION.

Jean Alberti, paysan, âgé de soixante-six ans, aveugle par suite de cataractes sur les deux yeux, fut amené dans l'école de chirurgie pratique pour y être opéré.

J'entrepris l'œil gauche, et j'y trouvai un cristallin assez consistant pour pouvoir le transporter facilement hors de l'axe visuel, et l'enfoncer dans le corps vitré, ce que je fis en effet. Après cette opération, avant de retirer l'aiguille, je m'aperçus qu'un morceau de membrane opaque, c'est-à-dire, une portion considérable de la convexité antérieure de la capsule, qui n'avait pas été convenablement déchirée, flottait derrière la pupille. Je revins donc en arrière avec la pointe de l'aiguille, et après avoir rompu soigneusement cette membrane, autant que l'exigeait la circonférence de la pupille, à travers laquelle je poussai tous ces fragmens dans la chambre antérieure de l'humeur aqueuse. Le malade n'éprouva, par la suite, aucun accident, et voyait bien de cet œil.

Douze jours après, j'opérai son œil droit, et la même chose m'arriva encore, c'est-à-dire, que je pus promptement déplacer la lentille cataractée, mais qu'il resta en arrière, et précisément contre la pupille, une portion de la convexité antérieure de la capsule ; ce qui prouve que cette enveloppe avait été déchirée par l'aiguille, mais pas assez pour détacher complétement ce morceau de voile membraneux. Aussi, comme dans le premier cas, après avoir tourné contre lui la pointe de l'aiguille, je le mis en pièces, et à mesure que j'en arrachais des morceaux, je les poussai à travers la pupille, et les précipitai dans la chambre antérieure de l'humeur aqueuse; ce que je fis jusqu'à ce que la pupille parût noire dans tout son contour. Un mois environ après l'opération faite sur le second œil, il ne resta plus de vestige de parcelles membraneuses dans la chambre antérieure de l'humeur aqueuse d'aucun des deux yeux, et le malade recouvra parfaitement la vue.

SIXIÈME OBSERVATION.

Pauline Guagnini, de Sale, âgée de quarante-cinq ans, faible et sujette à de violens accès hystériques, avait, depuis plusieurs années, une cataracte sur l'œil gauche, et ne voyait que confusément de l'œil droit, parce que le cristallin avait aussi commencé à s'obscurcir. Cette femme avait, en outre, la conjonctive des yeux un peu relâchée, et les paupières gonflées et chassieuses. Je lui fis poser un vésicatoire à la nuque, et instiller fréquemment du collyre vitriolique pendant quinze jours; ce qui fit dégonfler les paupières et cesser l'écoulement immodéré de la chassie; et attendu la faiblesse générale et l'augmentation de sensibilité de la malade, je lui fis prendre pendant tout ce temps, matin et soir, un gros de quinquina avec vingt grains de racine de valériane.

Elle fut soumise à l'opération, le 21 novembre 1795. Au moment où j'appuyai la pointe de l'aiguille sur la cataracte, pour la déranger de l'axe de l'œil, elle creva, comme si c'eût été une petite vessie, et il en sortit une humeur laiteuse qui troubla les deux chambres de l'humeur aqueuse. Je pus néanmoins voir, à travers ce brouillard, le noyau du cristallin opaque, et je l'enfonçai profondément dans le corps vitré. Après quoi je reconduisis la pointe de l'aiguille vers la pupille, je détachai et déchirai en plusieurs morceaux l'hémisphère antérieur de la capsule, et je fis passer l'une après l'autre ces parcelles membraneuses dans la chambre antérieure de l'humeur aqueuse, à travers la pupille.

La malade ne donna aucun signe d'une douleur vive durant l'opération, et passa tranquillement les trois jours suivans; mais le quatrième elle éprouva un paroxisme hystérique violent, avec suffocation, convulsions, frénésie et délire dont je redoutai de funestes conséquences pour l'œil opéré. Il ne s'altéra cependant en rien, et contre mon attente, je trouvai le lendemain que la pupille était pure, et que la femme distinguait les plus petits objets.

Le dixième jour après l'opération, la malade fut en état de se lever, et de commencer à se servir de son œil dans un jour modéré; la masse des flocons membraneux précipités dans la chambre antérieure de l'humeur aqueuse, et qui avait l'apparence d'un hypopion, commençait à se fondre. Tout ce sédiment de pellicules se dissipa entièrement par la voie de l'absorption, dans l'espace de trente-deux jours, et la malade est sortie de l'école de chirurgie, parfaitement guérie. L'usage non interrompu du quinquina mêlé à

la racine de valériane, et de quelques cuillerées par
jour d'infusion de camomille, de liqueur de corne de
cerf ambrée et d'eau de cannelle, avait rendu les
accès hystériques plus rares et moins violens qu'avant
l'opération.

ADDITION

DES TRADUCTEURS.

1° De l'opération de la cataracte par extraction.

———

L'ESPRIT humain semble être destiné à ne marcher que par bonds et à osciller pendant long-temps, en passant d'un extrême à l'autre, avant de s'arrêter à un juste milieu où se rencontre ordinairement la vérité. S'il était besoin de preuves nouvelles, pour constater l'exactitude de cette maxime, fondée sur l'histoire de toutes les sciences et de tous les arts, on la trouverait dans les révolutions qui se sont opérées presque sous nos yeux relativement à l'opération de la cataracte.

Les anciens ne connaissant pas la véritable nature de cette affection, et s'imaginant qu'elle consistait en un voile membraneux et opaque étendu, derrière la pupille, et au-devant du cristallin, qu'ils considéraient comme l'organe immédiat de la vision, ne purent employer pour la guérir d'autre méthode que celle d'abaisser le corps qui s'opposait, suivant eux, au libre passage des rayons lumineux. Vers la fin de l'avant-dernier siècle, des anatomistes, éclairés par ce qu'avait dit Kepler, en 1604, relativement aux usages du cristallin, démontrèrent, par des observations directes, que la cataracte dépend toujours de l'opacité de cette lentille. On distingue parmi ces anatomistes Charles Bonet, et Albinus, dont l'autorité était si imposante. Leurs observations, réunies à celles de François Quarré, de Rémi Lasnier, de Blégny, de Tozzi, de Samuel Polisius, de Rouhault et de Gassendi, ne parvinrent pas cependant à faire triompher cette opinion, et elle fut considérée comme nouvelle, lorsqu'au commencement du siècle dernier, Maître-Jean, Méry, Brisseau, Heister, publièrent les faits nombreux qu'ils recueillirent, afin d'en constater l'exactitude. C'est de cette époque que datent tous les travaux qui ont eu pour objet de nous faire connaître jusqu'aux modifications les plus légères et les plus variées dont la cataracte est susceptible.

C'est sur ces connaissances nouvellement acquises que Daviel fonda en 1747 la théorie et la pratique de l'opération de la cataracte par extraction. Long-temps avant lui, Hovinus, Raw et Heister considéraient l'opération généralement usitée par leurs contemporains comme étant très-incertaine et même dangereuse; Saint-Yves et J.-Louis Petit avaient extrait, devant Méry, des cristallins passés accidentellement dans la chambre antérieure de l'œil; mais ces faits ne sauraient enlever à Daviel le mérite de son invention. La nouvelle opération, perfectionnée presque aussitôt après sa naissance par Lafaye, fut adoptée en peu d'années par tous les chirurgiens français et par le plus grand nombre de ceux qui tenaient le premier rang chez les étrangers. La méthode ancienne, tombée dans le mépris et presque dans l'oubli, n'était plus pratiquée que dans quelques villes obscures de l'Allemagne et du nord de l'Europe. Une proscription aussi absolue était certainement injuste, mais elle paraissait consacrée, lorsque M. Scarpa s'empara de nouveau de la méthode de la dépression, la soumit à de nombreux essais et à des règles calculées avec exactitude, l'appliqua à tous les cas de cataracte, et consigna ses succès dans un livre qui fut bientôt entre les mains de tous les chirurgiens. Il parvint, en un très-petit nombre d'années, à faire proscrire la méthode de l'extraction du cristallin, même par les chirurgiens français, d'une manière presque aussi absolue, et bien plus injuste, que la dépression l'avait été cinquante ans environ auparavant. Il proclama que l'abaissement est la seule manière dont l'opération de la cataracte doive être pratiquée, et cette opinion fut admise avec une sorte d'engouement et de fureur difficile à expliquer. Mais il est temps enfin que les praticiens reviennent à des opinions plus justes; qu'ils considèrent seulement les faits, qu'ils comparent la force des raisonnemens, et que, dégagés de toute prévention, et surtout de cette influence que les noms auxquels une célébrité d'ailleurs justement acquise est attachée, ne manquent pas d'exercer dans les sciences, ils reconnaissent que

si la méthode de la dépression ne doit point être reje-
tée, celle de l'extraction présente des avantages plus
nombreux et qui doivent la faire généralement préférer.

La première observation que la lecture du chapitre
précédent nous a suggérée, est relative à la légèreté
avec laquelle M. Scarpa a glissé sur les préparations
auxquelles il convient de soumettre les sujets à qui
l'on se propose de pratiquer l'opération de la cataracte. Nous pensons, d'après l'expérience qui est propre à l'un de nous, et d'après celle des oculistes les plus
célèbres, que ces préparations sont de la plus haute
importance dans le plus grand nombre des cas, pour
le succès de l'opération, et que, si elles paraissent inutiles chez quelques sujets très-sains, dans ces circonstances même, elles rendent plus assurée l'heureuse
issue que des dispositions organiques favorables semblent promettre. L'œil est en effet un organe si sensible, si délicat, et dont l'organisation intérieure peut
être si facilement altérée par l'irritation, quelque légère qu'on la suppose, que l'opération de la cataracte
ne saurait manquer de déterminer, qu'il est dangereux
de négliger de prévenir ces accidens.

Il faut donc soumettre les malades, pendant plusieurs
jours d'avance, à un régime adoucissant, à l'usage de
boissons légèrement laxatives; leur prescrire quelques lavemens et quelques bains, afin de débarrasser
les voies digestives, de diminuer l'irritabilité générale,
et, par conséquent celle des yeux. Une ou plusieurs sai-

gnées, suivant la force des sujets, et faites pendant les jours qui précèdent immédiatement l'opération, sont souvent indispensables pour en assurer le succès. Lorsque les yeux sont le siége d'une ophtalmie chronique, le plus ordinairement fixée sur la conjonctive des paupières, il est prudent de chercher à détourner cette irritation par l'application d'un vésicatoire, en même temps que l'on emploie les moyens locaux les plus convenables afin de la combattre. Il est peu rationnel d'appliquer cet exutoire à la nuque, parce que l'irritation qu'il y détermine se propage plus ou moins directement à toute la tête, et qu'il n'agit point alors comme révulsif. On doit le placer de préférence à l'un des bras, et comme il provoque, pendant les premiers jours, une surexcitation bien manifeste dans tout l'organisme, il est convenable de laisser tomber cette réaction, et de n'opérer que quinze jours au moins après son application, c'est-à-dire lorsqu'il est en pleine suppuration, que l'économie est habituée à sa présence, et qu'il a commencé à produire d'heureux effets sur l'œil. Enfin, il sera très-avantageux de surmonter la timidité du malade, d'habituer son œil au contact des instrumens, dans tous les cas où cet organe est très-sensible, très-mobile, et très-disposé à être le siége d'agitations convulsives. Lorsque l'iris est très-resserré, et permet à peine d'apercevoir le cristallin, il est convenable de répandre dans l'œil du malade, une heure avant l'opération, quelques gouttes d'extrait de *belladona*, afin de relâcher cette membrane et de rendre plus faciles le jeu des instrumens et la sortie de la lentille.

Ces précautions, nous le répétons, sont très-importantes, quelle que soit la méthode que l'on adopte; c'est au mépris injuste que l'on en a fait qu'il faut rapporter la perte d'un grand nombre d'yeux, dont les cataractes se présentaient sous les apparences les plus favorables.

Il n'entre pas dans notre plan, et il ne saurait convenir à un ouvrage de la nature de celui-ci, de faire l'histoire de toutes les inventions dont l'opération de la cataracte par extraction a été le sujet, depuis que Daviel a imaginé cette méthode, et que Lafaye en a fixé le procédé. Nous allons seulement décrire la manière de l'exécuter, en insistant particulièrement sur quelques pratiques qui nous semblent propres à en assurer le succès.

Il a long-temps été de précepte d'opérer les deux yeux cataractés dans la même séance. M. Scarpa a démontré, par son expérience, qu'il est plus avantageux, lorsque l'on déprime le cristallin, de laisser un intervalle de quinze à vingt jours entre chaque opération. Nous pensons, avec MM. Demours et Forlenze, qu'il faut agir avec la même prudence lorsque l'on adopte la méthode de l'extraction. Effectivement, une double opération, pratiquée le même jour, doit être suivie d'accidens plus graves, plus nombreux, que si l'on se bornait à faire au sujet un mal de moitié moins considérable. D'ailleurs, le malade peut se trouver, la première fois, dans une telle disposition d'esprit ou de corps, que l'opération, quelque bien faite qu'elle soit, demeure sans succès : la prudence veut donc que l'on n'expose pas les deux yeux aux effets de ces chances défavorables, et qui souvent ne sont que momentanées. M. Boyer professe une opinion contraire à celle que nous soutenons ici, et il l'étaye du témoignage des praticiens les plus illustres de tous les temps. Mais il est bon de faire observer que ces praticiens avaient adopté la méthode qu'ils ont suivie, d'après des suppositions théoriques beaucoup plus que d'après les faits, et que, n'ayant jamais essayé d'agir autrement, ils ne pouvaient comparer les résultats qu'ils obtenaient avec ceux qui auraient suivi une pratique opposée. La double opération n'a d'autre avantage réel, ainsi que le fait judicieusement remarquer M. Demours, que de favoriser celui qui l'exécute ; elle augmente pour lui le nombre des chances de succès, et s'il n'est pas très-sûr de sa main, il voit sa réputation à l'abri ; car il est assez rare que les deux yeux soient désorganisés pendant une opération aussi simple que celle de la cataracte. L'expérience a démontré, enfin, que quand les deux yeux ont été opérés dans la même séance, il s'établit entre eux des relations sympathiques défavorables au succès de l'opération, et qu'il est malheureusement trop fréquent de voir des accidens développés d'abord à l'un d'eux, se propager à l'autre, et entraîner enfin leur perte commune.

Les instrumens dont on fait usage pendant l'opération de la cataracte par extraction ont pour destination de pratiquer l'incision de la cornée transparente, l'ouverture de la capsule cristalline, l'extraction du cristallin, de sa membrane et des mucosités que ce corps peut laisser après lui dans l'œil. C'est sous ces trois rapports principaux qu'il est facile de ranger tous les instrumens qui ont été proposés pour exécuter cette opération.

Le malade doit être situé et maintenu comme M. Scarpa l'a indiqué dans le chapitre que l'on vient de lire. Petit, de Lyon, le faisait coucher horizontalement dans son lit; mais cette situation, adoptée dans beaucoup de cas par M. Dupuytren, est si incommode pour le chirurgien que, malgré les avantages qui lui sont attribués, elle ne sera probablement jamais admise par tous les chirurgiens. Il est nécessaire qu'une lumière suffisante, et privée des rayons directs du soleil, tombe obliquement sur le côté externe de l'œil que l'on se propose d'opérer. La fenêtre, exposée au nord, sera pourvue de volets ou garnie de rideaux d'un tissu épais et de couleur sombre, afin de pouvoir diminuer la clarté au moment où, l'incision des parties étant terminée, l'on sollicite la sortie du cristallin à travers la pupille. Cette ouverture resterait contractée si l'on négligeait cette précaution, et l'opération serait rendue laborieuse. Tenon est un de ceux qui ont le plus insisté sur les avantages que procure une obscurité ménagée avec discernement pendant l'opération.

L'aide, placé derrière le malade, et qui lui soutient la tête appliquée contre sa poitrine, se chargera aussi de relever la paupière supérieure, dont il tiendra le bord libre appliqué à l'arcade orbitaire de l'os frontal. Les doigts indicateur et médius de la main correspondante à l'œil que l'on se propose d'inciser, et qui servent à se rendre ainsi maître de la paupière, ne devront exercer aucune pression sur le globe oculaire, afin de ne point exciter ses mouvemens et de ne pas provoquer la sortie de l'humeur aqueuse dès le début de l'incision de la cornée. Le *speculum* de Pellier et tous les instrumens de ce genre sont au moins inutiles, parce qu'ils exercent, sur l'œil et sur les paupières, une compression douloureuse et une irritation qui influe d'une manière défavorable sur le succès de l'opération. Il n'est permis d'en faire usage que dans quelques cas très-difficiles; lorsque, par exemple, l'œil est très-petit, très-sensible, très-mobile; il faudra alors confier ces instrumens à un aide exercé et habile.

L'œil qui ne doit pas être opéré, sera couvert d'une pelote de charpie, d'une compresse et d'un bandeau assez serré, pour le plonger dans une obscurité profonde et prévenir ses mouvemens, lesquels se communiqueraient au globe sur lequel on agit, et ne manqueraient pas de troubler l'opération.

Ces dispositions étant faites, le chirurgien applique les extrémités de ses doigts indicateur et médius de la main droite, s'il a à inciser l'œil droit, *et vice versâ,* sur la paupière inférieure de cet œil; il la tire et la ren-

verse en bas, sur la joue, afin de découvrir complète-
ment le globe oculaire. Il saisit alors le couteau qu'il
avait placé dans sa bouche, la pointe dirigée du côté de
la main qui tient la paupière, et le tranchant tourné
en bas, et le tient comme une plume à écrire avec la
main du côté opposé.

Les couteaux dont il est question, et qui servent à
diviser la cornée, ont reçu le nom de *cératotomes*. Les
plus usités sont ceux de Wenzel et de Richter. Le
couteau de Wenzel n'est autre chose qu'une lame de
lancette, dite à grain d'avoine, dont l'un des bords est
émoussé jusqu'à une ligne et demie ou deux lignes de
sa pointe. La longueur de cette lame doit être d'environ
dix-huit lignes, et sa largeur de trois à sa base. Le
manche de cet instrument, taillé à huit pans alternati-
vement larges et étroits, porte une marque qui indique
le côté du dos de la lame. On peut reprocher au couteau de Wenzel d'être un peu trop long relativement
à sa largeur, et d'exposer le chirurgien à piquer l'angle
interne de l'œil, avant d'avoir divisé la cornée, ou de
l'obliger d'achever la section de cette membrane en re-
portant l'instrument en dehors, mouvement qui est
toujours accompagné de la sortie de l'humeur aqueuse,
et pendant lequel on est exposé à blesser l'iris. Richter
a remédié en partie à ces inconvéniens, en donnant au
cératotome une forme pyramidale. Le bord droit de cet
instrument est mousse jusqu'à deux lignes de la pointe;
l'autre est parfaitement tranchant dans toute son étendue; la pointe elle-même doit être très-acérée et ren-

due plus solide par une vive-arête très-adoucie, qui règne dans toute l'étendue de la lame. Quatorze lignes suffisent à la longueur de cette lame ; elle doit être large de quatre à sa base et montée sur un manche semblable à celui du cératotome de Wenzel. Ces proportions sont telles, que, la largeur de l'instrument dépassant rapidement celle du demi-diamètre de la cornée, cette membrane se trouve divisée par le seul mouvement de progression de la lame, sans que l'on soit exposé à piquer l'angle interne de l'œil, ou à revenir sur la section que l'on a commencée. Au reste, l'habitude rend tous ces instrumens également utiles : il faut seulement acquérir, par de fréquens exercices, la dextérité nécessaire pour s'en servir habilement. Il est convenable d'en avoir toujours de plusieurs grandeurs afin de pouvoir inciser avec une égale facilité les cornées les plus larges et les plus étroites.

M. Demours estime qu'il est très-important que le côté mousse de la lame du cératotome soit tranchant dans l'étendue de deux lignes et demie au moins près de sa pointe. Il considère cette disposition, que M. Forlenze a également adoptée depuis long-temps, comme rendant plus facile l'exécution d'une plus large ouverture à la cornée. Mais il est incontestable qu'en éloignant le dos de l'extrémité du cératotome, on affaiblit cette extrémité, qui est déjà trop faible dans l'instrument de Wenzel, et que l'on s'expose à la voir se courber ou se briser à l'instant où l'on achève de traverser la chambre antérieure de l'œil. On peut aisément se convaincre d'ailleurs que l'on ne peut exercer par la construction dont il s'agit que peu d'influence sur la largeur du lambeau que l'on veut former, parce que la partie mousse de l'instrument s'engageant bientôt dans la plaie, l'angle supérieur de l'incision devient un point fixe qui sert d'appui à la lame, pendant qu'elle divise la partie inférieure de la cornée. Il est bien plus facile de rendre le lambeau plus considérable en prenant un instrument un peu plus large, et en traversant la cornée de manière à diviser plus de la moitié de sa circonférence.

Il est presque inutile de rappeler les instrumens mécaniques que Guérin et Dumont ont inventés afin de couper la cornée d'un seul coup : personne n'en fait usage, et l'on est convaincu, avec raison, que des instrumens de cette espèce sont plus nuisibles qu'utiles.

Le chirurgien distribue ses doigts le long du manche du cératotome qu'il a choisi, de manière à ce que l'indicateur, le médius et le doigt annulaire correspondent à l'une des faces de la lame, et que le pouce, placé au milieu de l'espace qu'ils laissent entre eux, soit seul du côté opposé. Le doigt auriculaire sera appliqué sur la tempe ou sur l'apophyse malaire qui lui fourniront un point d'appui. Il convient presque toujours d'attendre quelques instans, afin de laisser au malade le temps de se raffermir et de fixer convenablement son œil. Enfin, la pointe du cératotome est présentée à la cornée transparente, à une demi-ligne de son union avec la sclérotique, un peu au-dessus de l'extrémité externe de son diamètre transversal, et perpendiculairement à sa surface. Cette dernière attention est indispensable, afin de faire pénétrer l'instrument et de l'empêcher de glisser entre les lames de la cornée ainsi que cela arrive quelquefois, lorsque l'on n'a pas acquis l'habitude d'opérer sur les yeux. A peine l'extrémité du couteau a-t-elle pénétré dans l'œil, qu'il faut porter rapidement son manche en arrière, rendre sa lame parallèle au plan de l'iris, enfoncer l'instrument, et lui faire rapidement parcourir la chambre antérieure jusqu'à ce qu'il aille traverser une seconde fois la cornée, au-dessous de l'extrémité interne de son diamètre transversal. L'instrument continuant d'être conduit dans la même direction, le lambeau de la cornée se trouve entièrement séparé en bas du reste du globe oculaire.

A l'instant où cette section s'achève, la paupière abaissée graduellement doit retomber sur le cératotome, et paraître le chasser hors de l'orbite.

Les oculistes ont inventé divers instrumens à l'aide desquels ils se sont proposé de maintenir l'œil immobile pendant la section de la cornée. Il est inutile de décrire la double érigne de Bérenger, les tenailles de Guérin, la pique dont se servait Pamard, et le dez à coudre sur lequel Rumpelt en fit souder la pointe. Le doigtier de M. Demours est lui-même tombé dans l'oubli, et son inventeur a dédaigné de le faire graver dans les superbes planches dont il a enrichi son traité des maladies des yeux. Il est en effet bien démontré que tous ces instrumens sont inutiles au chirurgien qui a acquis une dextérité même médiocre. Ils sont constamment nuisibles au malade, à raison de l'irritation qu'ils déterminent à la surface de l'œil et qui accroît toujours l'intensité des accidens qui doivent succéder à l'opération. M. Forlenze se sert toutefois d'un *ophtalmostat* aussi simple qu'utile. Il consiste dans l'ongle de son doigt indicateur, qu'il laisse beaucoup allonger. Lorsque la cornée est traversée par l'instrument, il glisse ce doigt, qui maintient la paupière inférieure, sous le globe de l'œil, qu'il soutient, et l'ongle placé sous le tranchant du cératotome, dirige son action et la rend à la fois sûre et égale; de telle sorte que la section de la cornée est constamment faite sans que l'œil ait éprouvé le plus léger ébranlement. Cette pratique réussit surtout lorsque le globe de l'œil est très-mobile et très-enfoncé, que la cornée est dure ou qu'elle a été rendue flasque par la sortie d'une partie de l'humeur aqueuse, et quand enfin le malade s'obstine à suivre avec l'œil le mouvement en dedans et en bas qui est imprimé au cératotome.

Plusieurs obstacles peuvent rendre difficile cette partie importante de l'opération de la cataracte par extraction. Ainsi que nous l'avons déjà dit, la pointe du couteau peut glisser entre les lames de la cornée, érailler, pour ainsi dire, cette membrane, au lieu de la diviser, et ne pas pénétrer dans la chambre antérieure de l'œil. Aussitôt que l'on s'aperçoit de cette déviation de la pointe de l'instrument, il faut le retirer et le présenter aux parties dans une direction plus convenable. Quelquefois la pointe du couteau a été ployée dans ce mouvement : on est alors obligé d'en prendre un autre; c'est pourquoi il convient toujours d'en avoir plusieurs dans l'appareil que l'on a dû préparer d'avance (1).

Un autre accident qui peut survenir, c'est la lésion de l'iris. Elle a lieu lorsque l'on enfonce le cératotome trop brusquement dans une direction perpendiculaire; alors sa pointe rencontre le plan de l'iris et traverse cette membrane. Il est nécessaire dans ce cas de retirer légèrement la lame jusqu'à ce que son extrémité soit entièrement dégagée et de continuer rapidement l'opération afin de prévenir la sortie d'une plus grande quantité de l'humeur aqueuse. La blessure de l'iris pendant ce premier temps de l'incision de la cornée entraîne toujours des lenteurs pendant l'opération; elle détermine aussi quelquefois l'inflammation et la contraction permanente de l'iris, ou bien l'établissement d'une double pupille.

Il faut apporter la plus grande attention, lorsque l'on traverse la chambre antérieure de l'œil, à tenir continuellement le couteau de manière à ce que sa lame soit exactement parallèle au plan de l'iris; car si le tranchant du cératotome était incliné en avant, il

(1) L'accident dont nous parlons n'est pas constamment dû à l'inhabileté du chirurgien : il dépend quelquefois de la trop grande solidité de la cornée chez certains sujets.

diviserait la cornée trop près de son centre, ne pratiquerait qu'une ouverture trop étroite et dont la cicatrice s'opposerait au passage des rayons lumineux. Dans le cas où ce même tranchant serait porté en arrière, il abandonnerait la cornée, diviserait la sclérotique et la partie inférieure de l'iris, ce qui ne pourrait manquer de déterminer des accidens graves et très-probablement la perte de l'organe.

Il arrive souvent qu'aussitôt qu'ils se sentent piqués, les malades portent volontairement et brusquement le globe de l'œil en bas et en dedans, et qu'ils cachent sous la caroncule lacrymale tout le disque de la cornée. Le chirurgien et les aides doivent prévoir ce mouvement; ils maintiendront écartées les paupières, qui tendent à se rapprocher, et la main qui tient le cératotome suivra le mouvement de l'organe sans faire avancer ni reculer l'instrument. Quelques secondes ayant été accordées au sujet pour se remettre, il faut l'engager à regarder en dehors, et aussitôt que l'œil se découvre, achever la section de la cornée transparente, en ayant l'attention, s'il en est besoin, de maintenir le globe avec l'extrémité du doigt indicateur de la main gauche.

C'est surtout lorsque l'on opère les sujets affectés de cataractes congéniales, que l'on éprouve de grandes difficultés à diviser la cornée. Les yeux sont en effet agités chez ces sujets d'un mouvement continuel, involontaire et que rien ne saurait faire entièrement cesser. Le chirurgien a besoin alors de la plus grande habileté et dans la main et dans le coup d'œil, afin de traverser la cornée, pour ainsi dire, en volant, et d'en achever la section sans blesser les parties voisines, lorsqu'elle est presque entièrement cachée.

Si, malgré ces précautions, une certaine quantité de l'humeur aqueuse s'était écoulée, et que l'iris se présentât au tranchant du cératotome pendant qu'il divise la cornée, il faudrait suspendre un instant l'opération, abaisser la paupière supérieure, et exercer quelques frictions sur l'œil, afin de provoquer le resserrement de la pupille. D'autres praticiens continuent dans ce cas de pousser le couteau en lui imprimant quelques mouvemens de rotation, afin de repousser l'iris et de faire affluer l'humeur aqueuse de la chambre postérieure dans l'antérieure. Lorsque l'on ne réussit pas, à l'aide de ce procédé, à éloigner l'iris du tranchant du cératotome, il ne reste d'autre parti à prendre que de retirer cet instrument et d'achever avec des ciseaux très-fins la section de la cornée. Il vaut mieux renoncer au léger avantage de terminer cette partie de l'opération avec le couteau que de blesser l'iris et d'emporter une portion plus ou moins considérable de la circonférence pupillaire.

M. Demours insiste beaucoup, et avec raison, afin que l'on pratique à la cornée transparente une ouverture assez large pour permettre au cristallin de sortir avec la plus grande facilité. Il est impossible de ne pas reconnaître en effet que la plupart des non succès de l'opération de la cataracte par extraction dépendent

de ce que la première incision de l'œil était trop petite. Le cristallin ne sort alors qu'à l'aide de pressions
réitérées; il entraîne la pupille avec lui, ce qui rétrécit
encore le passage qu'il doit franchir, et ce qui produit souvent le déchirement ou le décollement de l'iris
et par conséquent une irritation et des accidens très-
graves. Le corps vitré étant froissé par les efforts que l'on
exerce sur l'œil, suit très-facilement la lentille et s'é-
chappe en plus ou moins grande quantité. Enfin telle
est l'influence que l'étendue de l'ouverture de la cornée exerce sur le succès de l'opération de la cataracte
par extraction, que, suivant le praticien que nous venons de citer, sur vingt personnes qui ont perdu la
vue à la suite de cette opération, dix-sept n'auraient
pas éprouvé cet accident et verraient encore, si l'incision, placée convenablement, avait eu une ligne de
plus de longueur. M. Forlenze, dont l'expérience est
si étendue relativement aux opérations que nécessitent
les diverses maladies des yeux, met depuis long-temps
ces préceptes en pratique : il ne craint pas de diviser,
chez les sujets dont le cristallin lui paraît considérable, plus de la moitié et jusqu'aux deux tiers de la circonférence de la cornée. Il parvient par ce procédé
non-seulement à faire pénétrer avec la plus grande
facilité les instrumens dans l'intérieur de l'œil et à extraire le cristallin, mais encore à exécuter toutes les
opérations que peuvent rendre indispensables les nombreuses complications dont la cataracte est susceptible.

Lorsqu'on exécute l'extraction de la cataracte sur les deux yeux dans la même séance, il est de règle d'abandonner celui dont on vient d'inciser la cornée, de le couvrir avec le bandeau et les compresses, et d'opérer complétement l'autre, avant de revenir à celui par lequel on a commencé. On évite, par cette manière d'agir, d'être troublé, pendant l'incision du second œil, par les envies de vomir et les autres accidens qui ne tardent quelquefois pas à suivre la section de la cornée du premier. D'ailleurs on a observé que les parties intérieures de celui-ci reviennent sur elles-mêmes pendant que l'on opère l'autre, et qu'il est assez commun de trouver, lorsque l'on veut achever l'opération que l'on a suspendue, le cristallin sorti de la pupille et quelquefois arrêté entre les paupières. Mais, en dernière analyse, puisqu'il y a des avantages réels à laisser s'écouler quelques instans entre la division de la cornée et l'ouverture de la capsule cristalline, il faudrait, afin de rendre ces avantages égaux pour les deux yeux, revenir au premier après que l'on a incisé le second, et terminer la première opération avant d'achever l'autre. De cette manière, chaque opération serait faite en deux temps, et par conséquent suivant le procédé le plus favorable à sa réussite.

Wenzel avait acquis l'habitude d'inciser la capsule du cristallin pendant qu'il divisait la cornée; pour exécuter ce double objet, il portait la pointe de son cératotome, à travers la pupille, dans la chambre postérieure, et jusque sur la lentille, puis il la ramenait en avant et achevait de lui faire parcourir le diamètre de la chambre antérieure. C'est afin de rendre ce mouvement plus facile qu'il avait laissé la pointe de son couteau si allongée. Mais les chirurgiens ont abandonné ce procédé plus brillant qu'utile. Ils préfèrent, avec juste raison, porter dans l'œil un second instrument avec lequel ils incisent la capsule du cristallin. Lafaye a donné à cet instrument le nom de *kystitome* ou de *cystitome*; celui dont il se servait ressemblait parfaitement au pharyngotome, réduit à de très-petites proportions, afin de l'accommoder aux dimensions des parties sur lesquelles il devait agir. Il fallait, pour en faire usage, que la lame fût cachée dans sa gaîne; on prenait celle-ci comme une plume à écrire, sa concavité tournée en bas; on l'insinuait sous le lambeau de la cornée et ensuite à travers la pupille jusque sur le cristallin, dans lequel on enfonçait sa pointe, qui sortait au moyen de pressions exercées sur le bouton, placé à l'autre extrémité de l'instrument. Ce cystitome a paru trop compliqué à la plupart des chirurgiens; plusieurs d'entre eux sont revenus à l'aiguille de Daviel, dont ils ont effacé la courbure; d'autres se servent de l'aiguille de M. Scarpa; M. Boyer fait usage d'une sorte de bistouri courbé et aigu, assez semblable au déchaussoir des dentistes; enfin M. Demours a adopté un bistouri courbe sur le plat et à pointe aiguë, semblable au bistouri avec lequel Lafaye incisait la cornée transparente.

Tous ces instrumens présentent une courbure près

de leur extrémité. Quel que soit celui que l'on adopte, et nous croyons que le plus simple est le plus convenable, il faut le saisir comme une plume à écrire, porter sa convexité sous le lambeau de la cornée, et sa pointe à travers la pupille jusque sur le cristallin. Il serait inutile de ménager le disque antérieur de la capsule de cet organe. La prudence et la raison conseillent au contraire de le diviser largement et, autant que possible, circulairement, en portant la pointe du cystitome sur toute sa circonférence. L'instrument est ensuite retourné entre les doigts, et sa convexité tournée vers la partie inférieure du contour de la pupille, pendant qu'on le retire afin que sa pointe n'accroche pas l'iris.

S'il existait des adhérences entre la face interne de cette membrane et la partie antérieure de la membrane cristalline, il faudrait séparer ces deux parties en passant entre elles une aiguille à cataracte ou la pointe du cystitome.

Il est ensuite nécessaire de pourvoir à la sortie du cristallin lui-même. Cette partie de l'opération est une des plus délicates et qui exigent le plus d'attention de la part du chirurgien, pour réussir complétement. La paupière supérieure doit être abandonnée à elle-même. Le doigt indicateur, ou le manche du cératotome placé en travers, sera porté vis-à-vis du lieu où la partie supérieure de la cornée transparente s'unit à la sclérotique, et le chirurgien exercera en cet endroit des pressions légères, dirigées en bas et en arrière. Le bord supérieur du cristallin répond à ce point ; il est par ce procédé porté en arrière, en même temps que son bord inférieur fait saillie en avant et s'engage dans la pupille. A mesure que ce mouvement s'opère, ce que l'on aperçoit facilement en découvrant l'œil de temps à autre, la compression doit descendre vers la partie inférieure de l'œil et diminuer d'intensité jusqu'à cesser entièrement, à l'instant où plus de la moitié de la circonférence du cristallin a dépassé l'ouverture de la cornée. Toutes ces précautions sont nécessaires afin d'empêcher le corps vitré de suivre la lentille, et l'œil de se vider. La pression que l'on exerce dans ce cas doit porter de haut en bas et déterminer la sortie du cristallin, en s'opposant à celle du corps vitré, parce qu'elle sépare, pour ainsi dire, ces deux organes et pousse l'un en avant pendant qu'elle retient l'autre en arrière, au fond de l'œil. D'autres praticiens déterminent la sortie de la lentille en pressant la partie inférieure du globe, et soulèvent ainsi le cristallin, dont le bord correspondant s'engage dans l'ouverture de la pupille. L'un ou l'autre de ces procédés peuvent être employés, et ils réussissent également bien, lorsque les pressions sont convenablement ménagées.

Si la lentille était retenue dans la chambre postérieure, à raison de la contraction extrême de l'iris, il conviendrait d'attendre pendant quelques instants; d'affaiblir la vivacité de la lumière, en fermant les volets ou les rideaux de l'appartement, et en couvrant l'œil, afin d'obtenir la dilatation graduelle de la pupille. Si ce moyen ne réussissait pas, le chirurgien devrait faire tomber entre les paupières quelques gouttes d'extrait de belladonna, dont les effets assez rapides permettraient bientôt d'achever l'opération. Ces moyens sont plus rationnels et plus avantageux que l'incision de l'iris, dont plusieurs oculistes, et entre autres M. Wenzel, ont établi le précepte. Si le cristallin ne pouvait sortir spontanément, le chirurgien devrait encore préférer à cette incision l'introduction d'une curette, avec laquelle on le pousserait d'arrière en avant vers l'ouverture de la cornée.

Lorsque le cristallin est adhérent à la partie postérieure de sa capsule, et que des pressions modérées ne suffisent pas pour le faire sortir, Richter piquait ce corps avec une aiguille à coudre ordinaire, et cherchait à l'ébranler et à le détacher, afin de rendre son extraction plus facile. Wenzel le saisissait avec un crochet très-aigu, que M. Demours a légèrement modifié et dont il a adopté l'usage. Cet instrument doit être porté avec beaucoup de légèreté au fond de l'œil, et sa pointe étant engagée dans le cristallin, on doit d'abord le mouvoir latéralement avant de le tirer à soi afin d'entraîner la lentille.

Le cristallin, quoique détaché de sa place, et mobile dans la chambre postérieure de l'œil, refuse quelquefois de sortir, et lorsque l'on va le chercher soit avec la curette, soit avec le crochet, il s'enfonce dans l'humeur vitrée et disparaît. Il convient alors de l'abandonner, de se borner à le déplacer complétement, et à débarrasser la pupille des lambeaux membraneux ou des parcelles détachées de la lentille qui pourraient l'occuper encore. On possède un grand nombre d'exemples d'opérations qui ont parfaitement réussi, quoique l'extraction n'ait pu être terminée, et qui autorisent à ne pas désespérer, dans ces cas, de voir la vision se rétablir dans toute son intégrité.

On observe quelquefois qu'aussitôt que la cornée transparente est divisée, les muscles de l'œil se contractent d'une manière convulsive, et font sortir un flot plus ou moins considérable d'humeur vitrée. Cet accident, lorsqu'il ne se renouvelle pas, et que la perte de l'humeur contenue dans la membrane hyaloïde est peu considérable, n'est pas nécessairement suivi de la destruction de l'œil. Mais il doit toujours engager le chirurgien à terminer promptement l'opération et à chercher à attirer le cristallin au dehors avec le crochet ou la curette, afin de se dispenser des pressions qui pourraient déterminer l'expulsion du reste de l'humeur vitrée. On devrait adopter le même procédé dans le cas où les premières tentatives, que l'on a faites pour déterminer la sortie du cristallin, ont provoqué celle de l'humeur au-devant de laquelle il est placé.

La pupille paraît rarement noire immédiatement après que le cristallin a été expulsé: elle est le plus ordinairement encore obscurcie soit par les débris détachés de la force externe de ce corps, soit par des lambeaux à demi détachés de la capsule qui lui sert d'enveloppe. Ces corps étrangers, appelés par les oculistes *accompagnemens du cristallin,* doivent être extraits avec beaucoup de soin. Il convient, pour y parvenir, d'introduire deux ou trois fois au fond de l'œil la curette de Daviel, de les charger et de les extraire. Cet instrument doit être tenu comme une plume à écrire, et porté sous le lambeau de la cornée, à travers la pupille, sans blesser la première, et sans froisser ou tirailler la seconde.

Les chirurgiens les plus habiles ont observé que ces introductions répétées d'un corps étranger dans la chambre postérieure de l'œil, ne sont jamais entièrement exemptes d'inconvénient, et qu'elles déterminent assez fréquemment le développement d'irritations plus ou moins violentes et toujours nuisibles au succès de l'opération. Ils ont pris alors le parti de les abandonner et de se reposer sur les efforts de la nature et sur l'activité de l'absorption du soin de les faire disparaître. M. Forlenze emploie toutefois un moyen aussi simple qu'innocent de remplir l'indication que présente cette partie de l'opération, en évitant tous les accidens qui peuvent résulter d'attouchemens trop rudes. Il pratique depuis long-temps des injections d'eau tiède au fond de l'œil, et il entraîne facilement au dehors les débris dont il importe de débarrasser la pupille. L'eau pure, à la température de trente degrés, dont il fait usage, étant lancée avec beaucoup de ménagement et à plusieurs reprises dans la chambre postérieure de l'humeur aqueuse, ne provoque aucune stimulation défavorable, et ne paraît pas même occasioner aucune sensation pénible sur les parties qu'elle touche, et qui sont habituées à être continuellement en contact avec une liqueur semblable. Les sujets sur lesquels on fait usage de ce procédé, guérissent en général plus promptement que les autres, et leur vue, plus nette, se rétablit plus rapidement et d'une manière plus sûre.

L'instrument qui sert à faire ces injections, dont on a exagéré jusqu'ici les inconvéniens, sans en apprécier les avantages, est une petite seringue d'argent, surmontée d'un siphon aplati, assez semblable à la gaîne du cystitome de Lafaye, arrondi à son extrémité et percé par une rangée de petits trous disposés sur une surface courbe. Il résulte de cette disposition que le liquide, divisé en colonnes très-ténues, est lancé dans toutes les directions à la fois, et qu'il lave tous les points de la chambre postérieure de l'œil, sans y déterminer de secousses violentes et qui pourraient être dangereuses. L'un de nous a été un grand nombre de fois témoin des succès que M. Forlenze a obtenus à l'aide de ces injections; et lorsqu'il pratiquait l'opération de la cataracte parmi les militaires, il s'en est servi, et a constamment eu à se louer des bons effets qu'elles ont produits.

Ces injections sont surtout convenables dans les cas de cataracte laiteuse. On voit alors une substance blanchâtre s'écouler dans la chambre postérieure de l'œil, soit immédiatement après l'incision de la capsule cristalline, soit à l'instant où l'on exerce sur le globe de l'œil les premières pressions, afin de faire sortir le cristallin. La curette ne fait que difficilement et imparfaitement sortir cette substance, tandis que l'eau l'entraîne tout à coup avec la plus grande facilité, et sans exercer aucune action défavorable sur les parties.

Les praticiens qui laissent dans la chambre postérieure de l'œil les débris du cristallin et ceux de sa capsule, se fondent sur ce que l'humeur aqueuse dissout ces parcelles, et que l'absorption s'en empare. Mais cette opération est toujours longue, et pendant ce temps le malade est privé de l'usage de son œil. Lorsque la pupille est embarrassée par les accompagnemens de la cataracte, on ne saurait distinguer si les lambeaux que l'on aperçoit tiennent encore aux parties ou sont entièrement isolés. Dans le premier cas ils continueraient de vivre, et formeraient un obstacle à la vision qui nécessiterait une seconde opération. Enfin, la présence de ces corps étrangers dans l'œil paraît entretenir quelquefois une ophtalmie interne, dont le phénomène le plus remarquable et le plus à redouter est la contraction permanente de l'iris et l'occlusion de la pupille.

Lorsque tous les débris isolés de la cataracte sont entraînés au dehors, et que des lambeaux de la partie antérieure de la capsule cristalline, n'étant pas complétement détachés, occupent l'ouverture centrale de l'iris, sans que ni la curette, ni l'aiguille, ni les injections puissent en débarrasser l'œil, il faut les saisir et les extraire avec des pinces à disséquer extrêmement fines et déliées. De tous les instrumens que l'on a inventés afin d'exécuter cette partie de l'opération, les pinces à double érigne de M. Mannoir nous paraissent devoir être préférées, parce qu'elles ne laissent jamais échapper les corps qu'elles ont saisi. Ces pinces devront être introduites avec beaucoup de légèreté sous le lambeau de la cornée, jusque sur les parties à extraire. Ce n'est qu'alors que l'on permettra à leurs branches de s'écarter, et que l'on placera entre elles le corps devenu étranger. Leur introduction devra être répétée autant de fois que le nécessitera le nombre des lambeaux de la capsule cristalline qu'il faut extraire.

Lorsque la membrane cristalline est ossifiée, ce que l'on reconnaît à l'instant où le cystitome est en contact avec elle, il est indispensable, après avoir cherché à la déplacer à l'aide de pressions méthodiques exercées sur l'œil, de la saisir avec les pinces dont nous venons de parler, et de l'attirer au dehors. Cette extraction doit être faite avec beaucoup de ménagemens, afin que le corps solide et presque tranchant à ses bords qui doit traverser la pupille ne déchire pas l'iris et n'altère pas la régularité de son contour intérieur. Dans les cas où le disque antérieur de la capsule est seul ossifié, ce qui est le plus ordinaire, le chirurgien doit s'assurer si le cristallin lui-même n'est pas resté au fond de l'œil, afin de le faire sortir, soit avec la curette, soit à l'aide des injections.

La pupille étant enfin parfaitement nette et d'un noir brillant et velouté, l'opération proprement dite est terminée; il ne s'agit plus que de panser le malade.

Les chirurgiens ont observé depuis long-temps que les appareils compliqués dont on surchargeait les yeux après l'opération de la cataracte augmentent constamment la chaleur des parties, favorisent la fluxion sanguine qui doit s'y développer, et aggravent par conséquent tous les phénomènes inflammatoires et les accidens qu'ils déterminent. Aussi, les hommes éclairés ont-ils proscrit ces compresses épaisses et ces bandages serrés dont on faisait autrefois usage. Ils ont ramené cette partie de la thérapeutique chirurgicale à cette simplicité qui est si conforme au vœu de la nature, et qui contribue toujours au succès des opérations de l'art. Un simple bandeau, échancré à sa partie moyenne vis-à-vis de la racine du nez, fixé derrière la tête, et recouvrant les yeux et la partie supérieure des joues, tel est l'appareil dont on fait actuellement usage. Il est utile d'humecter de temps à autre les paupières avec une infusion légère de fleurs de sureau, que l'on porte sur elles à l'aide d'une éponge très-fine, et qui a pour effet de détendre les parties, d'apaiser l'irritation dont elles sont le siége, de prévenir ou de modérer le développement de la phlogose. Ces moyens devront être continués jusqu'à la chute des accidens, c'est-à-dire, jusqu'au douzième ou quinzième jour de l'opération.

M. Forlenze a observé que dans beaucoup de cas les larmes brûlantes que sécrète la glande lacrymale sont pour la plaie de la cornée, et même pour la chambre antérieure de l'œil, dans laquelle elles pénètrent quelquefois, une source d'irritation et de douleur qu'il est important de détourner. Elles ont aussi l'inconvénient de s'opposer à la formation d'une bonne cicatrice sur le globe oculaire. M. Demours, qui a fait la même remarque, a pris l'habitude de faire coucher le malade sur le côté opposé à l'œil opéré, afin que le liquide, parcourant rapidement la gouttière que lui présentent les deux bords libres des paupières, n'ait pas le temps de se répandre en grande quantité sur l'œil, d'y séjourner et de l'irriter : cette attention lui a semblé prévenir, chez un grand nombre de malades, le développement d'une inflammation violente. C'est, en grande partie, afin de pouvoir placer le sujet du côté d'un organe sain que ce praticien recommande de n'opérer les yeux affectés de cataracte qu'en laissant assez d'intervalle entre les deux opérations pour que les accidens consécutifs de la première soient dissipés quand on entreprend la seconde. Lorsque les deux cristallins ont été extraits dans la même séance, M. Demours fait coucher le sujet du côté de l'œil qui paraît devoir être le moins enflammé, et il observe que cette situation est constamment suivie du soulagement de l'œil le plus malade. M. Forlenze trouve plus simple et plus avantageux d'abaisser la paupière inférieure sur la joue, et de la maintenir ainsi écartée de l'œil à l'aide de plusieurs emplâtres agglutinatifs qui s'étendent depuis son bord libre jusque sous la branche de la mâchoire inférieure. De cette manière, les larmes s'écoulent facilement et continuellement sur la joue; elles ne parcourent pas la gouttière que leur forme la paupière, et ne se répandent pas à la surface de l'œil.

Le sujet doit être placé dans un appartement obscur, couché presque horizontalement, maintenu à une diète sévère et dans un repos parfait. Le chirurgien habile se gardera bien d'imiter ces charlatans qui, plus jaloux d'une réputation usurpée que du bien-être de leurs malades, exposent les yeux nouvellement opérés à la lumière, les fatiguent, et ne craignent pas de les irriter, afin de faire constater par le malade et par les assistans que la vision étant rétablie immédiatement après l'opération, on ne doit pas les accuser de la cécité qui pourra survenir à la suite des accidens consécutifs. Et cependant ce sont les expériences imprudentes qu'ils ont provoquées qui peuvent avoir occasioné ces accidens; c'est parce qu'ils n'ont pas su les combattre d'une manière énergique et rationnelle qu'ils sont devenus funestes à l'organe qui en a été le siége.

Ni la raison ni l'expérience ne permettent au chirurgien de laisser le malade se livrer inconsidérément au plaisir de voir. Le pansement doit être fait aussitôt que l'opération est terminée, et le sujet, placé dans son lit, est maintenu dans une obscurité profonde jusqu'à l'époque où, l'irritation de l'œil n'étant plus à craindre, l'on pourra lui permettre de considérer les objets extérieurs.

Si le sujet est fort et sanguin, il sera convenable de lui prescrire, deux heures après l'opération, une saignée abondante au pied, au bras, ou à la veine jugulaire. Cette évacuation doit être renouvelée pendant les premières vingt-quatre heures, s'il se manifeste des signes de congestion sanguine vers les yeux. Les malades éprouvent dans ces cas un sentiment de chaleur brûlante au globe de l'œil, des pulsations ébranlent l'orbite, la conjonctive rougit, la pupille se contracte, les larmes semblent corroder les tissus qu'elles touchent, une céphalalgie insupportable se manifeste, la fièvre se développe, l'agitation devient considérable, et tous les accidens prennent les caractères les plus graves. Il faut alors insister sur les évacuations sanguines, générales et locales, sur la diète, sur les applications émollientes et résolutives dont on couvrira les parties affectées jusqu'à l'époque du décroissement de l'irritation.

On obtient presque toujours d'heureux effets de l'administration de boissons et de lavemens laxatifs, lorsque la langue est blanchâtre, couverte d'un enduit muqueux très-épais; que l'appétit est supprimé sans qu'il existe de soif très-vive, et que tout annonce la présence, dans les voies digestives, de matières étrangères dont l'action pourrait aggraver sympathiquement l'inflammation des yeux. Ces médicamens ont d'ailleurs pour effet d'établir, sur le canal alimentaire, un point d'irritation qui s'oppose au développement de la congestion sanguine dont les yeux sont si disposés à être le siége.

Lorsque le sujet est très-irritable et qu'il se manifeste des accidens nerveux, tels que des vomissemens, des spasmes, des convulsions, qui exercent toujours l'influence la plus défavorable sur les parties qui ont été soumises à l'action des instrumens, on obtient la rémission de ces phénomènes à l'aide de légers antispasmodiques administrés à l'intérieur, et surtout des lavemens opiacés, dont M. Scarpa a obtenu de si bons effets. Nous avons vu quelquefois administrer ces lavemens dans des circonstances où des accidens semblables succédaient aux blessures les plus graves : ils ont constamment produit les effets les plus avantageux.

La seconde et la troisième nuit qui succèdent à l'opération sont ordinairement les plus orageuses. Les symptômes commencent à décroître ensuite plus ou moins rapidement, de telle sorte, que du neuvième au douzième jour on peut écarter les paupières et examiner l'état des parties. Ce n'est qu'avec de grandes précautions que le sujet pourra décidément découvrir le globe de l'œil à une lumière très-affaiblie, afin d'essayer de voir. Ces tentatives devront cesser aussitôt que la fatigue, la chaleur et les pulsations intérieures de l'œil indiqueront qu'il commence à être irrité. A mesure que l'on s'éloignera du jour de l'opération, les séances pourront devenir plus longues, et la lumière plus vive. Le malade arrivera ainsi, par des gradations sagement ménagées, à laisser enfin l'organe constamment à découvert, et à lui permettre d'exercer librement ses fonctions.

Il n'est pas rare que les yeux qui ont été opérés de la cataracte, restent affectés d'une sensibilité exquise et même d'un léger degré d'ophtalmie chronique. Cet état réclame l'emploi des moyens dont l'histoire a été faite au chapitre de l'ophtalmie; on trouvera également dans les autres parties de cet ouvrage, l'indication des substances médicamenteuses ou des opérations auxquelles il faut recourir dans le cas où la plaie de la cornée refuserait de se cicatriser, ou bien s'il se formait une procidence de l'iris, etc.

C'est en procédant à l'exécution de toutes les parties de l'opération de la cataracte par la méthode de l'extraction avec la prudence que nous avons conseillée; c'est en préparant convenablement les malades avant de les y soumettre; c'est en les environnant de soins après qu'elle est terminée, et en combattant les accidens qui pourraient en détruire le succès, par l'usage des médicamens internes et des topiques les mieux appropriés, que cette méthode devient tellement supérieure à celle de l'abaissement, que l'on ne saurait se refuser de la pratiquer toutes les fois que l'altération de certaines parties de l'œil ne s'y oppose pas. Quoique le plus grand nombre des difficultés qui peuvent se présenter soient susceptibles d'être levées

par un chirurgien habile, en même temps qu'il exécute les diverses parties de l'opération, nous ne sommes
pas tellement exclusifs dans notre opinion, que nous
ne reconnaissions qu'il est, dans beaucoup de cas, plus
avantageux au malade d'éluder en quelque sorte ces
difficultés en recourant à la méthode de l'abaissement, que de les combattre et de les vaincre en opérant suivant celle de l'extraction. C'est pour ces circonstances particulières que la première de ces méthodes nous semble devoir être réservée ; elle constitue
alors une ressource précieuse qui enrichit la thérapeutique chirurgicale, et l'on ne saurait refuser sans in-
justice à M. Scarpa le tribut d'éloges et de reconnais-
sance qu'il mérite pour l'avoir remise en honneur. Ce
service est un des plus éminens que l'on ait rendus à
l'art de guérir et à l'humanité.

Les chirurgiens qui ont opéré la cataracte presque
indifféremment, et avec une égale habileté, suivant les
méthodes de l'extraction et de l'abaissement du cristallin, sont seuls compétens pour comparer d'une manière
équitable les résultats que l'on obtient par l'une et par
l'autre. Nous n'élevons de doutes, ni sur les talens, ni
sur la bonne foi de Pott, de MM. Bell, Callisen,
Schmidt, Beer, Langenbeck, Scarpa, Dubois, et d'aucun des autres chirurgiens qui pratiquent exclusivement l'opération par la méthode de l'abaissement ; mais
nous pensons que pour cela seul qu'ils n'exécutent que
celle-là, ils ne peuvent pas juger de l'autre avec un
esprit entièrement dégagé de préventions défavorables,

et même avec une connaissance parfaite de ses avantages et de ses inconvéniens. Qui ne sait avec quelle facilité nous accordons la préférence sur tous les autres objets, à ceux dont nous avons fait choix, et dont nous faisons habituellement usage. Si d'ailleurs on s'obstinait à vouloir opposer à la méthode de l'extraction le témoignage de ces praticiens, il serait facile de le contre-balancer par celui de tous ceux qui ont brillé pendant la seconde moitié du dernier siècle, depuis Lafaye jusqu'à Sabatier et M. Boyer, et qui ont considéré cette méthode comme celle dont les suites immédiates sont le plus simples, et les résultats le plus avantageux. Il ne convient donc de consulter que les personnes qui font également usage de l'une et l'autre manière d'opérer, telles que MM. Roux, Demours, Forlenze, etc. Or, ces praticiens s'accordent à donner la préférence à la méthode de l'extraction. M. Roux a d'abord exclusivement pratiqué le déplacement du cristallin, et ce n'est qu'après avoir long-temps comparé les résultats qu'il obtenait par cette méthode à ceux que fournissait celle de l'extraction, qu'il a enfin préféré cette dernière, et qu'il est arrivé à l'exécuter dans presque tous les cas.

Au reste, nous n'insistons autant sur cette question qu'afin de démontrer combien on a eu tort de déprécier l'opération de Daviel, et de prétendre la bannir du domaine de la chirurgie. Nous pensons avec tous les bons esprits que dans l'état actuel de cette partie de la science, il est indispensable que les chirurgiens se rendent familières l'une et l'autre méthode, afin de pouvoir les exécuter toutes deux avec une égale habileté, et de faire un choix judicieux de l'une ou de l'autre suivant les différens cas.

Ainsi, par exemple, l'opération de la cataracte par abaissement doit être préférée à celle qui consiste à extraire le cristallin, dans les circonstances suivantes :

1° Lorsque les yeux sont petits, enfoncés dans l'orbite, très-irritables, très-mobiles, ou que l'ouverture des paupières est étroite. Dans ces cas, on parvient difficilement à fixer le globe, et à diviser la cornée transparente, à raison des mouvemens continuels que le malade fait exécuter à ses yeux. Il est donc plus facile de déplacer le cristallin que de pratiquer une extraction qui serait probablement laborieuse et peut-être suivie d'accidens.

2° Lorsqu'il existe à la conjonctive oculaire et aux bords des paupières une inflammation chronique accompagnée de la sécrétion de fluides âcres et irritans, que ni les topiques, ni les exutoires, ni les médicamens internes n'ont pu dissiper entièrement. Il serait à craindre, si l'on divisait la cornée transparente chez les sujets qui ont les yeux dans cet état, que cette section n'augmentât ou ne renouvelât la violence de l'ophtalmie, et ne fût suivie de la perte de l'œil.

3° Lorsque la cornée est devenue opaque dans une grande partie de sa circonférence, et spécialement à sa partie inférieure. L'expérience a prouvé que les plaies faites dans les endroits où la cornée transparente est ainsi altérée, ne guérissent pas facilement. On a proposé de remédier à cet inconvénient en dirigeant la section en haut, et en détachant la moitié supérieure et externe de la cornée. M. Dupuytren a même exécuté avec succès cette opération, dans un cas où aucune altération organique ne la rendait nécessaire. Mais le cristallin, forcé de remonter contre son poids, sort plus difficilement; l'opération elle-même est moins facile à raison du peu d'habitude que l'on a de la pratiquer; et puisque la méthode de l'abaissement est plus simple, plus facile, et aussi avantageuse au malade, il est raisonnable de la préférer.

. 4° Lorsque l'iris est adhérente à la cornée. Quelques chirurgiens font alors une ponction sur le côté de cette membrane, détachent l'iris avec une aiguille introduite dans la chambre antérieure, et achèvent ensuite la division du lambeau. Mais il est évident que ces manœuvres sont longues, difficiles, et peuvent déterminer des accidens plus graves que la méthode par l'abaissement, qui ne présente aucun de ces inconvéniens.

Quelles que soient les contre-indications qui se présentent, il faut inciser la cornée et extraire le cristallin dans chacun des cas suivans :

1° Lorsque la capsule cristalline est ossifiée, ce que l'on reconnaît au choc qu'elle fait éprouver à l'aiguille qui a été introduite pour l'abaisser. Indépendamment de la difficulté que l'on éprouverait à déplacer ce corps, à raison de l'impossibilité où l'on serait de faire pénétrer la pointe de l'instrument dans sa substance ; sa présence au fond de l'œil pourrait entraîner des accidens graves qu'il est prudent de prévenir en le faisant sortir.

2.º Quand le cristallin a été accidentellement détaché, et que tombé dans la pupille ou dans la chambre antérieure de l'œil, il y détermine une irritation plus ou moins violente, qu'il faut absolument faire cesser, en éloignant la cause qui l'a fait naître et qui l'entretient.

3º Lorsque la cataracte est membraneuse ; car bien qu'il soit possible de déchirer le disque antérieur de la capsule cristalline, et d'en repousser les lambeaux dans la chambre antérieure de l'œil, cette opération ne peut être exécutée sans que l'on imprime à l'aiguille des mouvemens étendus, et sans que l'on soit exposé à piquer ou à déchirer des parties délicates qu'il est si important de respecter. Il est donc plus simple et plus facile d'extraire le cristallin suivant le procédé que nous avons décrit.

Il nous semble important que les différentes circonstances qui peuvent accompagner la cataracte soient toujours présentes à l'esprit de l'opérateur, puisque c'est d'après leur étude qu'il pourra déterminer, et la méthode qu'il convient d'employer, et les modifications qu'il faut faire subir au procédé ordinairement usité.

§ 2. *De la cataracte congéniale.*

La cataracte que les enfans apportent en naissant, présente quelques particularités assez importantes à bien connaître, pour qu'il soit utile d'en faire l'objet d'un petit nombre de considérations spéciales.

Les anciens paraissent avoir souvent confondu cette affection avec la membrane pupillaire, qui aurait persisté, suivant eux, après la naissance, ou avec les cataractes qui se manifestent chez certains sujets à un âge si tendre, qu'ils ne se rappellent plus avoir jamais éprouvé la sensation de la lumière. On doit aux chirurgiens qui ont porté, dans l'étude des maladies chirurgicales, un esprit d'analyse et de sévérité inconnu jusqu'au siècle dernier, d'avoir écarté ces deux sources d'erreurs, en même temps qu'ils ont décrit avec exactitude toutes les altérations dont le cristallin est susceptible.

La cataracte congéniale est, dit-on, souvent héréditaire. Maître-Jean, Deshayes-Gendron, Petit de Lyon, MM. Saunders, Demours, Bellivier et autres, assurent avoir vu des familles chez lesquelles la cataracte se perpétuait par la génération depuis un grand nombre d'années. D'autres fois, on observe que des sujets qui naissent avec des yeux bien conformés, sont affectés de la cataracte à une époque déterminée, et qui est la même pour tous les enfans d'un même père. Le docteur Ennals Martin a consigné dans le *Medical Repository* l'histoire fort remarquable d'une famille dont tous les membres étaient ainsi affectés de cécité à l'âge de quinze à vingt ans. L'un de nous a vu une femme dont le mari était aveugle depuis sa jeunesse, et qui avait donné naissance à trois enfans dont les yeux s'étaient cataractés à l'âge de quinze à dix-huit ans. L'amaurose s'est ainsi perpétuée dans certaines familles pendant plusieurs générations.

Il est rare que le cristallin soit solide, dans la cataracte congéniale. On trouve le plus ordinairement la membrane cristalline, devenue épaisse et opaque, renfermant à peine un noyau lenticulaire gros comme la tête d'une épingle, et qui flotte dans une humeur lactescente. La lentille présente alors, dans quelques cas rares, une couleur uniforme d'un blanc nacré; mais elle est le plus souvent jaspée de blanc ou de jaune, ou entremêlée de stries blanchâtres et bleuâtres, et elle présente à son centre un point plus blanc et plus opaque que le reste de sa surface, qui correspond au noyau central du cristallin. Il suffit de la plus légère attention pour distinguer cette affection des taches de la cornée, et de la présence d'une membrane pupillaire, dont l'existence est encore révoquée en doute par plusieurs anatomistes distingués.

Les sujets qui sont atteints de cataractes congéniales ne perdent pas toujours complétement la faculté de voir. Il en est un assez grand nombre qui distinguent encore, non-seulement la lumière des ténèbres, mais les contours des objets les plus volumineux et les couleurs les plus remarquables, telles que le blanc, le noir, le rouge. Ils font un usage d'autant plus complet de ce qui leur reste de la vision, que la lumière est moins vive et que leur pupille est plus dilatée. Les rayons visuels traversent alors la circonférence de la capsule cristalline, que l'opacité n'a pas rendue imperméable, et ils vont tomber sur la rétine. On trouve un grand nombre de sujets affectés de l'espèce de cataracte dont il s'agit, qui portent constamment les yeux en bas lorsqu'ils veulent considérer les objets; ce mouvement a pour but d'abaisser le rebord inférieur de la pupille, en même temps que la partie correspondante du cristallin s'élève, et de présenter ainsi, au bas de l'œil, un passage assez large aux rayons lumineux.

Mais la particularité la plus remarquable que présentent les yeux des aveugles-nés, c'est une mobilité extrême et une agitation permanente que rien ne peut faire cesser. Il semble que ces infortunés soient tourmentés du désir de voir, et qu'ils fassent de continuels et de pénibles efforts pour y parvenir. Aussi est-il très-difficile de les opérer; et l'on doit, ainsi que nous l'avons précédemment indiqué, préférer alors la méthode de la dépression à celle de l'extraction de la cataracte, toutes les fois que la volonté du sujet ne peut être assez efficace pour fixer le globe oculaire. Mais dans les circonstances où il est possible d'obtenir cette immobilité, la méthode de l'extraction est d'autant plus convenable, que la cataracte étant membraneuse c'est celle qui est la plus simple, la plus facile et la plus sûre.

Il reste à fixer l'époque où les sujets affectés de cataractes congéniales doivent être opérés. M. Lusardi, habile oculiste de Lille, vient d'émettre cette opinion, qui nous semble paradoxale, que l'opération peut être exécutée dès l'âge de deux ans; que les symptômes inflammatoires sont d'autant moins intenses, que les sujets sont plus jeunes, et qu'en général ils présentent si peu de violence, que jamais l'abaissement du cristallin, exécuté par lui à cet âge, n'a échoué par suite d'inflammation consécutive. M. Lusardi emploie les précautions suivantes, afin de faire réussir cette opération. Un aide s'assied sur une table dont l'un des angles est entre ses jambes ; il les croise sur celles de l'enfant, qu'il place devant lui, également assis. Si l'on veut opérer sur l'œil gauche, cet aide place sa main droite sous le menton et l'autre sur le front du malade, afin de contenir la tête sans gêner le chirurgien. D'autres aides tiennent les mains de l'enfant. Il convient aussi de lui ceindre le corps avec une nappe dont les angles seront tenus par un autre aide placé derrière celui qui tient le sujet. Par ce moyen, dit M. Lusardi, on se rend maître de tous ses mouvemens, et le chirurgien peut opérer hardiment (1).

Cet appareil est beaucoup plus compliqué et moins solide que l'espèce de maillot dont M. Scarpa fait

______

(1) *Traité de l'altération du cristallin, etc.* Paris et Lyon, 1819.

usage, lorsqu'il veut opérer des enfans indociles, et il ne nous paraît pas devoir être employé avec succès chez beaucoup de sujets. Nous ne pensons pas non plus qu'il soit convenable de pratiquer l'opération de la cataracte à un âge aussi tendre que M. Lusardi le conseille; les yeux sont très-défavorablement disposés pendant l'enfance pour supporter soit l'abaissement, soit l'extraction du cristallin. En effet, l'iris est alors étroit, légèrement convexe, rapproché de la cornée dont l'épaisseur est plus considérable; les chambres antérieure et postérieure sont peu développées; l'humeur aqueuse n'existe qu'en petite quantité, et il est très-difficile de faire pénétrer dans le globe soit le cératotome, soit l'aiguille, sans blesser l'iris ou les autres parties membraneuses et sensibles que l'œil renferme. Le cristallin, d'ailleurs, à demi fluide, ou dégénéré en une humeur lactescente, exige pendant l'exécution de l'une ou de l'autre méthode, des manœuvres toujours délicates, et qu'il serait imprudent de vouloir exécuter sur des sujets qui n'ont encore ni la possibilité ni la volonté de rester en repos. Ces motifs nous semblent autoriser la conduite de presque tous les chirurgiens, qui consiste à attendre pour opérer de la cataracte congéniale les enfans qui en sont affectés, qu'ils aient atteint l'âge de huit à douze ans, et qu'ils sentent combien il est important pour eux d'être dociles, avant, pendant et après une opération que des cris et des agitations que l'on ne pourrait modérer, empêcheraient infailliblement de réussir. Quels motifs enfin peuvent engager à précipiter l'instant de cette opération, sur laquelle est fondée le bonheur de toute la vie de l'enfant, celui de sa famille, et pour le succès de laquelle on ne saurait prendre trop de précautions? Il n'en existe aucun qui soit raisonnable; car la privation de la lumière ne sera sensible pour le sujet que quand il s'apercevra qu'elle est la cause de l'ignorance où il est de beaucoup de choses qu'il désirerait connaître, ou de la perte de celles qu'il ne peut se procurer. Relativement à son éducation, l'on sait que les aveugles-nés ont les autres sens si fins, si délicats, si exercés, et une intelligence ordinairement si développée, qu'en peu de temps ils ont acquis, lorsque la vue leur est donnée, les connaissances qu'ils auraient pu se procurer antérieurement.

C'est ici le lieu de faire observer que quand la cataracte est membraneuse, et que le cristallin est réduit à une liqueur blanchâtre qui s'épanche dans l'œil, il n'est pas toujours prudent de communiquer à l'extrémité de l'aiguille ces mouvemens étendus, en arc de cercle, et d'avant en arrière, que M. Scarpa recommande dans le chapitre que l'on vient de lire (1). Des connaissances exactes en anatomie, une

(1) Page 66. M. Scarpa est loin d'être le premier qui ait observé les heureux résultats de l'absorption de la lentille et des lambeaux membraneux, à la suite de la division du cristallin et de son enveloppe. Plusieurs auteurs, et entre autres Percival Pott, avaient déjà remarqué que le cristallin se dis-

grande habitude de pratiquer la même opération, et surtout une dextérité portée très-loin, peuvent rendre ces mouvemens inoffensifs, et surmonter tous les obstacles. Mais il peut être dangereux de faire de l'exécution de ces mêmes mouvemens un précepte général; car il ne faut pas oublier que les hommes très-habiles dans tous les arts sont les moins nombreux; et que plusieurs des actions qu'ils exécutent heureusement seraient funestes si d'autres voulaient y recourir. Lorsque l'humeur aqueuse est troublée et que l'on ne peut plus apercevoir la pointe de l'aiguille et guider ses mouvemens avec l'œil, nous pensons qu'il est prudent de la retirer, après avoir divisé la capsule, et d'attendre que l'absorption ayant débarrassé les chambres de la matière qui s'y était épanchée, on puisse reconnaître exactement l'état des parties, et reporter avec sûreté l'instrument sur elles. Une double opération nous semble moins dangereuse que des manœuvres faites au hasard et au milieu de parties très-sensibles qu'il est si facile de blesser.

D'ailleurs, l'expérience a prouvé d'une part, que la piqûre ou la déchirure de l'iris pendant l'opération de la cataracte par la méthode de l'abaissement est une cause ordinaire de l'ophtalmie interne, d'iritis

sont dans l'humeur aqueuse, et avaient recommandé de le briser et de pousser ses fragmens à travers la pupille, afin de rendre cette absorption plus facile et plus complète. *OEuvres chirurgicales,* tom. II, pag. 513 et suiv.

chronique, et d'obturation de la pupille. D'un autre côté, cette même expérience démontre chaque jour que l'on ne peut pas, le plus ordinairement, déchirer entièrement avec l'aiguille la capsule cristalline, lorsqu'on ne voit ni les lambeaux de cette capsule ni l'instrument que l'on veut faire agir sur eux. Elle démontre enfin que quand, après le renouvellement de l'humeur aqueuse, on est obligé de porter une seconde fois l'aiguille dans l'œil, afin de détruire ce qui reste, de la membrane épaissie et opaque, cette nouvelle opération est non-seulement sans danger, mais plus simple et suivie de moins d'accidens que la première. Ces faits rendent incontestable qu'il faut préférer, dans l'intérêt du malade, au procédé que M. Scarpa recommande, l'exécution de l'opération en deux temps. Et c'est pour éviter les longueurs et les dangers de cette double opération, que nous avons conseillé de recourir, dans tous les cas où l'on peut reconnaître l'existence d'une cataracte membraneuse, à l'opération par la méthode de l'extraction.

Le rétablissement de la vue, après les opérations de cataractes congéniales, est accompagné de phénomènes très-remarquables, et qui, observés d'abord par Cheselden, analysés ensuite par Condillac, ont été étudiés de nos jours par un grand nombre de savans, depuis que les opérations de la cataracte, pratiquées sur des aveugles-nés, sont devenues plus communes. Mais ces phénomènes, relatifs à l'éducation du sens nouveau que les malades viennent d'acquérir, sont moins du ressort de la médecine que de la métaphysique et de l'idéologie. Le seul problème physiologique que les observations faites sur les aveugles-nés aient permis de résoudre complétement, c'est que, quoique les objets se peignent renversés sur la rétine, le sujet perçoit une sensation exacte de leur situation, c'est-à-dire, que ce qui est à droite ou à gauche, en haut ou en bas, lui semble effectivement occuper ces endroits. Cela n'aurait pas lieu, si la perception était exactement conforme à l'image tracée au fond de l'œil par les rayons lumineux. Nous croyons devoir ne pas insister sur ces observations et sur les conséquences qu'il est possible d'en tirer, relativement au mécanisme de l'acquisition de nos connaissances; nous renvoyons les lecteurs aux différens mémoires dont les aveugles-nés ont fourni le sujet.

§ 3. *De la cataracte noire.*

Morgagni avoit déjà reconnu que le cristallin peut prendre, en s'obscurcissant, une teinte plus ou moins noire. Maître-Jean ne voulait pas opérer un homme qui avait déjà été délivré d'une cataracte à l'un des yeux, parce qu'il le croyait affecté d'amaurose à l'autre, lorsque, vaincu par les instances du malade, il fit l'extraction d'un cristallin opaque et de couleur noire. Wenzel a rencontré une cataracte de cette espèce, que l'on avait jusque-là méconnue. Il sut la distinguer de la paralysie du nerf optique, et rendit la vue au malade à l'aide d'une opération que l'on croyait devoir être inutile. Pellier fit, quelque temps auparavant, une opération semblable, et qui eut le même succès. Enfin, Arachard a publié sur cette matière, dans le premier volume du Recueil périodique de la Société de médecine de Paris, un mémoire excellent, et qui est propre à fixer l'opinion de tous les praticiens sur l'existence de l'altération noire du cristallin.

Il est présumable qu'à l'époque où l'anatomie n'avait pas encore fait exactement connaître le siége et la nature des diverses maladies des yeux, on a souvent confondu la cataracte noire avec le glaucome et avec l'amaurose, et aujourd'hui même, il est si difficile de la distinguer d'avec ces affections, que non-seulement beaucoup de praticiens s'y trompent, mais qu'il en est encore qui révoquent en doute son existence. Il est vrai que l'on rencontre rarement des sujets qui en soient atteints; que des oculistes célèbres, et dont la pratique est très-étendue, tels que M. Demours, et à ce qu'il paraît M. Scarpa, n'en ont jamais observé d'exemple : mais cela ne prouve pas que d'autres personnes n'en aient pas remarqué, et que des opérations heureuses n'aient pas rendu la vue à des sujets qui en étaient affectés.

La cataracte noire présente à sa naissance, et pendant tout le cours de son développement, des phénomènes semblables à ceux des autres cataractes ; mais comme dans le cas où elle existe, on est privé, à raison de la couleur noire du cristallin, de presque tous les secours que peut fournir l'examen de cet organe, le diagnostic en est spécialement fondé sur l'étude des effets que produisent ordinairement toutes les espèces de cataractes. Toutefois, le cristallin cataracté n'est pas toujours alors si parfaitement noir que l'on ne puisse y distinguer, en y mettant beaucoup d'attention, quelques particularités qui, jointes aux autres phénomènes de la maladie, achèvent d'éclairer le praticien sur sa nature. C'est ainsi que la pupille paraît quelquefois obscurcie par de légères stries grisâtres et trop rapprochées d'elle pour avoir leur siége dans le corps vitré ou sur la rétine. D'autres fois, cette même pupille, au lieu d'être d'un noir brillant et velouté comme dans l'état naturel, est d'un noir mat qui ne réfléchit pas la lumière vers l'œil de l'observateur, et qui indique assez que le cristallin a éprouvé quelque dérangement dans son organisation.

Mais ces signes, déduits de l'observation directe de la lentille, sont trop fugitifs et trop difficiles à saisir pour que les suivans ne méritent pas de fixer toute l'attention du praticien. La cataracte noire, comme toutes les autres, se développe insensiblement ; les objets paraissent couverts, d'abord à leur centre, d'un nuage léger, qui devient chaque jour plus épais, et de filamens irréguliers qui sont produits par l'opacité commençante et plus épaisse à certains endroits du cristallin que dans d'autres. Le sujet s'aperçoit en outre qu'il distingue mieux les objets à une faible lumière que pendant le jour le plus brillant, à raison de la dilatation plus considérable de la pupille dans cette dernière circonstance qui permet aux rayons lumineux de traverser la circonférence encore transparente de la lentille. Enfin, ce n'est que par degrés que le malade arrive à ne plus reconnaître ni la circonférence des corps, ni les couleurs les plus vives; mais il ne perd presque jamais la faculté de distinguer la lumière des ténèbres. Ces phénomènes n'ont point lieu dans les cas d'amaurose ou de glaucome, ou bien ils présentent alors des différences notables, et telles que dans les cas les plus obscurs il n'est pas impossible de distinguer ces maladies.

La pupille est presque constamment mobile lorsque la lentille est devenue opaque; elle est immobile au contraire, et très-dilatée lorsque la rétine est paralysée; à peine est-il possible d'y remarquer, à la lumière la plus vive, de très-légères et très-irrégulières oscillations. L'iris semble être, dans ce dernier cas, un voile mobile qui va et vient, en flottant dans l'humeur aqueuse, et en suivant les mouvemens de l'œil et de la tête, sans jamais se contracter.

Enfin la cataracte n'affecte d'abord que l'un des yeux, sa naissance et ses progrès ne sont accompagnés d'aucun autre phénomène. Dans la goutte sereine, au contraire, la cécité survient souvent d'une manière brusque; elle est précédée et accompagnée de céphalalgie profonde, et quelquefois de douleur au fond de l'orbite. Lorsque l'amaurose est accompagnée d'une altération quelconque dans les parties profondes de l'œil, on reconnaît facilement que les taches qui en résultent sont situées derrière le cristallin, et le malade ne se plaint alors, ordinairement, ni de voir des corpuscules voltigeant devant son œil, ni de voir les objets comme s'ils étaient couverts d'un nuage, ni surtout de mieux distinguer à une lumière modérée qu'à un jour très-vif : sa vue est affaiblie, elle s'éteint enfin sans avoir éprouvé d'aberration; l'œil tombe dans un état d'insensibilité complète, et de stupeur moins difficile à reconnaître qu'à décrire.

Tels sont les signes principaux qui peuvent servir à faire distinguer la cataracte noire de l'amaurose. Nous croyons devoir joindre à leur indication l'observation suivante que l'on doit à M. Coze, et qui nous semble intéressante sous les divers rapports des méprises auxquelles la maladie donna lieu; de la cataracte blanche et membraneuse qui succéda à l'extraction du cristallin opaque; et de la double incision que supporta la cornée sans inconvénient.

Leclerc, âgé de 25 ans, sentit, vers la fin de l'année 1816, sa vue se troubler du côté gauche : tout ce qu'il regardait lui paraissait moins éloigné qu'à l'ordinaire et couvert d'un nuage épais. Cet état dura environ trois semaines, après lesquelles il ne vit plus que l'ombre des corps et enfin la différence du jour d'avec la nuit.

Au mois de mars 1819, les mêmes symptômes se manifestèrent à l'œil droit; mais leurs progrès furent moins rapides. Un an après, le malade pouvait encore se conduire seul dans les chemins qu'il avait l'habitude de fréquenter. Les yeux ne présentaient aucune tache, les pupilles n'offraient rien de particulier ; elles étaient d'un beau noir qui ne différait pas de ce qu'il est dans l'état de santé, ce qui fit croire à l'existence d'une amaurose. Le malade, d'abord soumis à l'action des purgatifs et d'un vésicatoire par un chirurgien anglais, se confia aux soins de M. Coze. Celui-ci le fit d'abord vomir ; il lui administra ensuite des purgatifs réitérés, et lui fit prendre des bains de pieds irritans, comme dérivatifs. Des frictions furent pratiquées plusieurs fois le jour autour des yeux avec l'éther sulfurique, puis avec du liniment volatil, et enfin avec de l'ammoniaque pure. Ces moyens causèrent aux paupières une irritation assez vive pour engager à discontinuer leur usage ; un vésicatoire fut remis à la nuque. Tout demeura inutile.

En février 1818, M. Coze, encouragé par les succès que M. Fouquier avait obtenus de l'administration de la noix vomique dans les cas de paralysie, résolut d'essayer ce moyen contre l'insensibilité de la rétine qu'il croyait avoir à combattre. Le malade fut soumis à l'action d'abord de quatre, ensuite de six, de douze, de seize, de vingt, et ensuite de vingt-quatre grains de cette substance, divisés en deux doses, qu'il prenait, l'une le matin et l'autre le soir. Leclerc éprouva des secousses suivies de roideur, ressentit des picotemens aux sourcils et même aux globes des yeux ; des soubresauts agitèrent avec assez de force les bras et les jambes ; la régularité des selles ne fut point altérée, l'appétit diminua, mais l'état des yeux resta le même.

Après quinze jours de l'administration de ce remède, on accorda au malade quelque temps de repos, afin de prévenir les effets de l'habitude, et on le mit ensuite à l'usage de l'extrait alcoholique de noix vomique en pilules, dont on porta la dose jusqu'à douze grains par jour. Il est important d'ajouter que cette préparation était imparfaite, ainsi que l'on a pu le constater sur des chiens à qui on l'administra sans en obtenir de grands effets. Cependant, après environ quinze jours, voyant que le malade n'éprouvait aucune amélioration dans son état, M. Coze jugea convenable de discontinuer l'usage de la noix vomique, et de ne plus le fatiguer par des expériences qui n'avaient aucun avantage pour lui.

C'est alors que ce médecin commença à concevoir des doutes sur la nature de la cécité, et qu'il chercha à découvrir si la paralysie était bien réelle, ou si la vue était empêchée par toute autre cause. Les pupilles se dilataient et se resserraient comme dans l'état de santé; les objets étaient mieux aperçus le matin et le soir qu'au milieu du jour; le malade en avait une perception plus distincte lorsqu'il les regardait obliquement; la couleur de la prunelle était d'un beau noir, mais légèrement terne; enfin la vue était moins faible de l'œil droit que du gauche. A tous ces signes M. Coze reconnut enfin une cataracte noire.

Le 17 mai 1818 l'extraction du cristallin fut opérée

sur l'œil gauche seulement. Ce corps était mou comme de la gelée, et d'un noir tirant un peu sur le jaune. Les suites de l'opération furent très-heureuses : le malade fut mis à la diète, aux boissons rafraîchissantes et maintenu dans une obscurité profonde. Il s'habitua peu à peu à la lumière, et parvint à reconnaître les objets extérieurs; mais ils lui paraissaient couverts d'un voile blanc. En examinant l'œil, le 18 juin, M. Coze remarqua, pour la première fois, une tache blanche qui occupait la moitié de l'ouverture pupillaire; huit jours après elle l'obstruait complétement, et avait l'aspect d'une cataracte membraneuse ordinaire, dont la surface eût été ridée, d'un blanc mat, et sans adhérence à l'iris.

Ce second obstacle à la vision était évidemment le résultat de l'opacité secondaire du disque antérieur de la capsule cristalline, qui n'avait pas été enlevé pendant la première opération. Le malade, encouragé par le résultat de cette première tentative, se soumit à une seconde. La cornée transparente fut incisée de nouveau; puis avec une petite pince, portée deux fois dans l'œil, M. Coze enleva la capsule cristalline, devenue blanche, pulpeuse, d'une consistance semblable à celle de la rétine. Une légère injection d'eau tiède entraîna un petit reste de la membrane, engagé dans la pupille, qui devint noire et transparente. Le malade vit alors nettement le jour et les personnes qui l'entouraient, ce qu'il n'avait pu faire aussi bien lors de la première opération. La plaie ne fut que huit jours à se cicatriser ; et si une ophtalmie chronique n'avait pas entravé la marche de la guérison, il aurait pu se servir de son œil beaucoup plus tôt qu'il ne l'a fait (1).

Cette observation nous semble fournir une preuve nouvelle, non-seulement de l'innocuité, mais des avantages de l'opération de la cataracte par la méthode de l'extraction.

§ 4. *De l'opération de la cataracte par kératonyxis.*

Les chirurgiens allemands, qui ont les premiers consacré comme une méthode générale d'exécuter l'opération de la cataracte, celle de traverser la cornée transparente d'avant en arrière avec une aiguille, ont imposé à cette opération le nom de *kératonyxis*, qui signifie, à proprement parler, ponction de la cornée. On peut la pratiquer de deux manières différentes : l'une consiste à déprimer le cristallin tout entier au-dessous de l'axe visuel, l'autre à broyer en quelque sorte cet organe, et à disperser ses fragmens ainsi que les lambeaux de sa capsule dans l'humeur aqueuse, afin qu'ils y soient dissous et absorbés.

L'opération de la cataracte par kératonyxis est assez ancienne : le docteur Haan a démontré qu'elle remontait au commencement du dix-septième siècle;

(1) *Journal universel des sciences médicales*, tom. xv.

on trouve dans les Dissertations de Haller un exemple de son exécution; Mauchart l'a indiquée, et Bell, qui en fit connaître le procédé, s'éleva déjà contre l'idée de la préférer aux autres manières d'obtenir la dépression du cristallin. M. Demours publia en 1819, dans le Recueil périodique de la Société de Médecine de Paris, plusieurs observations où des dépressions par la kératonyxis avaient été suivies de succès; mais dans son Traité des maladies des yeux, ce praticien dédaigne de décrire cette opération, qu'il croit ou inefficace ou moins avantageuse que les autres manières de détruire la cataracte.

La kératonyxis était presque oubliée, ou considérée comme une ressource dernière qui pouvait être seulement applicable à certains cas, lorsque Buchorn en reproduisit la théorie, fit valoir en sa faveur de nouveaux argumens, et prétendit qu'elle est la plus facile et la moins dangereuse de toutes les manières d'opérer la cataracte. M. Langenbeck publia en 1811 une Dissertation sur la kératonyxis, et fit connaître les succès qu'il avait obtenus en l'exécutant. En 1812, M. Mouton de Lyon publia un mémoire sur une nouvelle méthode relative à l'opération de la cataracte, et cette méthode n'était autre chose que la kératonyxis. Dans la même année, le docteur Füger de Vienne fit paraître une dissertation sur cette opération; enfin, M. Guillié a inséré en 1819, dans sa Bibliothèque ophtalmologique, un Mémoire assez intéressant sur le même sujet.

M. Dupuytren a pratiqué, l'un des premiers, l'opération de la cataracte par kératonyxis. Il y a environ quinze ans que, ne pouvant parvenir à fixer les yeux d'une jeune fille affectée de cataracte accidentelle, et à percer la partie antérieure et externe de la sclérotique, ce célèbre professeur traversa la partie inférieure de la cornée transparente, seul endroit que les mouvemens convulsifs des muscles laissassent à découvert. Cette opération réussit parfaitement; mais comme c'était par nécessité et non par choix que cet habile praticien avait pénétré dans l'œil par la cornée, il n'eut pas la pensée de faire de cette manière d'opérer une méthode générale. Ce ne fut que quand la kératonyxis, exécutée et vantée en Allemagne, revint en quelque sorte en France, qu'il reporta ses idées sur cette méthode, et qu'il en fit le sujet de nouvelles observations et de réflexions plus approfondies (1).

Tels sont les travaux les plus importans qui ont eu exclusivement pour objet l'opération de la cataracte par kératonyxis. Plusieurs oculistes célèbres en ont traité dans leurs ouvrages sur les maladies des yeux. Tels sont les docteurs Beer de Vienne, Albert, Walther, Ware, etc., qui ont rapporté des exemples de succès obtenus par la même méthode.

(1) Opinion de M. Dupuytren sur la kératonyxis, recueillie à ses leçons par M. Marx, chirurgien interne à l'Hôtel-Dieu de Paris, et insérée dans la *Biblioth. ophtalm.*, tom. 1, pag. 39.

Les aiguilles à l'aide desquelles les chirurgiens que nous venons de nommer exécutent l'opération de la cataracte par kératonyxis sont assez variées. Celle de M. Langenbeck a la forme d'une lame triangulaire, tranchante sur les bords, et légèrement recourbée à son extrémité comme l'aiguille de M. Scarpa. L'instrument de M. Beer a la forme d'une lame quadrangulaire, tranchante sur tous ses bords. M. Grœfe a ajouté, au tiers de la longueur de la tige de cette aiguille, une petite barre transversale, afin de pouvoir mesurer, lorsqu'on ne voit plus la pointe de l'instrument, à quelle profondeur on l'a fait pénétrer ; mais cette modification est plus embarrassante qu'utile. MM. Schmidt et Himly ont adopté une aiguille dont la pointe aplatie, légèrement recourbée sur l'une de ses faces, et tranchante à ses bords, est assez semblable à une feuille de myrte.

L'aiguille que l'on emploie pour exécuter l'opération ordinaire de la cataracte, par la méthode de l'abaissement, peut très-bien servir à la pratique de celle par kératonyxis. Parmi ces aiguilles, celle qui est la plus usitée en France, et que l'on préfère assez généralement à celle de M. Scarpa, est l'aiguille que l'on doit à M. Dupuytren. Elle a de l'analogie avec l'ancienne aiguille en fer de lance, et avec l'espèce de crochet de l'illustre professeur de Pavie. Sa lame est droite, aplatie, légèrement recourbée sur l'une de ses faces, très-aiguë à sa pointe et tranchante sur ses bords. Le volume de la tige, qui est exactement proportionné à celui de la lame, est tel que cette partie remplit la plaie que l'autre a faite, sans permettre à la plus petite quantité de l'humeur aqueuse de s'écouler. Il résulte de ces dispositions qu'il est facile avec cette aiguille de piquer, de diviser ou de déplacer la lentille cristalline, sans qu'elle puisse échapper à cet instrument, qui réunit, au volume le moins considérable possible, une grande solidité et l'action la plus sûre.

La méthode générale pour l'exécution de l'opération de la cataracte par kératonyxis, consiste à introduire l'aiguille dont on a fait choix à travers la cornée, que l'on pique à une ligne de la partie inférieure de son contour. La lame de l'instrument est conduite à travers la pupille, jusque sur le cristallin, que l'on déplace ou que l'on divise avec elle. Mais afin d'apporter plus d'exactitude dans la description de cette opération, nous allons faire connaître le procédé à l'aide duquel M. Dupuytren l'exécute et qui nous semble le plus avantageux.

Le malade ayant été convenablement préparé, et le professeur que nous venons de citer attache une grande importance à ce procédé préliminaire, quelques gouttes de solution aqueuse d'extrait de *belladona*, sont instillées la veille entre les paupières. Le malade est couché et maintenu immobile dans son lit, la tête fort élevée; la paupière supérieure étant fixée par un aide sous l'arcade orbitaire, le chirurgien abaisse l'autre avec le doigt du milieu de la main gauche. La pointe de l'aiguille est alors présentée à la cornée, au niveau du bord inférieur de la pupille dilatée ; la concavité de l'instrument doit être dirigée en avant et en haut, et sa convexité soutenue par le doigt indicateur de la main gauche, tandis que la main droite appliquée au manche, le pousse d'avant en arrière, et un peu de haut en bas. La cornée est facilement traversée ; l'aiguille alors, obliquement dirigée vers le centre de la pupille, pénètre jusqu'au cristallin.

S'il veut abaisser cet organe, M. Dupuytren fait exécuter à l'aiguille un mouvement de rotation et dirige en haut la convexité de sa courbure. Il porte ensuite sa pointe entre la partie supérieure du cristallin et la portion correspondante de l'iris, et embrassant la cataracte dans la concavité de l'extrémité de l'instrument, il élève le manche de celui-ci, en abaisse la pointe et avec elle la lentille qu'elle pousse au-dessous de l'axe visuel.

Lorsqu'il veut diviser le cristallin, M. Dupuytren le pique d'abord avec la pointe de l'aiguille, ou bien le coupe avec le tranchant de cet instrument, et en disperse les fragmens le plus qu'il peut hors de l'axe de la vision.

L'opération étant terminée, l'on retourne la concavité de l'aiguille en haut, et on la retire en lui faisant suivre une direction opposée à celle de son entrée. Les soins consécutifs que réclame alors le malade ne diffèrent pas de ceux que M. Scarpa a indiqués dans le chapitre précédent.

L'opération de la cataracte par kératonyxis a été

préconisée par Buchorn, dans le cas où la lentille est molle ou liquide, la capsule adhérente à l'iris et la maladie congéniale. Il veut aussi qu'on y ait spécialement recours chez les enfans, et lorsque l'ouverture des paupières est très-petite, et l'orbite très-saillant. Cette méthode lui semble enfin devoir être préférée aux autres lorsqu'un seul œil est cataracté, et que les sujets sont faibles et disposés aux accidens nerveux.

Les praticiens que nous avons nommés insistent beaucoup, pour faire préférer la méthode de la kératonyxis, sur ce que cette opération peut être exécutée avec la main droite sur les deux yeux. Ils prétendent ensuite que l'œil suit plus facilement les mouvemens de l'aiguille, et que l'on agit avec plus de sûreté sur le cristallin, tandis que la plaie de la cornée est moins facilement suivie d'inflammation violente du globe oculaire et d'accidens spasmodiques plus ou moins dangereux. Si l'on soumet ces assertions à l'épreuve de l'expérience, on verra bientôt que l'on a exagéré les avantages de cette méthode. Sur dix opérations de la cataracte que M. Guillié exécuta par kératonyxis, il n'en est que trois qui aient parfaitement et immédiatement réussi; quatre ont nécessité la réintroduction de l'aiguille jusqu'à trois fois; une était compliquée d'amaurose, et deux ont été suivies d'inflammation et d'adhérence de l'iris à la cornée.

M. Dupuytren fut beaucoup plus heureux : sur vingt-un malades qu'il opéra suivant le procédé que nous avons décrit, onze recouvrèrent immédiatement la vue, et six après le premier mois qui suivit l'opération. Chez deux malades, l'opacité du cristallin était compliquée d'amaurose. La cicatrice qui succéda à la piqûre de la cornée fut assez étendue et assez opaque chez un autre, pour que la cécité en fût le résultat. Un dernier, enfin, éprouva une vive inflammation du globe oculaire, suivie de l'atrophie de cet organe. Ainsi la proportion des succès aux revers fut dans cette série d'observations comme dix-sept est à quatre.

Il résulte également des observations recueillies par M. Dupuytren, 1° que l'opération de la cataracte par kératonyxis n'est pas, en général, d'une exécution plus facile que l'abaissement que l'on exécute en traversant la sclérotique; 2° que c'est un faible avantage de pouvoir la pratiquer sur les deux yeux avec la même main; 3° que la situation de l'aiguille et de la main de l'opérateur entre l'œil de celui-ci et l'œil du malade empêche de suivre avec facilité les mouvemens de l'instrument; 4° que le cercle qui borne la pupille gêne les mouvemens de l'aiguille, et ne permet ni de détourner aisément la cataracte, ni de la plonger dans la partie inférieure du corps vitré, ni surtout de détacher les lambeaux de la membrane cristalline que l'on voit si souvent dans les cataractes membraneuses adhérer aux procès ciliaires; 5° que cette opération ne prévient ni les accidens nerveux ni les accidens inflammatoires qui accompagnent quelquefois les opérations de la cataracte par dépression; 6° qu'elle expose aux irritations de l'œil autant et plus peut-être que l'opération à travers la sclérotique; 7° qu'elle est quelquefois suivie de l'opacité de la cornée dans le point où cette membrane a été traversée, et chez plusieurs sujets dans une étendue beaucoup plus grande encore; 8° que les résultats des opérations faites suivant ces deux méthodes chez des individus placés dans des conditions analogues, ne diffèrent pas sensiblement entre eux; 9° qu'il n'existe aucune raison de donner à la kératonyxis la préférence sur la ponction de la sclérotique dans le plus grand nombre des cas; et, par une dernière conséquence, que l'on n'a pas de motifs raisonnables d'en faire l'objet d'une méthode générale. Mais, considérée sous le rapport des avantages qu'elle peut avoir dans quelques cas particuliers, elle mérite d'être conservée (1).

Nous terminons ces réflexions par une observation que nous emprunterons encore à M. le professeur Dupuytren, et qui nous semble importante sous le double rapport des difficultés de l'opération et des obstacles qu'il fallut surmonter afin d'apprendre à la malade à se servir du sens nouveau dont on lui avait acquis la jouissance. Cette histoire, consignée dans le recueil qui nous a déjà fourni une partie des détails précédens, et que nous rapportons textuellement, nous semble propre à intéresser à la fois les chirurgiens et les philosophes, et à servir de point de

(1) *Biblioth. ophtalm.*, tom. I, pag. 40.

départ pour de nouvelles observations, si des cas semblables venaient à se présenter.

Claudine Rouyétre, âgée de six ans, des environs de Beaune, département de la Côte-d'Or, fut envoyée à M. Dupuytren par le docteur Masson, pour être traitée d'une cataracte congéniale à l'œil droit.

Cet œil était très-petit, fort enfoncé dans l'orbite, d'une mobilité excessive, continuelle et comme convulsive; d'ailleurs, la cornée était saine, l'iris fort mobile, et la pupille se resserrait et se dilatait avec la plus grande promptitude par l'effet de la présence ou de l'absence de la lumière; derrière la pupille existait un corps blanc, opaque et nacré : c'était le cristallin affecté de cataracte.

L'œil gauche était atrophié, la cornée, opaque, offrait, à sa partie inférieure, la trace d'une cicatrice fort irrégulière : on apprit que cette atrophie et la cicatrice étaient la suite de l'opération de la cataracte faite à cette enfant une année auparavant par un oculiste ambulant, suivant la méthode dite par extraction.

Les bords libres des paupières, de l'un et l'autre côté, étaient rouges, excoriés, et fournissaient un flux puriforme abondant; le conduit auditif et la partie postérieure des oreilles offraient un suintement analogue.

Avant de prendre un parti sur ce qu'il convenait de faire, M. Dupuytren décida que quelques jours seraient consacrés à étudier la constitution, l'état de santé, ainsi que les facultés de la petite malade.

Les observations qu'on fit pendant ce temps apprirent que la vision était nulle, bien que la rétine fût très-sensible à la lumière; que la malade n'avait, par conséquent, aucune idée de la couleur, de la forme et de la distance des objets; et que si on l'abandonnait à elle-même, en l'excitant à marcher, elle allait se heurter à chaque instant contre tout ce qui se trouvait sur sa direction.

La vision étant nulle, il était naturel de penser que les autres sens avaient acquis un développement capable de suppléer à son défaut : ils étaient en effet très-délicats.

L'ouïe percevait les plus faibles sons; l'odorat, les émanations les plus déliées; le goût, les saveurs les plus fugitives ; le tact et le toucher étaient sensibles au point que le plus léger souffle, le moindre mouvement, les plus légères variations dans la température des corps environnans, suffisaient pour les exciter.

La manière de se servir de ses sens était remarquable.

Était-elle appelée, son oreille rendue attentive lui faisait distinguer sûrement le lieu d'où partait le son ; quelle que fût sa direction, elle s'acheminait aussitôt vers ce lieu, portant ses mains, comme des tentacules, au-devant de son corps, haussant les pieds comme si elle avait eu des degrés à monter, et les posant avec précaution, comme si elle avait eu à se garantir d'un précipice.

Approchait-on quelque corps de ses mains, elle le reconnaissait le plus communément au simple toucher. Si ce sens lui laissait des doutes, elle soumettait ce corps à l'odorat, et si elle le jugeait propre à la nourriture, elle le soumettait à une troisième épreuve, à celle du goût.

Cette succession d'épreuves n'était jamais plus marquée que lorsqu'on avait cherché à la tromper; alors, la vigilance de ses sens redoublait, et il était rare qu'elle n'évitât pas les piéges qui lui étaient tendus.

D'ailleurs, pour se servir de ses sens, il fallait qu'elle y fût excitée; elle ne cherchait presque jamais à en faire usage autrement que pour satisfaire ses besoins.

Était-elle au lit et éveillée, elle n'avait d'autre distraction que de balancer continuellement son corps sur son siége, en répétant, de temps à autre, quelques mots sans suite, sans valeur et sans acception, même pour elle.

Etait-elle debout, mais sans guide, sans direction et sans désir, elle sautait sur ses pieds, sans changer de place, pendant des heures entières, et elle n'interrompait cet exercice monotone que pour s'abandonner à des éclats de rire niais et immodérés, et se frotter, en signe de contentement, les aines et les cuisses avec les deux mains.

Par un contraste fort extraordinaire, tandis qu'elle avait l'ouïe, l'odorat, le goût et le toucher d'une ex-

trême finesse, elle n'avait aucune des idées qui viennent par ces sens; elle ne pouvait former ou suivre
aucun raisonnement, et elle n'avait à sa disposition
qu'un très-petit nombre de mots, qu'elle répétait
automatiquement, auxquels elle ne donnait aucune
acception, et qu'elle appliquait indifféremment aux
choses les plus disparates.

Il était évident que quoique ces sens fussent fort
déliés, ils n'étaient aucunement exercés; qu'ils ne s'é-
taient appliqués qu'à un petit nombre de sensations
relatives à la vie animale et à l'instinct; que la malade
ne raisonnait même pas ces dernières sensations; qu'en
un mot, l'intelligence n'existait pas encore pour elle.

Du reste sa constitution était bonne et n'offrait
aucun indice de l'existence du vice scrofuleux qui
est si souvent la cause de l'opacité du cristallin dans
l'enfance. Son appétit, sa digestion, ses évacuations,
son sommeil, et généralement, toutes ses fonctions
animales, s'exécutaient comme dans une parfaite
santé.

Après avoir ainsi étudié la constitution et les facultés de la petite malade, M. Dupuytren examina la
question de savoir s'il devait l'opérer.

Cette question fut promptement résolue par l'af-
firmative; en effet, sans opération la malade n'avait
rien à espérer, et elle était condamnée à une cécité
éternelle. Si cette opération n'avait pas de succès, la
malade ne perdait rien, et son défaut d'intelligence
devait lui épargner jusqu'aux regrets de n'avoir pas

recouvré la vue; tandis que si elle réussissait, on pouvait espérer de rendre à cette malheureuse enfant, avec la vue, les moyens de développer son intelligence.

Ce parti pris, un vésicatoire fut appliqué au bras pour détourner le flux puriforme des yeux et des oreilles, et des lotions toniques furent faites sur les paupières.

Mais à quelle méthode devait-on avoir recours?

L'excessive mobilité de l'œil, les mouvemens presque convulsifs des paupières, la difficulté et la presque impossibilité de les fixer, enfin le triste résultat qu'avait eu, un an auparavant, l'opération faite par extraction, firent prendre à M. Dupuytren le parti d'avoir recours à l'abaissement, ou bien au broiement, suivant les circonstances. Indépendamment des facilités que cette méthode offrait pour l'opération, elle avait le grand avantage de mettre l'œil à l'abri des suites que l'incision de la cornée pouvait avoir, vu l'indocilité et le défaut d'intelligence de la malade.

Quoique M. Dupuytren s'attendît à éprouver de grandes difficultés, même en suivant cette méthode, elles surpassèrent encore l'idée qu'il s'en était faite. En effet, à peine les paupières eurent-elles été écartées avec les doigts, qu'elles se renversèrent, et que la conjonctive faisant saillie au-devant de l'œil, le recouvrit presque entièrement. Au même moment, celui-ci se dirigea en haut et en dehors, de manière à ce que la pupille était cachée derrière la paupière su-

périeure et sous la base de l'orbite. Les difficultés
furent si grandes, que M. Dupuytren renonça ce
jour-là à pratiquer l'opération. Il espéra qu'en habi-
tuant les paupières à être écartées tous les jours pendant quelques minutes, il parviendrait à les rendre
moins sensibles, moins mobiles, à empêcher leur renversement et à fixer l'œil.

Pendant quinze jours consécutifs on écarta les
paupières trois ou quatre fois par jour, et chaque fois
on les tint écartées pendant plusieurs minutes; au
bout de ce temps elles parurent plus susceptibles
d'être fixées, et la conjonctive parut moins disposée
à se renverser. M. Dupuytren tenta une seconde fois
l'opération; mais l'œil était encore tellement mobile,
et il se portait si fortement en dehors et en haut,
qu'on ne put parvenir à le fixer. On ne voulut pas
user de moyens violens pour l'assujettir; et craignant
que l'emploi de l'érigne ne donnât lieu à des accidens inflammatoires capables d'entraîner la perte de
l'œil, on fit, à quelques jours de distance, plusieurs
tentatives nouvelles, mais toujours sans succès.

Enfin, le 19 juin, les paupières ayant été écartées
après beaucoup de temps et d'efforts, l'œil se porta
en dedans. M. Dupuytren profita de ce moment pour
enfoncer dans son côté externe le crochet d'une
érigne très-déliée; par ce moyen, l'œil fut ramené
en dehors et maintenu immobile; il était fixé, mais la
malade criait et faisait des efforts violens pour se
remuer; la conjonctive s'était renversée, et venait re-

couvrir une grande partie du globe oculaire. M. Dupuytren dut attendre un moment, et écarter de nouveau les paupières. Saisissant alors le moment où la cornée était en partie à découvert, il enfonça dans cette membrane, et près de sa partie inférieure, l'aiguille à cataracte, qui, après avoir franchi la chambre antérieure, la pupille et la chambre postérieure de l'œil, atteignit le cristallin et sa capsule devenus opaques, les accrocha, les divisa et les abaissa en totalité.

L'opération ayant été heureusement terminée, malgré tant de difficultés, on fit mettre un bandeau au-devant des yeux.

Le lendemain on examina l'œil, et on vit que déjà une portion de la cataracte était remontée, et qu'il n'y avait que la partie supérieure de la pupille, équivalente au cinquième environ de cette ouverture, qui fut restée transparente; M. Dupuytren espéra que la résorption du reste aurait lieu.

Dès le soir de l'opération, la malade avait crié pour qu'on lui donnât à manger. Il ne s'était manifesté aucun accident, pas même la plus légère inflammation.

Le quatrième jour on examina l'œil plus attentivement; il était parfaitement beau; mais un cinquième de la pupille seulement était libre; la lumière blessait la rétine, et obligeait la malade à fermer avec force les paupières : on commença à la lever.

Le douzième jour on lui ôta le bandeau qu'on avait

jusqu'alors tenu devant les yeux; on la fit promener seule et sans guide, et on remarqua qu'elle voyait assez pour ne plus se heurter contre les murs : elle n'avait encore, il est vrai, aucune idée des distances, et si on lui présentait quelque chose, elle portait constamment ses mains au delà. Il en était de même lorsqu'on lui indiquait un but, elle l'outre-passait toujours, et ne l'atteignait qu'après l'avoir cherché et plusieurs fois dépassé.

Si on mettait une chandelle allumée devant son œil, elle fixait la lumière, et paraissait prendre grand plaisir à en suivre les déplacemens. Posait-on la main entre celle-ci et son œil, elle portait aussitôt la sienne pour écarter le corps qui empêchait les rayons lumineux d'arriver jusqu'à elle ; et si l'on résistait à ses efforts, elle cherchait avec curiosité un point d'où elle pût apercevoir la lumière qu'on lui cachait.

Le 10 août, voyant que les débris de la cataracte remontés n'étaient point résorbés, et qu'ils étaient dans le même état que dans le principe, M. Dupuytren prit la résolution de les détourner; pour cela, après avoir fait écarter les paupières, il fixa de nouveau l'œil avec une érigne, et trouvant cette fois moins de facilité à attaquer la cornée que la sclérotique, il traversa celle-ci supérieurement et en dehors, à une ligne de son union avec la cornée; il alla ensuite accrocher et détourner les restes de la cataracte. La pupille parut d'abord nette; mais l'aiguille ayant été retirée, une portion de la membrane cristalline revint, comme cela arrive souvent, se placer au côté externe de la pupille, dont elle occupait environ un quart. L'œil parut très-sensible à la lumière, on mit un bandeau, et on tint la malade à la diète; le soir on lui donna une soupe.

Le lendemain elle était très-bien, et elle avait parfaitement dormi; l'œil n'était point enflammé; il ne s'était manifesté aucun accident.

Le quatrième jour l'œil était aussi sain qu'avant l'opération; on écarta les paupières, et la malade aperçut tout ce qu'on plaçait au-devant de son œil; elle portait constamment la main pour le détourner.

Le dixième jour on lui ôta le bandeau, et on observa qu'elle avait la sensation de tous les objets qu'on lui présentait, mais qu'elle n'en pouvait distinguer ni la couleur ni la forme.

On fit par la suite de vaines tentatives pour lui en apprendre et lui en faire répéter les noms : elle les voyait cependant, elle tournait même autour des colonnes et des lits de la salle en les évitant parfaitement.

L'étendue de l'ouverture pratiquée à travers la cataracte s'accroissait tous les jours; cependant la vision restait à peu près au point indiqué, et rien n'annonçait qu'elle dût s'améliorer. M. Dupuytren craignit alors un moment qu'il existât une de ces lésions de la sensibilité, qui, étant accompagnées de la mobilité de l'iris, font naître faussement, avant l'opération, l'espoir d'un succès qui ne doit pas avoir lieu; mais bientôt il eut des indices certains que la faculté visuelle existait, et dès lors il dut compter sur le succès de son opération. Il restait seulement à savoir quelle était la cause pour laquelle la malade ne voyait pas.

Il fut aisé de reconnaître que l'enfant ne regardait pas; or, pour voir il faut regarder. Il fallait donc l'instruire à regarder, c'est-à-dire, à diriger et à fixer ses yeux sur les objets : ce fut pour elle une occupation longue et difficile, dans laquelle on n'obtint qu'avec peine quelques succès. On ne tarda même pas à s'apercevoir que l'habitude qu'elle avait de suppléer la vue par les autres sens, s'opposait à ce qu'elle usât de celui-ci. En effet, elle s'était tellement faite à suppléer ses yeux par ses mains, son ouïe, son odorat et son goût, qu'elle ne savait user que de ces sens, et particulièrement de ses mains qu'elle portait en toute occasion en avant, avec lesquelles elle touchait tout, et dont elle se servait pour tout porter à sa bouche ou à son nez, et juger des qualités des corps par leur odeur ou par leur saveur.

Pour lui faire sentir le prix de la vue, il fallait l'obliger à renoncer au secours de l'ouïe, de l'odorat, des mains surtout, qui étaient l'organe des sens dont elle faisait le plus grand usage. Pour atteindre ce but, M. Dupuytren fit d'abord tenir les mains attachées derrière le dos. Dès lors elle fut forcée de regarder, de calculer les distances, et de se guider à l'aide de son œil : bientôt elle vit assez bien pour marcher la tête levée et d'un pas assuré.

Les améliorations n'empêchèrent pas de remarquer que, par l'effet d'une habitude contractée dès son enfance, elle se servait trop de son ouïe, pour tirer de son œil tout le parti qu'elle pouvait en retirer. M. Dupuytren fit donc suspendre l'usage de ce sens. Pour cela il lui fit boucher exactement les oreilles en même temps qu'il lui faisait tenir les mains attachées derrière le dos : la privation de ce sens l'étonna d'abord, mais elle reprit bientôt ses promenades accoutumées sans se heurter. Voulant alors vérifier si quelque autre sens que la vue ne lui tenait pas lieu du toucher et de l'ouïe, M. Dupuytren lui fit mettre la tête dans un sac noir, en lui laissant la liberté des mains et des oreilles; dès lors elle ne marcha qu'en hésitant, en tâtonnant et en se heurtant : il était dès lors évident qu'elle s'était dirigée auparavant à l'aide de son œil.

Cependant cette enfant avait la manie de ne jamais nommer les objets, quoiqu'elle connût très-bien leurs usages, et qu'elle en répétât même le nom quand elle était seule. Pour l'obliger à apprendre le nom des choses, M. Dupuytren prit le parti de ne lui donner d'alimens que lorsqu'elle les demanderait par leur nom : elle ne demanda jamais que du pain, et jamais on ne put l'obliger à nommer les couleurs, quoiqu'elle les distinguât fort bien.

Cependant ses habitudes étaient déjà changées; ses relations et ses besoins se multipliaient; et au lieu qu'avant l'opération elle restait au lit ou sur une chaise, qu'elle se livrait à ses mouvemens sans but, et

semblables à ceux qu'exécutent certains animaux enfermés dans une cage étroite, depuis que l'opération
était pratiquée elle demandait à se lever, marchait
hardiment et sans s͞e heurter. Elle se promenait seule,
précédait ou suivait les visites, et, mêlée à la foule,
elle s'en dégageait sans peine et sans le secours de ses
mains, qui restaient constamment fixées derrière son
dos; elle connaissait les autres malades, trouvait aisément leur lit, recherchait leur société, leur rendait
une multitude de services, paraissait les comprendre
fort bien, agissait conformément à ce qu'ils lui di-
saient, mais ne parlait jamais.

Enfin, après deux mois de soins et de constance,
elle avait fait assez de progrès dans l'éducation de sa
vue, pour se conduire seule et sans le secours de ses
mains, dans toutes les parties de l'hôpital; pour revenir de là à son lit, pour satisfaire à tous ses besoins,
et même pour trouver goût à des jeux qui lui étaient
auparavant inconnus et impossibles.

Cette acquisition d'un sens qu'elle avait ignoré jusqu'alors, avait déjà commencé à influer sur son intelligence. Elle était toujours incapable de soutenir une
conversation; mais elle était du moins devenue susceptible d'attention, et on la surprenait souvent occupée à répéter les questions qui lui avaient été adressées,
ou bien les choses qu'elle avait entendues : elle semblait préluder, par ces soliloques, aux conversations
auxquelles elle s'était constamment refusée. Il est probable qu'en lui continuant pendant quelque temps

les mêmes soins, on eût réussi à lui rendre toute son intelligence; mais son séjour à l'hôpital ayant été fort long, et les règlemens ne permettant pas de le prolonger plus long-temps, M. Dupuytren la renvoya dans son pays, en recommandant expressément de lui continuer tous les soins qu'il lui avait donnés pour développer son esprit.

Cette recommandation était d'autant plus importante, qu'au lieu d'être idiote, ainsi que ses manières avaient pu le faire craindre dans le principe, cette enfant n'avait qu'un simple retard dans le développement de son intelligence, retard causé par la privation de la vue et le défaut de soins; et que le temps, les progrès de l'âge, ses besoins, et surtout une éducation propre à développer la vue et à la mettre en harmonie avec les autres sens, semblaient devoir réparer complétement.

CHAPITRE III.

De la pupille artificielle.

Lorsque je publiai cet ouvrage en 1801, je me bornai, en parlant de la pupille artificielle, à décrire une nouvelle manière d'exécuter cette opération, laquelle n'était applicable qu'aux cas seulement d'occlusion de la pupille, à la suite d'une dépression complète ou de l'extraction de la cataracte; par conséquent, sans qu'il y eût complication dépendante de l'opacité de la cornée, de celle de la capsule cristalline, ou du cristallin lui-même. La manière d'opérer que je proposai alors, et dans des circonstances ainsi déterminées, m'avait paru préférable à celles de Cheselden, de Janin, de Wenzel; d'abord, parce que dans la simplicité indiquée de l'occlusion, elle me semblait d'une exécution plus facile et plus sûre que le premier de ces procédés opératoires; et ensuite, parce qu'elle n'exigeait pas, comme les deux autres, l'incision de la cornée, qu'on pratique pour extraire la cataracte; opération qui est très-fréquemment suivie de graves accidens, surtout chez les personnes très-irritables, ou âgées, à cause de la grande extension qu'il faut donner à l'incision, à proportion de la circonférence de la cornée et du volume de la lentille cristalline à extraire.

L'expérience à laquelle toute théorie est subordonnée m'a démontré, outre l'insuffisance, prévue par moi, du procédé opératoire que j'avais proposé pour le plus grand nombre des cas compliqués de l'occlusion de la pupille, que je m'étais trompé sur le point le plus important, c'est-à-dire la permanence des bons effets de cette opération ; car j'ai reconnu depuis que le bord pupillaire, ou bien cette fente qui résulte du détachement du grand bord de l'iris, du ligament ciliaire, devient à la suite des temps filiforme, d'ovale qu'elle était, et par conséquent inutile à la vision.

Afin d'éviter cet inconvénient, Donegana (1), un de mes plus habiles élèves, proposa très-ingénieusement d'ajouter à la séparation du grand bord de l'iris d'avec le ligament ciliaire, l'incision transversale du demi-diamètre de l'iris lui-même, pour qu'il en résultât une ouverture de forme triangulaire, ayant sa base sur le ligament ciliaire, et son sommet au centre ou près du centre de l'iris. Afin d'obtenir ce résultat, il rendit tranchante l'aiguille recourbée, et lui donna la forme d'une faucille, au moyen de quoi, après l'avoir portée dans l'œil, tantôt à travers la sclérotique, comme on le fait pour la dépression de la cataracte, tantôt par la cornée, et tantôt par ces deux parties, selon la variété et la complication des cas; après quoi, dis-je, il détacha l'iris du ligament ciliaire dans une certaine

____

(1) *Della pupilla artificiale. Ragionamento. Milano.* 1819.

étendue, et en incisa successivement et transversalement le demi-diamètre. Il obtint quelques heureux résultats de cette manière d'opérer, et entre autres celui de la permanence de la nouvelle pupille; mais à dire vrai, ces effets n'étaient pas, sous plusieurs rapports, propres à inspirer aux hommes de l'art une telle confiance, que la modification indiquée méritât d'être évaluée comme une méthode opératoire d'une exécution facile, sûre, et applicable à la variété des cas et des complications, qui souvent aggravent tant l'occlusion de la pupille naturelle.

L'iris, membrane molle et extensible, dépourvu d'un point d'appui assez solide, soit en avant, soit en arrière, n'oppose pas au tranchant de l'instrument une résistance suffisante pour être divisé entièrement dans la juste direction et dans la mesure que l'opérateur se propose. Or, l'instrument le moins convenable pour arriver à ce résultat est une aiguille à pointe recourbée, à la façon d'une faucille, laquelle pressant plutôt qu'elle ne glisse sur la membrane molle et souple, ne l'atteint proprement qu'avec sa pointe, au moment où elle va la quitter; d'où il suit que, le plus souvent, tandis que l'opérateur se propose d'inciser transversalement l'iris dans tout ou dans la moitié de son diamètre, il s'aperçoit qu'il ne l'a divisé que dans une très-petite partie, ce qui rend l'opération infructueuse; et s'il veut insister, il finit par détacher complétement cette membrane du ligament ciliaire.

Flajani (1) assure avoir ouvert une pupille artificielle en incisant l'iris en croix, par le moyen d'une
aiguille tranchante des deux côtés, et introduite à
travers la cornée, que je suppose partout transparente
et sans complication dépendante de l'opacité de la capsule ou du cristallin. Cependant, il me semble que cette
opération, d'après la connaissance que nous en donne
l'auteur, ne peut s'exécuter dans toutes ses parties.
Effectivement, après avoir introduit l'aiguille dans la
chambre antérieure de l'humeur aqueuse, et après avoir
traversé l'iris à sa partie supérieure, on ne peut faire
l'incision verticale de cette membrane qu'en la pressant
de haut en bas, et en retirant en même temps de l'œil
l'aiguille tranchante; car, sous la pression de l'aiguille,
l'iris se porte en avant vers la concavité de la cornée.
Dans le second temps de l'opération, où il faut exécuter
l'incision transversale, attendu que l'humeur aqueuse
n'est pas presque entièrement sortie de l'œil, il est très-
difficile de reporter l'aiguille piquante et tranchante
dans la chambre antérieure, où l'iris se trouve presque
en contact avec la cornée, et il l'est bien plus encore,
après y être parvenu, de mouvoir l'aiguille en travers
afin d'inciser en croix cette membrane dans tout son
diamètre.

Il n'y a pas long-temps qu'Adams a entrepris de
démontrer, non-seulement la possibilité, mais aussi
l'utilité de pratiquer la pupille artificielle par la mé-

____

(1) *Collezione di Osservazioni*, tom. IV, pag. 129.

thode de Cheselden (1), que depuis long-temps les meilleurs praticiens considèrent comme insuffisante et d'un succès douteux. Pour cela, il a employé un petit couteau semblable au scalpel des anatomistes, mais dont le dos, tranchant et légèrement convexe, est de la largeur d'une ligne environ, et long de huit. Après l'avoir porté dans l'œil à travers la sclérotique, comme on le fait pour déprimer la cataracte, il incise l'iris transversalement, à peu près comme le faisait Cheselden, et il en obtient une fente assez large pour pouvoir pousser par cette voie, dans la chambre antérieure, les fragmens de la capsule et du cristallin opaque, lesquels compliquaient l'occlusion de la pupille; et ces fragmens, après avoir été détruits par la force dissolvante de l'humeur aqueuse, sont enfin absorbés.

Il me semble cependant qu'abstraction faite de la grande dextérité et du bonheur de cet oculiste célèbre, prérogatives qui ne sont pas communes au grand nombre; il me semble, dis-je, d'après mes observations sur son procédé, que son petit couteau n'est pas exempt d'un grand nombre de ces inconvéniens qu'on a reconnus dans l'emploi de l'aiguille tranchante portée dans l'œil, à travers la sclérotique, surtout lorsque la chambre antérieure de l'humeur aqueuse étant étroite, ce qui arrive très-souvent, on peut difficilement y mouvoir la pointe d'une aiguille droite

(1) *Practical observations and diseases of the Eye.*

ou d'un petit couteau, sans que cette pointe s'engage dans la substance de la cornée. D'ailleurs, je ne vois pas une différence remarquable entre une grosse aiguille à lame fort tranchante sur ses côtés, et un petit couteau d'un égal volume. L'auteur lui-même avoue ingénument qu'il ne lui a pas été toujours possible de faire, par le moyen de son petit couteau, une incision transversale de l'iris, assez étendue pour ne pas être obligé d'y revenir une seconde et une troisième fois (1), ce qui n'est pas aisé à exécuter, à cause de la grande difficulté qu'on éprouve à replacer le tranchant de l'instrument dans la première incision, surtout si le malade est inquiet, et si l'œil, à raison des mouvemens répétés de l'aiguille ou du petit couteau, s'est tant soit peu affaissé ou troublé. Le même auteur affirme d'ailleurs positivement que la nouvelle pupille devient de peu ou d'aucun usage, si l'incision transversale n'est étendue, d'un côté à l'autre, aux deux tiers au moins de l'iris. Le plus ordinairement, comme M. Adams l'indique, ce couteau ne fait à l'iris qu'une petite fente, ou même deux piqûres, ayant un isthme au milieu (2), à cause de la grande souplesse et de l'extensibilité de cette

(1) Loc. cit. pag. 56. With the improved knife I now use, which cuts as sharp, as a lancet, I have very seldom succeeded by the first incision; but have repeated it in the manner already described until the aperture in the iris is of proper size.

(2) *Loc. cit.*, case 7.

membrane, et du manque d'un point d'appui suffisant sur l'humeur vitrée. Quelquefois même, après
avoir fendu l'iris, on ne réussit pas à inciser avec
cette membrane la capsule du cristallin devenue depuis long-temps plus volumineuse et plus consistante, à raison de l'obscurcissement qu'elle a éprouvé
à la suite des progrès de l'ophtalmie aiguë interne.
Et, si malheureusement, dans les premiers essais,
l'iris, ayant été tiraillé plutôt qu'incisé par le petit
couteau, vient à être détaché du ligament ciliaire,
il convient d'abandonner absolument l'opération; car
si on veut insister, l'iris est disposé à se séparer complétement de ce ligament, par la plus légère traction, plutôt qu'à se laisser inciser (1). Cette séparation
arriverait plus facilement encore si l'on voulait pratiquer une pupille latérale, au moyen d'une incision verticale de l'iris, près de son grand bord, en portant le
petit couteau de haut en bas dans l'œil, comme le
propose l'auteur; opération facile en théorie, mais
d'une exécution fort difficile dans la pratique. A l'é-
gard de la permanence de la nouvelle pupille, faite
par la simple incision transversale de l'iris, il me
semble apercevoir que l'auteur n'en est pas tout-à-fait
assuré, car il propose comme une bonne règle à
suivre, celle de compléter l'opération en introduisant

(1) Loc. cit. For, if this should once occur, it will be impossible to effect a central aperture afterwards; the separa-
tion of the iris being increased by every further effort to ac-
complish the former object. , pag. 57.

entre les lèvres de la plaie de l'iris quelques frag-mens de capsule ou de cristallin opaque, afin que ces corps agissent à la manière d'un coin, pendant le temps nécessaire à leur dissolution, et s'opposent ainsi à la tendance qu'ont les bords de l'incision de l'iris à se rapprocher mutuellement. Je ne suis pas éloigné de croire que dans les cas d'occlusion de la pupille, qui ont été précédés de la procidence de l'iris à travers un ulcère, ou une blessure à la cornée, et où l'une des extrémités de l'iris est restée adhérente et tendue vers la cicatrice, le petit couteau ne puisse trouver assez de résistance dans cette membrane, retenue antérieurement par une bride, pour l'inciser entièrement et avec promptitude. Je suis également disposé à penser qu'en de semblables circonstances, la seule et simple incision transversale de l'iris peut former une pupille artificielle permanente; car l'une des lèvres de la plaie ne peut se détacher du point d'union qu'elle a contracté avec la cornée et se rap-procher de l'autre. Ce qui me confirme encore dans cette opinion, c'est que la moitié à peu près des opéra-tions heureuses de cette espèce n'ont été faites par Adams que sur des malades qui avaient éprouvé des procidences de l'iris.

J'ai désiré plus ardemment que tout autre que la chirurgie parvînt à trouver un moyen de pratiquer la pupille artificielle, sans qu'il y eût besoin de recourir à l'incision de la cornée (1); car les suites fâcheuses

______

(1) *Bibliothèque britannique*, tom. 50, 53.

de cette opération ont excité mes craintes à cause de l'étendue considérable qu'on donne à l'ouverture de la cornée, relativement à la circonférence de cette membrane. Toutefois, d'après des essais répétés et un examen plus réfléchi sur ce point important, la raison et l'expérience m'ont entièrement convaincu que l'iris, par suite de la mollesse de sa texture, de sa grande extensibilité, et du défaut d'un point d'appui suffisant à ses deux parois, ne peut être incisé exactement, avec sûreté, dans la juste mesure, et dans la direction qu'exige la variété des cas et des complications, qu'au moyen des ciseaux. D'ailleurs, l'expérience a démontré aussi que pour obtenir avec une sûreté absolue une pupille artificielle permanente, il est nécessaire de pratiquer à l'iris deux incisions desquelles il résulte un lambeau triangulaire à cette membrane. Or, il est manifeste que toutes ces choses ne peuvent s'exécuter sans que l'incision de l'iris, par le moyen des ciseaux, ne soit précédée d'une section de la cornée, proportionnée au besoin ; mais pourtant la moins étendue que possible.

Ces maximes, que je regarde comme fondamentales au sujet de la pupille artificielle, une fois consacrées, il reste à établir les indications préliminaires auxquelles doit satisfaire le chirurgien, afin d'exécuter promptement et sûrement cette opération, tant dans les cas simples que dans les cas compliqués. Ces indications sont les suivantes.

Puisque l'emploi des ciseaux, pour inciser avec

exactitude et avec sûreté l'iris, rend la section de la cornée indispensable, il faut faire en sorte que cette section occupe le moindre espace possible, dans la circonférence de cette membrane, et qu'elle soit bien moins grande que celle qu'on pratique ordinairement pour l'extraction de la lentille cristalline. Il est nécessaire d'inciser l'iris, avec les ciseaux, de manière que, garantie du plus léger décollement du ligament ciliaire, il se forme en elle, et le plus qu'il sera possible à son centre, un lambeau triangulaire. La nouvelle pupille doit se trouver, autant que la chose se pourra, établie au centre de l'iris, ou au moins, assez loin du ligament et du corps ciliaire, pour que ce dernier ne puisse porter obstacle à la vision.

D'après ces principes, que je regarde comme incontestables, tout homme de l'art sera à portée de juger les avantages ou les inconvéniens des méthodes connues jusqu'à présent pour exécuter cette opération; parmi lesquelles les plus accréditées sont celles de Janin, de Wenzel, de Beer, de Gibson et de Maunoir.

Janin, après avoir fait l'incision de la cornée, aussi étendue qu'on la fait ordinairement pour l'extraction du cristallin cataracté, introduisait, dans la chambre antérieure, des petits ciseaux recourbés au moyen desquels il perforait et incisait l'iris verticalement d'un seul coup, près du centre de cette membrane.

Wenzel, d'un seul trait de son bistouri, incisait la cornée et l'iris à la fois, et il emportait avec les ciseaux une portion de cette seconde membrane, afin d'y former une pupille large et permanente.

Beer, après avoir ouvert la cornée de la manière ci-dessus indiquée, attire à lui l'iris avec un petit crochet, et rescise la petite portion de cette membrane qu'il fait sortir de la cornée.

Gibson proposa de déterminer après l'incision ordinaire de la cornée, une procidence de l'iris, semblable à la précédente, par le moyen de pressions faites sur le globe de l'œil; et de couper ensuite cette portion protubérante de l'iris, en rasant pour ainsi dire la cornée.

Or, en comparant attentivement ces diverses méthodes d'opération avec les principes que j'ai précédemment établis, et avec les indications qui dérivent manifestement de ces mêmes principes, il paraît évident qu'elles ont toutes l'inconvénient d'exiger une incision trop étendue de la cornée. Il faut principalement attribuer à cette circonstance les accidens fâcheux, tels que l'ophtalmie aiguë, intense, interne et externe, la procidence de l'iris, et la dégénération blanche de la cornée, qui succède, soit à l'extraction de la cataracte, soit à la formation de la pupille artificielle. A l'égard de l'incision verticale de l'iris, selon la méthode de Janin, bien qu'exécutée par le moyen des ciseaux, on a observé que par la suite elle devient filiforme, d'ovale qu'elle était, aussi bien que la pupille établie moyennant le détachement du grand bord de l'iris, du ligament ciliaire. Et c'est sans doute afin d'éviter cet inconvénient que Wenzel, Beer et Gibson ont pensé que c'est une précaution utile et nécessaire d'exciser une petite portion de l'iris; mais il est facile de prévoir que cette méthode d'opérer, en tiraillant l'iris, ou en pressant le globe de l'œil, ou bien en excisant une portion de cette membrane, doit, dans le plus grand nombre des cas être suivie d'accidens graves. D'ailleurs, en pratiquant l'une ou l'autre des opérations indiquées, on ne peut pas éviter cet inconvénient que la nouvelle pupille se trouve toujours placée contre la cicatrice occasionée par l'incision de la cornée; et cette cicatrice n'est pas toujours exempte d'un certain degré d'opacité. Quant au procédé opératoire de Gibson, il n'est point praticable, lorsque l'iris est devenue adhérente à quelque point de la concavité de la cornée; et si, outre l'occlusion de la pupille, il y a adhérence de la capsule du cristallin devenue opaque, au côté postérieur de l'iris, ce qui n'est pas rare, cette membrane se trouve dans ce cas retenue en arrière, de telle sorte que, de quelque façon qu'on s'y prenne, les pressions faites sur le globe de l'œil ne peuvent produire que difficilement une procidence assez considérable pour que l'on puisse en resciser une portion avec les ciseaux.

Maunoir, célèbre chirurgien et professeur d'anatomie à Genève (1), est le seul, à mon avis, qui ait su

____

(1) *Mémoires sur l'organisation de l'iris et l'opération de la pupille artificielle.* Paris, 1812.

donner une juste valeur aux préceptes généraux relatifs à cette opération, et trouver les moyens de satisfaire aux indications précédemment exposées, soit dans les cas simples, soit dans ceux qui sont compliqués avec d'autres affections du globe de l'œil. Cet habile oculiste, afin d'atteindre le but qu'il s'est proposé, a fait construire une paire de ciseaux (1) d'une telle finesse, d'une telle subtilité que jamais l'arsenal chirurgical n'en avait possédé de semblables. Les lames de ces ciseaux sont un peu inclinées sur leur manche ; la supérieure, celle qui est destinée à parcourir la chambre antérieure de l'humeur aqueuse, entre la concavité de la cornée et l'iris, est munie d'un petit bouton à sa pointe ; la lame inférieure, qui sert à perforer l'iris et à s'avancer le long de la face postérieure de cette membrane, a une pointe très-aiguë et qui ne diffère pas de celle d'une lancette. L'épaisseur des deux lames prises ensemble, ne surpasse pas celle d'un petit stylet ordinaire. Voici les détails de l'opération telle qu'elle est pratiquée avec beaucoup de bonheur par Maunoir, et qu'elle a été ultérieurement exécutée dans notre école de Pavie.

On place le malade horizontalement, ayant la tête un peu élevée, position non moins commode pour l'extraction de la cataracte, que pour la formation de la pupille. En supposant que la cornée soit transpa-

(1) Voyez planche 5, fig. 8, 9.

rente dans toute son étendue, et qu'à cause de la cataracte, on ait déjà complétement repor   é la capsule
et la lentille hors du rayon de l'axe visuel, on ouvre
la cornée à son segment inférieur, ou à son segment
latéral, selon qu'on le juge plus commode, par une
incision de la moitié moins étendue que celle qu'on
fait d'ordinaire pour l'extraction du cristallin. Puis, par
cette petite ouverture de la cornée, on introduit les ciseaux, dont nous avons parlé, fermés et à plat, en ligne
parallèle au diamètre transversal de l'iris. Aussitôt que
cet instrument est parvenu près du grand bord de l'i-
ris, ou bien, ce qui est la même chose, près de la
petite incision de la cornée, on l'ouvre doucement,
et on l'incline de manière que la lame inférieure, à
pointe fine, perfore l'iris, et glisse le long de la face
postérieure de cette membrane, jusqu'à ce que le petit
bouton de la lame supérieure soit parvenu, du côté opposé, au point d'union de la cornée avec la sclérotique.
On incise alors, d'un seul coup, le diamètre transversal de l'iris, en passant par son centre, autant qu'on le
pourra. Après avoir fait cette incision, on en pratique
promptement une autre divergente avec la première,
de manière que de ces deux incisions il résulte, au milieu de l'iris, un lambeau triangulaire, ayant la figure
de la lettre V (1), dont le sommet soit précisément au
milieu de l'iris, et la base près de son grand bord. Après
avoir achevé l'opération de cette manière, et avoir laissé

(1) Voyez planche 2, fig. 13.

l'œil en repos pendant quelques minutes, afin de favoriser la régénération de l'humeur aqueuse, et attendu qu'il n'y a pas d'obstacle derrière l'iris, de la part de la capsule, ni de la lentille opaque, le malade commence à distinguer les objets qui s'offrent à lui. Cinq ou six jours après, en ouvrant l'œil opéré, on reconnaît que le sommet du lambeau triangulaire de l'iris s'est rétracté vers sa base, et qu'il a laissé au milieu de cette membrane une pupille artificielle, ayant la forme d'un parallélogramme (1). Elle ressemble, au contraire, à un croissant, dont les extrémités seraient tournées vers le grand bord de la membrane (2), toutes les fois que le sommet du lambeau triangulaire ne s'est pas entièrement retiré sur sa base. Mais l'une et l'autre de ces deux formes de pupille artificielle est également propre au rétablissement de la vision.

Cette méthode opératoire est d'une supériorité manifeste sur toutes celles que nous avons indiquées. Comme l'incision qu'on pratique à la cornée est de moitié moins étendue que celle qu'on fait d'ordinaire pour l'extraction de la cataracte, cette partie très-importante de l'opération est de l'exécution la plus facile, même pour les nouveaux initiés à la pratique de la chirurgie. Le peu d'étendue de l'incision de la cornée favorise la prompte réunion et la cicatrisation de cette incision, ce qui est d'un inappréciable avantage

(1) Voyez planche 2, fig. 12.
(2) Voyez planche 2, fig. 11.

pour le succès de cette opération. La double incision qu'on fait à l'iris, au moyen des petits ciseaux, est d'une exécution prompte, facile, et affranchie de toute complication de mouvemens. La division de la cornée et l'épanchement de l'humeur aqueuse, lèvent tout obstacle à la progression de la lame supérieure entre la cornée et l'iris, à l'aide du petit bouton dont elle est munie. D'ailleurs il n'arrive aucun tiraillement, aucun déchirement de l'iris, qui, quoique molle, très-extensible et dépourvue de point d'appui, se trouve plus ou moins complétement incisée dans sa position naturelle, suivant la volonté de l'opérateur, qui ne risque jamais d'en exciser une portion. L'effusion du sang qui arrive dans l'œil est peu considérable, comparée à celle qui est occasionée par le détachement de l'iris du ligament ciliaire, ou à l'hémorragie produite par la rescision d'une petite partie de cette membrane. D'ailleurs, comme on le verra par la suite, lorsque nous parlerons de la variété des cas qui dérivent de l'opacité partielle de la cornée, il est d'un avantage considérable de pouvoir ouvrir la nouvelle pupille dans une partie de l'iris, placée vis-à-vis du point de la cornée qui est resté transparent, loin de la cicatrice qui doit résulter de l'incision de cette membrane, et à une distance convenable du corps ciliaire, afin que celui-ci ne présente nul obstacle à la transmission de la lumière au fond de l'œil. Enfin à la faveur de la double incision de l'iris, en forme de V, la pupille qui en résulte se conserve grande et permanente.

L'occlusion de la pupille est souvent accompagnée de l'opacité partielle de la cornée, et ce genre de complication n'exige point qu'on apporte des modifications considérables dans l'exécution de la méthode opérative que nous venons de décrire. Le siége différent de l'opacité partielle de la cornée n'oblige le chirurgien qu'à varier le lieu et la direction de la petite incision qu'il pratique, de telle sorte que la nouvelle pupille se trouve toujours ouverte dans le point opposé à celui où on a fait la section de la cornée, et vis-à-vis la portion de cette membrane qui s'est conservée transparente. Pour cela, si l'opacité occupe la portion de la cornée, qui est près du nez, on fait l'incision à sa partie inférieure, et un peu en haut du côté de la caroncule lacrymale, de manière que la nouvelle pupille s'ouvre vers la tempe dans la plus exacte direction possible de l'axe transversal de l'iris. S'il s'agit de l'œil gauche, et que le chirurgien ne soit pas ambidextre, surtout s'il n'a pas l'habitude de se servir des petits ciseaux, il se placera latéralement, ou derrière la tête du malade, au moment où il voudra inciser l'iris. Si la tache se trouve située dans le segment externe de la cornée, ou du côté de la tempe, on pratique la petite incision au même endroit, mais un peu au-dessous; par là on ouvre, au moyens des petits ciseaux, la pupille artificielle du côté du nez, et ainsi elle répondra à peu près à l'axe transversal de l'iris. Dans toutes ces opérations, la règle invariable qu'il faudra suivre est de faire tomber la petite incision de la cornée sur la portion épaissie de cette membrane, car l'expérience a démontré que son obscurcissement et sa densité non naturelle n'offre point d'obstacle à la réunion et à la cicatrisation de la section qu'on y a pratiquée. Une autre règle, non moins importante à observer dans des cas semblables, c'est que la pupille latérale, bien que nécessairement établie dans le demi-diamètre de l'iris, doit se trouver toujours assez éloignée du corps ciliaire, pour que celui-ci ne rende pas l'opération nulle, en interceptant le passage de la lumière à travers la nouvelle pupille.

Tous ceux qui connaissent la structure de l'œil savent que le corps ciliaire, avec ses procès, se prolonge, depuis le ligament ciliaire, jusqu'à la circonférence de la capsule du cristallin, qui se trouve placée derrière le grand bord de l'iris, et qu'il occupe à peu près le quart du demi-diamètre de cette membrane, en partant du ligament ciliaire jusqu'à son centre. Il suit de cette disposition, que toute pupille artificielle, qui n'est point pratiquée à une telle distance du grand bord de l'iris, et par conséquent du corps ciliaire, qu'au moins le sommet de l'ouverture triangulaire réponde directement à la partie qui aurait été occupée par la capsule du cristallin, ne peut être d'aucune utilité pour la vision. Les faits qu'on allègue pour prouver le contraire, comme celui que rapporte Demours (1), ne servent à démontrer autre

____

(1) Extrait du *Journal de médecine*, 26 prairial an 11.

chose, sinon que quelquefois, par un rare concours de circonstances favorables , l'opération la moins rationnelle et la moins méthodique, peut avoir un heureux résultat ; mais un pareil fait ne peut jamais servir de règle générale. L'épaisseur du corps ciliaire, la nullité de sa contractilité, l'abondance de ses vaisseaux e. la facilité de sa tuméfaction, sont, avec la difficulté de pouvoir resciser et enlever une portion de ce corps dense, placé derrière le grand bord de l'iris, où il peut à peine être vu de l'opérateur, même après que que l'on a ouvert la pupille artificielle ; sont, dis-je, les causes nombreuses et manifestes qui s'opposent à ce qu'on puisse avoir quelque confiance dans la formation de la pupille latérale, pratiquée trop près du bord externe de l'iris.

Le resserrement de la pupille naturelle est souvent occasioné par le tiraillement de l'iris, et de la pupille, vers quelque point de la cornée. Cette circonstance a lieu ordinairement à la suite de la procidence de l'iris, résultant d'ulcères à la cornée, ou à la suite de la section qu'on a faite à cette membrane, afin d'en extraire le cristallin. Elle est très-souvent compliquée de l'opacité partielle de la cornée, autour du lieu où fut faite la procidence de l'iris, et de l'obscurcissement de la capsule et de la lentille cristalline ; quelquefois cependant ces parties intérieures conservent leur transparence naturelle, malgré la déviation de la pupille. Dans ce deuxième cas, qui est précisément celui que je prends maintenant

en considération, la pupille étant déplacée n'est pas
entièrement oblitérée, mais seulement très-restreinte,
et incapable d'admettre la quantité de lumière qu'il
faut pour la vision, principalement si la cornée est
devenue, vis-à-vis d'elle, tant soit peu opaque.

Afin de remédier à cet inconvénient, il faut avoir
les petits ciseaux de Maunoir, dans lesquels les deux
lames se trouvent munies d'un petit bouton à leur
pointe. Après avoir fait la section de la cornée, dans
le lieu le plus opportun et selon les règles déjà ci-
dessus établies, et, après avoir introduit les petits
ciseaux fermés, on tâchera, par leur moyen, de détruire l'adhérence que l'iris a contractée avec la
cornée. Lorsqu'on parvient à obtenir ce résultat, la
pupille naturelle reprend ordinairement la première
place; mais si l'adhérence de l'iris avec la cornée est
trop forte, on achevera l'opération de la manière suivante : à l'aide du petit bouton, l'on introduit une des
lames des ciseaux dans la pupille naturelle rétrécie (1),
et on la pousse derrière la face postérieure de l'iris,
jusqu'à ce que l'autre lame, aussi garnie d'un petit
bouton, soit parvenue aux confins de la cornée et de
la sclérotique. Ensuite on incise l'iris de manière à
former la lettre V, ayant soin de ne blesser ni la cap-

(1) Cette manière d'opérer est aussi applicable aux cas de
simple resserrement de la pupille, indépendamment de la
providence de l'iris, et de l'obscurcissement de la capsule et
de la lentille.

sule, ni la lentille cristalline, lesquelles ont conservé leur transparence. Quelques opérateurs habiles et observateurs judicieux affirment qu'en pareil cas une seule ouverture suffit même pour atteindre le but qu'on se propose, c'est-à-dire pour que la pupille naturelle reprenne sa juste dimension et la conserve; mais c'est à la condition expresse que, par cette section, l'*orbicule* de la pupille naturelle se trouve exactement divisé.

Adams propose, dans le cas dont on vient de faire mention, de détacher l'iris de la cornée, et de faire changer la pupille naturelle de place, en l'attirant vers la portion de la cornée qui est restée transparente. Pour exécuter cette manœuvre, il propose de faire, avec son petit couteau, une piqûre à la cornée, à la distance d'une ligne environ de l'endroit de l'adhérence; d'opérer avec cet instrument la division indiquée, et ensuite de faire sortir de nouveau la portion libre de l'iris, à la manière d'une procidence, par la piqûre que vient de faire le petit couteau; de l'y arrêter ou de la retirer davantage encore, si le besoin l'exige, au moyen des pinces à disséquer. Je laisse au praticien à décider lequel des deux procédés opératoires, dont je viens de faire l'exposition, mérite la préférence dans le cas dont il s'agit. Je me permets seulement de dire qu'une seconde procidence de l'iris, sur le même œil, me semble elle-même une maladie très-grave, et plus propre à augmenter l'opacité de la cornée, et le resserrement de la pupille, qu'à corriger ce défaut.

Jusqu'ici, afin de traiter cette question avec la plus grande clarté possible, j'ai cru devoir considérer l'occlusion de la pupille comme un accident arrivé à la suite de l'opération de la cataracte la plus exacte et la plus complète, c'est-à-dire sans qu'il y soit resté aucun obstacle à la vision, dépendant de la capsule ou de la lentille cristalline opaque, quoique à vrai dire, cette combinaison de circonstances ne soit pas la plus fréquente. Je ferai mention maintenant, 1° de ces complications, qui sont les plus graves, et qui dépendent de la présence, tantôt seulement de la capsule devenue obscure, tantôt de celle-ci, et de la lentille cataractées ; 2° de ces complications dans lesquelles la capsule est devenue adhérente à la face postérieure de l'iris ; en indiquant en même temps les modifications qu'il convient de faire, en pareils cas, à la méthode opératoire ci-dessus exposée.

L'ophtalmie aiguë interne, qui suit quelquefois l'opération incomplète de la cataracte, ce qui peut arriver lorsqu'on néglige d'extraire la capsule, produit le resserrement de la pupille, et successivement l'opacité, l'épaississement et même l'adhérence de la capsule à la partie postérieure de l'iris ; ce qui fait que, même après la cessation de l'inflammation, la pupille devenue ridée est incapable de s'élargir et de se resserrer, non plus sous l'action de la lumière, que sous celle de l'extrait de *belladona*, qu'on introduirait entre les paupières. Le même inconvénient a aussi lieu, indépendamment de l'opération de la cataracte, toutes les fois que la violence de l'ophtalmie interne, quelle que soit sa cause, détruit la transparence de la capsule, et la fait adhérer ensuite à l'iris au moyen d'une lymphe concrescible qui pénètre jusque dans la chambre antérieure de l'œil.

En général, lorsqu'à l'occlusion de la pupille s'associe l'adhérence de la capsule, devenue opaque, à la partie postérieure de l'iris, on aperçoit, au milieu de cette membrane, ou à celui de ses segmens où la procidence a probablement commencé, on voit, dis-je, un point blanchâtre ou jaunâtre, crispé, et traversé comme par de petits filamens. Il reste pourtant douteux, lorsque l'opération de la cataracte n'a pas eu lieu, si la capsule étant devenue opaque, le cristallin a conservé sa transparence. Mais cette circonstance importe peu; car puisque, par l'opération indiquée de l'ouverture d'une nouvelle pupille, la capsule doit être déplacée, il est de toute nécessité de déplacer le cristallin lui-même. D'ailleurs ce corps, étant isolé et dépourvu de sa capsule, ne pourrait en aucune manière rester à sa place naturelle, quand même ayant égard à sa transparence, on voudrait le conserver.

La possibilité d'un heureux succès de cette opération, dans les cas compliqués de l'opacité de la capsule, et de son adhérence à la face postérieure de l'iris, se trouve déterminée spécialement par la faculté, que conserve encore le malade, de distinguer, avec l'œil affecté, la lumière des ténèbres. Quant à l'opération elle-même, c'est vainement qu'on espère, à l'aide d'une aiguille droite ou recourbée, introduite dans l'œil à travers la sclérotique, comme pour déprimer la cataracte; qu'on espère, dis-je, pouvoir détacher la capsule du cristallin adhérente à l'iris, et par-là dégager la pupille naturelle de la présence de ce corps membraneux opaque, qui la resserre d'autant plus qu'il a été affecté par l'ophtalmie interne précédente. L'expérience a déjà prononcé sur l'insuffisance et sur les désavantages de cette entreprise; d'abord parce que la pointe de l'aiguille ne peut être mue dans l'œil qu'en tâtonnant; et que, si elle s'engage au delà de la capsule dans l'iris, il est plus à craindre que l'iris se détache du ligament ciliaire que de la capsule. En deuxième lieu, lors même que l'on parviendrait à détacher quelques petites parties de la capsule, le peu de grandeur de la pupille naturelle, qui reste telle qu'elle était auparavant, empêcherait d'achever l'opération, en faisant passer dans la chambre antérieure de l'humeur aqueuse le reste de cette capsule, de même que le cristallin, s'il se trouvait encore à sa place. Voici une manière plus expéditive et plus sûre d'exécuter cette opération dans les circonstances dont il s'agit. On fera une médiocre incision à la cornée, tantôt inférieurement, tantôt un peu inclinée vers le nez ou vers la tempe, suivant que l'opacité partielle de la cornée indique cette alternative; et l'on évitera, autant qu'il sera possible, de se servir du *speculum oculi,* de quelque forme qu'il soit. Ensuite on perforera l'iris avec la lame pointue des petits ciseaux, à peu de distance de son grand bord, ou presque contre la plaie extérieure, et en les poussant plus en dedans vers l'axe longitudinal et dans le fond de l'œil, ces ciseaux perceront la capsule opaque ainsi que le cristallin, s'il s'y trouve. Lorsque les deux lames seront parvenues au point opposé à celui par lequel on les a introduites, on incisera d'un seul coup, et sans retard, toutes les parties par lesquelles elles ont passé, c'est-à-dire l'iris, la capsule opaque et le cristallin. Après avoir fait cette première incision, on en fera une autre divergente de la première, de manière à ce qu'il résulte dans l'iris une large ouverture, ayant la figure de la lettre V, à travers laquelle se montreront aussitôt les parties brisées de la capsule et du cristallin opaque. Si les parties de la lentille sont consistantes, elles passeront, au moyen d'une légère pression sur le globe de l'œil, par la nouvelle pupille triangulaire, dans la chambre antérieure de l'humeur aqueuse, d'où on les extraira de la même manière que la cataracte. Pour arriver à ce résultat, comme il ne s'agit dans ce cas que de fragmens, il suffit de faire une incision à la cornée, plus petite que celle qu'on pratique ordinairement pour l'extraction du cristallin dans son entier. Mais s'il est mou, caseux, on facilite l'issue de ses portions divisées, au moyen d'une petite cuiller, ou avec les pinces fenêtrées de Maunoir, semblables à celles qu'on emploie pour l'extraction des polypes, et d'une extrême finesse.

Pour ce qui regarde la capsule, on détache et on extrait de même ses fragmens au moyen d'un petit crochet très-mince, ou par celui des pinces que nous venons d'indiquer. Une portion de membrane, qui resterait adhérente au lambeau triangulaire de l'iris, ne pourrait pas opposer d'obstacle à la vision; car, précisément à cause de cette adhérence, elle se retirera avec ce même lambeau de l'iris, de son sommet à sa base. Lorsque le cristallin, malgré l'opacité de la capsule, s'est conservé parfaitement transparent, l'extraction de ses parties exige une plus grande attention que s'il était opaque : ses fragmens se confondent avec la substance de l'humeur vitrée.

Malgré toutes ces précautions, il n'est pas rare, après avoir achevé l'opération que nous venons de décrire, et après que les symptômes consécutifs ont cessé, de voir dans l'œil qu'on a opéré, que des fragmens de capsule ou de cristallin, ou de l'une et de l'autre s'étant retirés dans la chambre postérieure, se présentent devant la nouvelle pupille. Si cet accident avait lieu, il faudrait porter dans l'œil, à travers la sclérotique, l'aiguille mince et recourbée, au moyen de laquelle on détache complétement les particules de capsule, quand elles sont encore adhérentes à l'iris. Il faut ensuite repousser ces fragmens isolément, ou avec ceux du cristallin dans la chambre antérieure de l'humeur aqueuse, où, étant fondus par la force dissolvante de cette humeur, disparaissent par absorption.

ADDITION

DES TRADUCTEURS.

LES lésions des diverses parties de l'œil qui rendent nécessaire l'établissement d'une pupille artificielle, sont très-nombreuses. M. Assalini croit cette opération indiquée, 1° lorsque l'adhérence d'une portion de l'iris à la cornée transparente est compliquée d'un tel rétrécissement de la pupille, que cette ouverture ne peut plus remplir ses fonctions; 2° lorsque l'iris étant rétrécie, son bord pupillaire est adhérent à la membrane du cristallin, qui est lui-même devenu opaque; 3° quand une fausse membrane resserre ou oblitère la pupille; 4° dans le cas de cataracte, soit membraneuse, soit cristalline, adhérente à l'iris; 5° toutes les fois qu'il existe une contraction violente et permanente de l'iris; 6° lorsque la capsule cristalline est devenue opaque, et adhérente à l'iris, après l'extraction ou la dépression de la cataracte; 7° toutes les fois qu'une cicatrice rend la cornée opaque dans la plus grande partie de sa surface; 8° enfin, lorsque l'opacité du centre de la cornée couvre toute l'étendue de la pupille.

Suivant M. Adams, l'opération de la pupille artificielle doit être pratiquée, 1° lorsque la pupille naturelle s'est oblitérée à la suite de l'extraction ou de la
dépression du cristallin ; 2° lorsqu'il existe une occlusion de la pupille compliquée de l'opacité du cristallin
ou de sa capsule, ou de ces deux affections en même
temps ; 3° lorsque la pupille est presque effacée par la
contraction de l'iris, ou que la petite circonférence
de cette membrane s'est échappée à travers une ouverture de la cornée à laquelle elle est adhérente ;
4° lorsque la cornée transparente est épaissie et devenue opaque à son centre ; 5° lorsque la pupille est
oblitérée, en même temps que la cornée a perdu sa
transparence, de manière toutefois qu'il reste encore
à sa circonférence un cercle plus ou moins large que
les rayons lumineux peuvent traverser.

Quoiqu'elles soient fort étendues, aucune de ces
deux énumérations n'est complète ; et si nous avions
cru convenable d'en rapporter un plus grand nombre,
nous aurions facilement démontré que tous les écrivains ont également omis l'indication de circonstances
qui peuvent se présenter dans la pratique. L'erreur
dans laquelle ils sont tombés dépend de ce qu'ils n'ont
point distingué les altérations qui exigent nécessairement l'exécution d'une pupille artificielle, de celles
qui les compliquent dans quelques cas. En effet, l'o-
pacité centrale ou très-étendue de la cornée transparente, et l'oblitération de la pupille sont les seules altérations à l'occasion desquelles l'opération dont nous

Le plus utile, le plus important avantage qu'on retire de la pupille, pratiquée, autant qu'il est possible, au milieu de l'iris, c'est d'obtenir qu'elle corresponde à la plus grande convexité de la cornée, d'où les rayons de la lumière se dirigent en plus grande partie dans la direction de l'axe longitudinal de l'œil, plutôt qu'à sa circonférence. L'on ne saurait obtenir cet avantage, lorsque la nécessité oblige d'ouvrir la pupille sur les parties latérales. C'est pour cela, que dans cette dernière circonstance, on se trouve, plus que dans la première, obligé d'avoir recours à l'usage des verres convexes, que l'on emploie à la suite de l'opération de la cataracte. Dans ce cas, on avertit le malade de s'accoutumer à porter le foyer du verre vis-à-vis de la pupille nouvelle, qui correspond à l'un des côtés de la cornée (1).

(1) Reisinger, afin de pratiquer une pupille artificielle, propose de faire une petite section à la cornée, et d'introduire par-là un petit crochet double, remplissant les fonctions de la pince, au moyen duquel, après l'avoir placé vers le grand bord de l'iris, il est d'avis de détacher, dans une certaine étendue, cette membrane du ligament ciliaire, et de l'extraire par l'incision de la cornée, afin qu'ayant contracté adhérence avec les lèvres de la plaie, elle s'oppose à la rétraction de la totalité de l'iris, et par conséquent au resserrement de la nouvelle pupille. Ensuite, il juge à propos, attendu la résistance qu'oppose l'iris, lorsqu'on veut l'attirer hors de la cornée, et la crainte qu'il a que la cicatrice de la plaie faite à cette dernière membrane, puisse augmenter son opacité en établissant une procidence artificielle; il juge, dis-je, qu'outre son décollement du ligament ciliaire, on doit

réciser encore une portion de l'iris elle-même. Je renvoie à cet égard, pour une relation plus détaillée, au *Journal de médecine*, par M. Leroux, octobre, 1816.

Ce procédé opératoire, qui est un composé de celui de Beer et d'Assalini, s'éloigne beaucoup de cette simplicité qui prélude toujours au perfectionnement d'une opération chirurgicale. Il est d'ailleurs très-douteux que ce procédé, malgré les modifications indiquées par l'auteur, soit facilement applicable à tous les cas compliqués de clôture de la pupille, surtout à celui de l'opacité du cristallin et de la capsule, avec adhérence de celle-ci à la face postérieure de l'iris. Nous manquons, jusqu'à présent, de faits nouveaux et assez nombreux qui attestent le contraire ; et d'ailleurs il ne sera pas aisé de persuader aux hommes de l'art, qu'outre la fixation d'un crochet à la conjonctive pour tenir l'œil ferme, tant de perturbations faites à l'iris, puissent être exemptes de suites très-fâcheuses pour l'ensemble de l'organe de la vue.

traitons puisse être pratiquée. Dans l'un et l'autre cas, les rayons lumineux ne peuvent parvenir jusqu'au cristallin et à la rétine, et il est indispensable, afin de leur fournir un libre passage à travers les parties antérieures de l'œil, d'ouvrir l'iris dans un point qui corresponde à une portion transparente de la cornée, ou dans l'endroit que la pupille naturelle doit occuper.

Que l'iris soit adhérente à la cornée, en même temps que cette dernière membrane est devenue opaque, et que la pupille est effacée, le praticien ne doit voir dans un cas semblable qu'une complication de trois affections distinctes, dont la première ne saurait indiquer l'opération d'une pupille artificielle, tandis que chacune des deux autres en exigerait la formation, lors même qu'elle existerait isolément. Il en est de même des cas où l'on rencontre, avec le resserrement de la pupille ou l'opacité de la cornée, une cataracte, soit cristalline, soit membraneuse, ainsi que de ceux où l'adhérence de la face postérieure de l'iris à la partie antérieure de la capsule lenticulaire se joint à ces affections. Ces observations, qu'il serait facile de multiplier, démontrent que toutes les maladies de l'œil pouvant compliquer l'opacité de la cornée et l'oblitération de la pupille, les circonstances dans lesquelles on peut pratiquer l'opération de la pupille artificielle sont si nombreuses, qu'il est presque impossible d'en faire une énumération complète. Elles sont aussi variées que les combinaisons diverses que les maladies des yeux sont susceptibles de former entre elles.

C'est de ce nombre indéterminé de complications qu'il faut toujours combattre, bien plus que de la difficulté de pratiquer l'opération en elle-même, que sont nés ces procédés si nombreux que l'on a successivement proposés pour l'exécution de la pupille artificielle : c'est parce que le chirurgien rencontre souvent des dispositions qu'il n'avait pu prévoir, et que les auteurs même n'avaient pas décrites, que cette opération est quelquefois si difficile. Il faut une grande habileté, et une habitude plus grande encore pour modifier les procédés opératoires suivant chacun des cas que l'on a sous les yeux. M. Assalini exige avec raison que l'on soit toujours prêt, lorsque l'on entreprend une opération de la pupille artificielle, à combattre chacune des complications dont on peut prévoir l'existence.

Lorsque les progrès des arts entraînent l'invention de procédés très-nombreux, et que les écrits spéciaux se multiplient outre mesure sur chaque objet, il en résulte une sorte de confusion qu'il est utile de faire disparaître par des analyses sévères qui ramènent à leurs véritables élémens, et les circonstances dans lesquelles il faut opérer, et les opérations elles-mêmes.

On peut établir une pupille artificielle de trois manières différentes, 1° en incisant l'iris suivant l'axe de l'un de ses diamètres et dans une plus ou moins grande étendue ; 2° en excisant une portion de la substance de cette membrane ; 3° en détachant sa circonférence extérieure du ligament ciliaire. Les chirurgiens allemands qui ont adopté un langage aussi barbare qu'inutile, donnent à ces trois méthodes les noms de *corotomie*, de *corectomie* et de *corodialysis*. Quelques personnes détachent une partie de l'iris du ligament ciliaire, excisent une portion de son bord libre, et exécutent ainsi l'opération, suivant une quatrième méthode mixte, que l'on désigne, dans la nomenclature allemande, sous le nom de *corectodialysis*.

Un principe général, c'est que toutes les fois que l'on pratique l'opération de la pupille artificielle, et que le cristallin et sa membrane sont à leur place, qu'il y ait ou non opacité de ces parties, il faut exécuter en même temps l'opération de la cataracte. En effet, si le cristallin et sa capsule ont perdu leur transparence, la pupille nouvelle ne sera pas plus utile que l'ancienne, puisque les rayons lumineux trouveront derrière elle un obstacle qui s'opposera à leur passage jusque sur la rétine.

L'expérience a démontré, ensuite, que dans les cas où le cristallin est sain, il ne tarde pas à devenir opaque après l'opération, soit parce que sa capsule a été blessée par les instrumens; soit parce qu'elle a été seulement touchée par eux, et que ce contact suffit pour y développer l'irritation; soit enfin parce que la section de l'iris détermine une inflammation légère qui se propage facilement jusqu'à la lentille, et qui suffit pour lui faire perdre ses propriétés physiques. D'ailleurs, l'observation a démontré que toutes les fois que l'on est obligé d'ouvrir une pupille artificielle, même à l'occasion des opacités les plus simples de la cornée, le cristallin et sa membrane sont presque constamment opaques ou très-disposés à le devenir.

Il résulte de cette première considération dont tous les praticiens, et M. Scarpa lui-même ont senti l'importance, qu'il est convenable, dans les cas où l'on doit pratiquer une double opération, de porter les instrumens jusqu'à l'iris, à travers la cornée plutôt qu'à travers la sclérotique. La cataracte, par la méthode de l'extraction, peut être facilement pratiquée à travers la pupille artificielle. C'est ainsi que M. Forlenze, par un procédé ingénieux, incise la cornée dans la moitié de sa circonférence, et porte sur l'iris l'extrémité d'une pince très-fine avec laquelle il saisit cette membrane, tandis qu'à l'aide des ciseaux il en excise une portion plus ou moins considérable. La nouvelle pupille qui résulte de cette opération lui sert ensuite à extraire le cristallin suivant le procédé ordinaire.

Lorsque l'iris est seulement contractée sur elle-même et adhérente par sa face postérieure à la capsule cristalline, on peut, après avoir incisé la cornée, porter une aiguille entre ces deux membranes, et détruire les liens celluleux qui les unissent. Alors, l'iris recouvrant la liberté de ses mouvemens, la pupille s'élargit, et l'extraction du cristallin complète l'opération.

Que, dans les cas où le cristallin et sa membrane ayant été extraits ou déplacés, l'on ne fasse qu'une

médiocre incision à la cornée, afin de porter les instrumens jusqu'à l'iris, ce procédé est rationnel, parce
qu'une section plus étendue serait inutile. Mais l'expérience n'a pas prouvé que la division de la moitié de
la circonférence de la cornée soit dangereuse. Les chirurgiens qui accordent la préférence à l'opération de la
cataracte par la méthode de l'abaissement sur celle de
l'extraction, redoutent en vain l'étendue de l'incision
de la partie antérieure de l'œil. Les observations recueillies par une multitude de praticiens, démontrent
que des accidens ne sont pas plus à craindre après la
division de la moitié, ou même de près des deux tiers
de la circonférence de la cornée, qu'après une ponction de deux ou trois lignes, pratiquée près de l'union
de cette membrane avec la sclérotique.

M. Scarpa nous semble avoir parfaitement établi les
principes d'après lesquels on doit exécuter l'incision
de l'iris. Le *scalpel-iris*, que M. Adams a voulu substituer à l'instrument de Cheselden, et au moyen duquel il dit avoir ouvert avec succès des pupilles artificielles, chez un grand nombre de sujets, ne saurait, à raison de son volume, être introduit dans la
chambre postérieure de l'humeur aqueuse, sans toucher au cristallin et à sa membrane. L'action de cet
instrument est difficile et incertaine; il expose à blesser
la cornée avec sa pointe, et l'introduction des fragmens du cristallin divisé entre les lèvres de la plaie de
l'iris, afin de les tenir écartées, est une précaution absolument inutile. Effectivement, si l'ouverture nouvelle

n'est pas disposée à demeurer béante, elle se resserrera à mesure que la dissolution des corps étrangers aura lieu. Rien ne met donc, dans le procédé de M. Adams, à l'abri du rétrécissement, et bientôt après de l'oblité- ration de la pupille artificielle et du retour de la ma- ladie. C'est ce résultat, bien plus que la difficulté de les exécuter, qui a fait rejeter les procédés de Chesel- den et de Sharp que ce praticien a pris pour modèles.

M. Adams n'accorde pas plus d'efficacité aux pro- cédés qui ont pour objet de produire une perte de substance à l'iris, qu'à celui qu'il a adopté : il les croit même accompagnés de plus de danger que le sien. Les faits ne confirment en aucune manière une semblable assertion : tous les chirurgiens sont convaincus que, d'une part, l'excision d'une portion de l'iris assure presque toujours la permanence de l'ouverture que l'on y pratique ; tandis que, de l'autre, l'action de l'air dans les parties intérieures de l'œil qui résulte de l'in- cision de la cornée, et à laquelle M. Adams attribue une influence si funeste, n'est pas, dans la plupart des cas, la cause d'accidens graves.

M. Maunoir, fondé sur des observations, d'après lesquelles il a admis la présence des fibres musculaires dans la substance de l'iris, a établi qu'il suffit de diviser cette membrane dans une direction perpendiculaire à celle de ses fibres, soit rayonnantes, soit circulaires pour y établir une ouverture permanente, et dont la contraction de ces fibres tendent même toujours à agrandir les dimensions. Plusieurs opérations ont été faites d'après ces principes avec succès; mais ayant une fois divisé l'iris replié de manière à y former un lambeau triangulaire, il vit cette languette se rétracter sur elle-même, de sa pointe vers sa base, et laisser libre une pupille beaucoup plus large. Il répéta ensuite à dessein ce procédé nouveau, et l'on vient de lire dans le chapitre précédent, que M. Scarpa conseille de l'appliquer à tous les cas. Plus simple que celles qui ont pour objet l'excision d'une portion de l'iris, l'opération de MM. Maunoir et Scarpa en a tous les avantages, puisque le lambeau revenu sur lui-même disparaît entièrement, et laisse à découvert une plaie avec perte de substance. Elle doit être rangée parmi ces opérations mixtes, dans lesquelles se trouve réuni ce que plusieurs méthodes différentes présentent d'avantageux sans en avoir les inconvéniens.

Le professeur Assalini a proposé d'emporter, dans le cas où la portion transparente de la cornée est très-resserrée, et placée très-près de la sclérotique; il a proposé, disons-nous, d'emporter avec la partie la plus extérieure de l'iris, une égale portion des procès ciliaire. Cette opération est assez difficile à pratiquer: une vive inflammation peut en être la suite; la pupille nouvelle, située très-loin de l'axe de l'œil, est moins utile que si elle correspondait au milieu de la cornée. Telles sont les objections que l'on peut opposer à son exécution. Nous estimons toutefois que l'on doit y avoir recours lorsqu'il ne reste pas d'autre ressource au malade : la cécité est une infirmité tellement grave.

qu'il est permis de tout entreprendre pour en diminuer au moins les inconvéniens.

Lorsque l'établissement d'une pupille artificielle
est rendu nécessaire par l'opacité partielle de la cornée, il a été long-temps de précepte d'inciser la portion de la circonférence de cette membrane qui correspond à l'endroit sain, afin d'ouvrir l'iris dans la
même partie. Nous pensions depuis long-temps,
que cette manière d'opérer a de graves inconvéniens, et
nous avions vu, dans plusieurs occasions, la cicatrice
de la plaie rétrécir l'espace, déjà très-resserré, que
l'opacité de la cornée laissait libre. La règle établie par
M. Scarpa, de porter l'instrument sur la portion déjà
obscurcie, et au voisinage de la partie transparente
de cette membrane, nous semble très-rationnelle,
et ce procédé doit être adopté dans tous les cas dont il
s'agit.

Les chirurgiens allemands ont adopté la méthode
d'ouvrir la pupille artificielle que M. Scarpa avait
d'abord proposée; et actuellement que ce praticien
célèbre a changé d'opinion, ses imitateurs d'outre-
Rhin continuent à accorder la préférence à l'opération qu'il a abandonnée. Ils ont peut-être raison ; car,
autant que nous en pouvons juger par un petit nombre
de faits qui sont parvenus à notre connaissance, le
décollement du bord ciliaire de l'iris est une opération
plus simple, plus facile, moins féconde en accidens,
que la double incision ou que l'excision de cette membrane. Et les cas où cette opération ne réussit pas, ne

nous semblent pas assez nombreux pour la faire proscrire. Toutefois, les chirurgiens allemands ont changé la manière d'opérer du professeur de Pavie : ils ont inventé plusieurs instrumens particuliers, afin d'atteindre avec plus de certitude et de facilité le but que l'on se propose en y recourant.

M. Schmidt ayant observé un décollement de l'iris à la suite d'un coup de fouet, chercha, à peu près à la même époque que M. Scarpa, à produire le même effet, à l'aide d'une aiguille courbe assez semblable à celle du chirurgien italien. Comme lui, il perça la sclérotique au-dessus de l'extrémité externe du diamètre transversal de la cornée, et dirigea la pointe de l'instrument à travers la chambre postérieure de l'humeur aqueuse jusque vers le bord interne de l'iris, en tournant sa concavité en avant et sa convexité en arrière. Il enfonça ensuite l'extrémité de l'aiguille dans l'iris, à un quart de ligne du cercle ciliaire, et détacha le bord de cette membrane dans une étendue assez considérable pour permettre au malade de voir distinctement les objets situés autour de lui. L'aiguille fut alors retirée avec les mêmes précautions qu'après l'opération de la cataracte par la méthode de l'abaissement.

On a observé que cette opération occasione de très-vives douleurs au malade, à l'instant où l'on détache l'iris de son ligament. Ces douleurs, produites par la rupture des nerfs ciliaires, sont quelquefois la cause de graves accidens. Une assez grande quantité de sang s'épanche dans l'œil, à la suite de la division des vaisseaux sanguins de l'iris; mais il est ensuite facilement repris par les vaisseaux absorbans; et si le défaut de permanence de l'ouverture pratiquée suivant ce procédé n'avait pas été quelquefois remarqué, cet inconvénient ne serait pas suffisant pour le faire rejeter.

Le célèbre Beer de Vienne préfère actuellement, à l'excision d'une portion de l'iris, qu'il pratiquait de la même manière que M. Demours, le décollement de la circonférence de cette membrane. Après avoir percé la cornée transparente, il détache l'iris du cercle ciliaire dans une certaine étendue, et il se sert pour cette partie de l'opération, ou de l'aiguille courbe de M. Schmidt, ou d'une airigne particulière, ou de la double airigne de Reisinger. Ce procédé a pour objet de détacher l'iris du ligament ciliaire, et de fixer en même temps son bord décollé à l'ouverture de la cornée, afin de s'opposer au resserrement et à l'occlusion consécutifs de la nouvelle pupille.

M. Langenbeck, qui a adopté ces principes, a remarqué que quand on n'est pas doué d'une grande habileté, l'introduction et surtout la sortie des ai gnes, avec lesquelles on se propose de saisir le bord ciliaire de l'iris, afin de le détacher du ligament qui le soutient, sont souvent difficiles et suivies d'accidens. Il arrive quelquefois que la membrane déjà saisie se détache avant d'avoir été décollée dans une assez grande étendue, en sorte que la pupille artificielle reste incomplète, et que l'on ne peut, à raison de l'affaissement des parties, à la suite de l'évacuation de l'humeur aqueuse, remédier à cet inconvénient. En retirant l'instrument, sa pointe, recourbée, s'engage quelquefois dans la cornée, si l'œil est très-mobile et la main du chirurgien peu sûre et peu exercée.

Ces inconvéniens doivent disparaître, suivant M. Langenbeck, si l'on fait usage d'un instrument que l'on puisse introduire facilement entre la cornée et l'iris, lors même que ces deux membranes sont rapprochées l'une de l'autre, et qui n'exige pas une ouverture considérable pour son introduction. Cet instrument doit saisir l'iris si solidement qu'elle ne puisse pas s'éloigner avant d'être parvenue jusqu'aux lèvres de la plaie; il faut enfin qu'il sorte dans la direction suivant laquelle il est entré, sans qu'aucune partie soit exposée à être blessée par lui.

M. Langenbeck a donné le nom de *coreoncion* à l'instrument qu'il a inventé; il se compose de deux parties : la première est une canule très-mince, longue d'un pouce et demi, montée à la manière des canules de seringue sur le corps d'un tuyau d'argent qui sert de manche. La seconde partie de l'instrument est un crochet très-délié qui traverse toute l'étendue de la canule, et dont la tige se perd dans le tuyau principal. Ce crochet porte une vis latérale susceptible de glisser de haut en bas dans une ouverture pratiquée au manche, ce qui fait rentrer ou sortir l'extrémité recourbée du crochet. Un ressort en spirale est disposé à l'autre bout de la tige qui soutient le crochet; de telle sorte que

quand on a fait sortir ce dernier, il suffit d'abandonner le bouton que forme la vis, pour que le crochet
rentre de lui-même dans la canule.

Pour se servir de cet instrument, il faut pratiquer
une très-petite incision à la cornée, le saisir ensuite
comme une plume à écrire, et le porter jusqu'à la
partie de l'iris que l'on se propose de détacher. Arrivé
là, on fait saillir le crochet, on l'enfonce dans la membrane, et le laissant ensuite rentrer par l'action spontanée du ressort, l'iris se trouve fortement saisie, en
même temps que la pointe de l'instrument est cachée.
On extrait alors ce dernier, et à mesure qu'on l'entraîne, le bord ciliaire de l'iris suit le même mouvement. Quand le décollement est suffisant, c'est-à-dire
lorsque la portion de l'iris détachée est parvenue au
bord de l'ouverture de la cornée, on fait sortir le
crochet de sa gaîne, et on le dégage de la membrane
qu'il retenait.

Le docteur Schlagintweit a inventé un instrument
analogue à celui de M. Langenbeck : il lui a donné le
nom d'*iriankistron*, et son procédé est à peu près
semblable à celui que nous venons de décrire. Nous
croyons inutile de nous y arrêter plus long-temps :
ces instrumens sont plus propres à embarrasser le
chirurgien qu'à rendre les opérations faciles ; et les
procédés que nous venons de décrire, s'ils ne sont
pas complétement inutiles, peuvent du moins être
toujours remplacés par des procédés plus simples, et
dont le succès est par conséquent plus assuré.

Ce que M. Adams a exécuté, lorsque la pupille a été presque entièrement effacée, à la suite d'une procidence de l'iris qui a entraîné la plus grande partie de sa circonférence intérieure hors de la cornée, M. Himly le propose, pour tous les cas où il existe une opacité centrale de la cornée, qui s'oppose au passage des rayons lumineux jusqu'à la pupille naturelle. Ce chirurgien fait alors à la cornée, près de sa circonférence, une ouverture d'une ligne environ d'étendue. Un couteau à lame étroite, allongée, assez semblable à celui de Richter, lui sert à exécuter cette première partie de l'opération. Il introduit ensuite dans la plaie une airigne simple et déliée, avec laquelle il accroche le bord pupillaire de l'iris, l'amène au dehors à travers la plaie, et opère ainsi une procidence artificielle.

Il se forme alors, près de l'axe de l'œil, une pupille large et irrégulière, qui ne saurait s'effacer consécutivement; et si le cristallin et sa capsule sont transparens, ils peuvent rester intacts. Mais à côté de ces avantages, l'opération que nous venons de décrire a aussi de graves inconvéniens, dont son auteur n'a dissimulé ni le nombre ni l'importance. Ainsi, une inflammation plus ou moins intense peut se propager de la partie de l'iris qui forme la procidence, à toute l'étendue de cette membrane. L'instrument peut atteindre la capsule cristalline, en provoquer l'opacité, et nécessiter une opération de la cataracte que l'adhérence de l'iris à la cornée, et l'état de maladie de l'œil rendront plus difficile et plus incertaine dans ses résultats. Il peut enfin survenir, autour du point de la cornée qui a reçu l'iris, un obscurcissement qui s'unisse à celui qui existait déjà, et qui rende l'opération inutile et la lésion absolument incurable.

Toutefois, aucun de ces accidens ne s'est encore manifesté, et M. Himly, qui a plusieurs fois pratiqué cette opération, l'a toujours vue suivie de succès.

Nous n'avons eu pour but, dans ces additions, que de compléter l'examen critique des méthodes et des procédés qui ont été proposés, afin d'ouvrir la pupille artificielle. Il est sans doute plusieurs détails opératoires auxquels leurs inventeurs attachent beaucoup d'importance, et dont nous avons négligé de parler; mais nous avons dû les passer sous silence, à raison de leur peu d'utilité réelle; tel est, entre autres, le crochet du docteur Græfe de Berlin.

On ne saurait méconnaître que la manière d'agir du chirurgien doit être modifiée suivant les différentes combinaisons d'affections qui peuvent exiger l'exécution de l'opération de la pupille artificielle. En effet, le procédé qui convient, lorsque le cristallin est opaque et adhérent à l'iris, serait peu rationnel dans les cas où la cornée est seule affectée, et où l'iris est fixé à sa face postérieure. Ce n'est que depuis un petit nombre d'années que l'on a commencé à analyser ces circonstances, et que l'on a combiné les différentes manières d'agir avec les obstacles variés que l'on pouvait avoir à combattre. En attendant que ce travail soit complet, il est indispensable de conserver tous les procédés inventés; car il peut se rencontrer des cas où ils deviendront utiles, et où l'on devra les adopter. Une méthode d'ouvrir la pupille artificielle que l'on voudrait appliquer à toutes les espèces de maladies qui requièrent l'exécution de cette opération, est une chimère que les bons esprits ne cherchent plus. Ils se bornent à déterminer la meilleure manière de combattre chaque complication des maladies qui rendent l'opération de la pupille artificielle nécessaire. C'est afin de rendre les recherches de ce genre plus faciles à nos lecteurs, que nous avons ajouté plusieurs descriptions d'opérations de la pupille artificielle à celles que M. Scarpa avait déjà rassemblées dans le chapitre que l'on vient de lire.

CHAPITRE IV.

Du staphylôme.

On appelle staphylôme cette maladie du globe, à raison de laquelle la cornée perd sa transparence naturelle, se soulève au-dessus de l'œil, et successivement encore, s'avance entre les bords des paupières et forme une tumeur oblongue, de couleur blanchâtre ou perlée, tantôt lisse, tantôt bosselée. La perte totale de la vue en est constamment le résultat.

Les enfans sont très-souvent attaqués de cette maladie, et le plus ordinairement à la suite de l'ophtalmie puriforme, peu après leur naissance, ou à la suite de la variole. Ce qui est remarquable, c'est que cet accident n'arrive jamais dans la période de l'éruption varioleuse, ni pendant celle de la suppuration; mais lorsque les pustules se dessèchent, et même après la chute des croûtes.

Le staphylôme, chez un grand nombre de sujets, après être parvenu à un certain degré d'élévation sur la cornée devient stationnaire, ou n'augmente que dans une juste proportion avec le reste de l'œil. Chez d'autres, la petite tumeur de la cornée augmente successivement dans toutes les dimensions, et avec une telle disproportion, relativement au reste du globe oculaire , qu'elle ressort d'une manière remarquable hors des paupières, ce qui devient très-désagréable et défigure complétement le malade (1).

Cette maladie est, à juste raison, rangée parmi les plus graves dont le globe de l'œil puisse être affecté; car, à la perte totale et irréparable de la vue, qu'elle

(1) Il m'est arrivé, il n'y a pas long-temps, d'observer une affection singulière de la cornée, et que je ne saurais à quelle classe de maladie ranger, si je ne la rapportais au staphylôme. Chez une femme d'environ trente-cinq ans, ayant les yeux naturellement saillans, le centre des deux cornées se souleva graduellement, sans aucune cause manifeste, au point que cette membrane ne formait plus un segment régulier de sphère apposé sur la sclérotique, mais précisément un cône terminé en pointe. Ayant observé la cornée d'un côté, elle paraissait avoir la forme d'un petit entonnoir, transparent, appuyé par sa base sur la sclérotique. Dans quelques mouvemens de tout le globe de l'œil, il semblait que la pointe de ce cône était un peu moins transparente que sa base, et dans d'autres mouvemens, cet effet n'avait pas lieu. Toutefois, aux endroits où paraissait le moins cette transparence, elle était cependant telle, qu'elle opposait un obstacle remarquable à la vision. En faisant placer l'œil directement contre une fenêtre, le sommet du cône réfléchissait la lumière avec une telle force, qu'il paraissait un point étincelant ; et comme cette circonstance avait lieu précisément vis-à-vis de la pupille, déjà rétrécie, cette femme ne voyait distinctement les objets que sous l'influence d'une lumière modérée, qui permettait à la pupille de se dilater suffisamment : lorsque la lumière était vive, elle ne voyait que peu, et confusément.

produit, se joignent les maux qui dérivent nécessaire-ment de l'augmentation et de la protubérance du sta-phylóme; ce qui arrive alors que la tumeur de la cornée acquiert un tel volume qu'elle ne peut plus être recouverte par les paupières. Effectivement, dans ces circonstances, l'exposition continuelle du globe de l'œil au contact de l'air, et des particules qui y voltigent, le frottement qu'exercent les cils sur cet organe, l'écoulement non interrompu des larmes sur la joue correspondante, sont autant de causes suffi-santes pour que l'œil, incessamment blessé, s'en-flamme, et détermine sympathiquement la phlogose de l'œil sain, et pour que des ulcères se développ-pent simultanément sur le globe oculaire affecté, la paupière inférieure et la joue correspondante.

L'opinion des chirurgiens sur la nature du staphy-lóme a été pendant long-temps que, dans cette mala-die, la cornée se prête, et cède à la distension produite par la tuméfaction des humeurs propres du globe de l'œil; de la même manière, à peu près, que le péritoine cède à la pression des viscères contenus dans le bas-ventre, lorsqu'il se forme une hernie intestinale. Rich-ter (1) a contesté cette théorie, et il a fait remarquer que le plus souvent le staphylóme se forme, sans que la tumeur de la cornée ait été précédée par aucune de ces dispositions morbifiques, qui sont généralement regardées comme susceptibles d'affaiblir la texture et l'élasticité des parties; que la cornée dégénérée en

(1) *Observ. chirurg.*, fascicul. 2.

staphylôme acquiert une épaisseur bien plus considérable que celle dont elle est pourvue dans son état naturel, et que, par conséquent, le staphylôme, loin d'être intérieurement creux, est entièrement compacte et solide. Il devrait être tout le contraire, si cette tumeur était effectivement le produit d'une trop grande distension soufferte par la cornée de dedans en dehors, avec amincissement de sa texture naturelle.

Quant à cette cause, je donnerai à Richter tous les justes éloges que méritent ses talens distingués dans toutes les branches de l'art de guérir; mais je ne puis m'empêcher d'avertir que cet illustre auteur, en exposant une vérité de fait sur l'origine et sur la nature du staphylôme, a trop généralisé sa doctrine. Il ne reconnaît aucune différence entre le staphylôme récemment formé, chez les enfans, et celui qui apparaît chez les individus déjà adultes, où il acquiert un volume assez considérable pour franchir d'une manière remarquable le bord des paupières. Je conviens pleinement avec Richter, comme d'un fait certain et démontré, que le staphylôme récent des enfans est tout compacte et tout-à-fait solide, à raison de l'épaisseur que la cornée prend dans cette maladie ; mais il est également certain, comme je l'ai constaté par des observations répétées, que le même staphylôme, dans son origine, tout solide et compacte, acquiert, après une suite d'années, et chez des sujets déjà adultes, un tel développement et un

tel volume, que la tumeur de la cornée devient protubérante hors des paupières. Alors la cornée, proprement dite, est constamment plus mince, ou du moins
n'est pas plus grosse que dans l'état naturel. Il est
donc raisonnable de dire que cette tumeur n'est point
intérieurement toute solide, à moins qu'on ne la
considère comme telle, à raison de ce que dans son
état d'ampleur elle est susceptible de contenir l'iris et le
cristallin, et souvent même une portion du corps
vitré; parties qui, abandonnant leur siége naturel,
sont poussées par degrés en avant, et viennent occuper la concavité qui se forme dans la cornée, et qui
s'agrandit graduellement.

La cornée des enfans est, dans l'état sain, pro-
portionnellement, au moins deux fois plus grosse et
plus pulpeuse que la cornée des adultes; par conséquent, la chambre antérieure de l'humeur aqueuse
des enfans est si étroite, comparée à celle des
adultes, que la cornée, chez les très-petits enfans, peut être regardée comme étant presque en
contact avec l'iris. D'ailleurs, chez les sujets de cet
âge, la cornée est tellement molle, tellement souple
et abreuvée de sucs, que si on la détache du reste de
l'œil après la mort, et si on la frotte entre les doigts,
elle perd au moins la moitié de son épaisseur; c'est
ce qui n'a pas lieu chez les adultes. La cornée des petits enfans est tellement souple et extensible, que dans
les injections fines de la tête, si la matière injectée
s'extravase en grande quantité dans le globe de l'œil,

la cornée, comprimée d'arrière en avant, se soulève d'une manière remarquable vers les paupières; ce qui, dans des circonstances semblables, n'arrive point aux yeux des adultes.

C'est précisément à cause de cette nature pulpeuse, de cet état d'humidité et de cette souplesse naturelle de la cornée des enfans d'un âge tendre, comme aussi à cause du resserrement naturel de la chambre antérieure de l'humeur aqueuse, qu'il arrive souvent que les enfans étant surpris peu de temps après leur naissance par une ophtalmie puriforme ou par une métastase varioleuse, leur cornée admet plus facilement que celle des adultes l'introduction, dans son tissu spongieux, de cette humeur grossière et tenace qui s'y extravase. C'est à raison de la stagnation et de la condensation de cette humeur, que, non-seulement la cornée perd promptement dans cet âge son organisation et sa transparence naturelles, mais qu'elle se gonfle et grossit beaucoup plus que dans l'état de santé, et dégénère totalement, et en peu de temps, en une tumeur en forme de pointe, blanchâtre ou perlée, toute solide, sans vide à l'intérieur, parfaitement en contact ou adhérente avec l'iris, dont elle se trouve rapprochée déjà, comme nous venons de le dire, chez les enfans.

Cependant cette maladie éprouve de nouvelles modifications par la succession du temps; car l'œil, en augmentant de volume avec les années, l'iris et le cristallin, par des causes qui ne sont point assez connues, quittent leur situation naturelle, et sont continuellement poussés en avant. Ce déplacement est favorisé par la liquéfaction et la turgescence contre nature du corps vitré, qui a constamment lieu dans cette maladie, lorsqu'elle est invétérée. Or, toutes les fois que la cornée n'est pas parfaitement dense et solide, le cristallin et l'iris la poussent insensiblement de dedans en dehors, et, avec le temps, la distendent dans toutes ses dimensions jusqu'à ce qu'elle forme une protubérance hors des paupières. La pression de ces parties l'amincit à raison du volume et de l'ampleur qu'elle acquiert. Il ne m'est jamais arrivé de voir, chez les adultes, un gros staphylôme saillant hors des paupières dont la première apparition ne datât de l'enfance. J'ai constamment trouvé que l'épaisseur et la densité de la cornée, chez les sujets vivans, comme sur les cadavres des personnes qui avaient été affectées de cette maladie, étaient en raison inverse de leur âge. Dans les staphylômes invétérés et très-saillans hors des paupières, on voit clairement transparaître, çà et là, l'iris qu'ils contiennent; et si ce phénomène n'est pas également évident sur tous les points de la tumeur, c'est parce que la conjonctive, qui couvre extérieurement la cornée, ainsi que ses vaisseaux devenus variqueux, étendent sur elle une couche de substance qui n'est pas également dense, également opaque dans tous ses points. Or, c'est précisément cette couche épaisse de la lamelle de la conjonctive qui passe au devant de la cornée, qui dans le staphylôme, lorsqu'il est parvenu à une grosseur et à une ampleur considérables, peut facilement en imposer, et induire à croire que la substance de la cornée acquiert d'autant plus de densité et d'épaisseur, que la tumeur augmente. Cependant le contraire a lieu; seulement l'augmentation de la densité de la lamelle de la conjonctive qui recouvre extérieurement la cornée, supplée en partie à la diminution d'épaisseur du véritable tissu de cette membrane. C'est un moyen dont la nature se sert, en beaucoup d'occasions, afin de prévenir les accidens que pourraient éprouver les parties molles, dépouillées de leurs enveloppes et exposées à l'action des corps extérieurs. Il n'est d'ailleurs pas présumable que parmi un aussi grand nombre d'habiles chirurgiens et d'observateurs exacts de tous les siècles, qui plusieurs fois, dans le cours de leur pratique, ont emporté des staphylômes invétérés et de la plus forte dimension, il n'y en ait pas un seul qui se soit aperçu qu'à ce très-haut degré de la maladie, la cornée, au lieu d'être amincie, selon l'opinion commune, est un corps intérieurement compacte et tout solide. Je trouve, au contraire, consigné dans les ouvrages où ils parlent de l'extirpation faite au moyen de la ligature des staphylômes très-gros et très-saillans hors des paupières, des avertissemens de ne serrer que légèrement le fil, de peur que la cornée, très-amincie, ne se déchire pas trop facilement. Gunz (1), dans sa

_____

(1) *De staphylom. dissert. Vied disput. chirurg. Halleri.*

dissertation sur le staphylôme, dit avoir été le témoin oculaire d'un semblable accident arrivé à un malade, auquel on avait percé et lié un staphylôme à l'aide de l'aiguille et du fil.

La doctrine de Richter sur la nature de cette maladie, relativement au staphylôme récent des enfans, est donc une vérité de fait ; mais, d'après ce qui est constant pour moi, elle admet des exceptions à l'égard de l'épaisseur de la cornée dans le staphylôme de vieille date, qui est parvenu à un volume considérable, et forme une saillie hors des paupières.

Il en est encore qui prétendent que la sclérotique est susceptible de former des staphylômes, c'est-à-dire d'éprouver des distensions ou des soulèvemens partiels de son hémisphère antérieur sur le blanc de l'œil ; d'autres mettent en doute l'existence de cette maladie. Il ne m'est jamais arrivé, jusqu'à présent, de voir une seule fois aucune tumeur ou soulèvement de la sclérotique, à la face antérieure de l'œil, en forme de staphylôme ; mais, ce qui paraîtra étrange et singulier, c'est qu'il m'est arrivé d'observer deux fois, sur des cadavres, le staphylôme de la sclérotique dans son hémisphère postérieur, et j'ignore si d'autres que moi l'ont vu ou décrit. La première fois, ce fut dans un œil enlevé, pour tout autre motif, du cadavre d'une femme de quarante ans. Cet organe (1) était de figure ovale, et dans

(1) Voyez planche 2, fig. 9. a.

sa totalité plus volumineux que l'autre, qui était sain
De l'hémisphère postérieur de cet œil, au côté externe de l'entrée du nerf optique, ou de la partie
correspondante à la tempe du même côté, la sclérotique se soulevait sous la forme d'une tumeur oblongue (1), semblable à une petite noisette. Comme la
cornée était saine, et que les humeurs conservaient
encore leur transparence naturelle, en regardant
par la pupille, on voyait en dedans, vers le fond, une
cavité insolite, transparente, et sur laquelle la sclérotique s'était amincie. Ayant ouvert cet œil, j'y
trouvai le corps vitré, désorganisé et converti en
une eau limpide, et le cristallin un peu jaunâtre,
mais non point opaque. Après avoir plongé l'hémisphère postérieur de ce même œil dans l'esprit-de-vin,
mêlé de quelques gouttes d'acide nitreux, afin de
communiquer de la consistance et de l'opacité à la
rétine, j'ai pu reconnaître distinctement que la cavité
du staphylôme de la sclérotique, manquait de cette
couche nerveuse; que la choroïde, très-mince en
cet endroit, était décolorée et manquait de son en-
trelacement vasculaire; que surtout la sclérotique,
au sommet du staphylôme, était tellement amincie
qu'elle égalait à peine une feuille de papier à écrire.
J'appris que la femme, du cadavre de laquelle on avait
extrait l'œil, avait perdu, quelques années auparavant,
l'usage de la vue de ce côté; et cela pendant la durée

(1) Voyez planche 2, fig. 9. a.

d'une ophtalmie opiniâtre accompagnée de maux de tête très-aigus et presque habituels.

J'ai eu l'occasion de répéter la même observation sur un œil enlevé de même par hasard du cadavre d'une femme de trente-cinq ans, et qui me fut envoyé de Milan par le docteur Monteggia, connu par ses excellentes productions en médecine et en chirurgie. Cet œil, comme le précédent, était de figure ovale, et plus gros que l'œil sain (1). Le staphylôme de la sclérotique (2) occupait son hémisphère postérieur au côté externe du point d'insertion du nerf optique. Le corps vitré s'était converti en eau, la capsule du cristallin était gorgée d'un fluide blanchâtre délayé; le cristallin, jaunâtre, était plus petit qu'à l'ordinaire; la rétine était diminuée dans le staphylôme et à la face interne de la sclérotique; la choroïde et la sclérotique elle-même soulevées en forme de tumeur, étaient tellement amincies que la lumière passait à travers. Le docteur Monteggia ne put rien me dire de positif sur le degré de vision dont avait joui cette femme pendant sa vie. Il est remarquable, dans les deux cas que nous venons de décrire, que le staphylôme de la sclérotique était placé au côté extérieur de l'insertion du nerf optique. Au reste, les chirurgiens parviendront peut-être, par des observations ultérieures, à établir les signes diagnostiques de cette

(1) Voyez planche 2, fig. 10.
(2) Voyez planche 2, fig. 10. a.

maladie ; mais, en égard à la profondeur du siége du mal, et à sa nature, je doute fort que l'art parvienne jamais à fournir des moyens efficaces pour en arrêter les progrès, et bien moins encore pour le guérir.

Revenons au staphylôme de la cornée. Comme cette partie du globe de l'œil , en pareille circonstance, se trouve affectée d'une opacité à laquelle on ne peut remédier , l'objet du chirurgien ne peut être que d'obtenir que la tumeur de la cornée déjà désorganisée n'augmente point de volume. Or, si c'est chez un enfant d'un âge tendre, il convient de favoriser autant que possible son aplatissement. Si le staphylôme est invétéré, et que la tumeur soit grosse et proéminente hors des paupières, il faut avoir recours aux moyens chirurgicaux, afin de la rapetisser assez pour qu'elle rentre dans l'orbite, et qu'elle s'y enfonce de telle sorte qu'on puisse corriger la difformité au moyen d'un œil artificiel.

Richter, dans les cas de staphylôme récent, propose d'établir, au bas de la tumeur de la cornée, un ulcère artificiel, au moyen de l'application réitérée du nitrate d'argent fondu, ou du muriate oxygéné d'antimoine, et de le maintenir ouvert par l'emploi répété des mêmes caustiques. Son objet est d'évacuer, par le moyen de ce petit cautère, l'humeur épaissie et visqueuse qui est la cause immédiate de l'opacité et de l'engorgement morbide de la cornée. Cet auteur assure avoir obtenu plusieurs fois, à l'aide de ce fonticule, établi sur la tumeur, la diminution du staphylôme et d'avoir même dans un cas particulier, rendu à la cornée sa transparence. Cette guérison m'a toujours semblé une des plus rares et des plus merveilleuses qui aient été recueillies sur les maladies des yeux, d'autant plus qu'elle a été obtenue en quatorze jours. *Ter repetita operatione, quarto scilicet, septimo et decimo die, ne vestigium quidem morbi die decimo quarto supererat* (1).

Il m'est désagréable de déclarer que, quoique j'aie plusieurs fois entrepris de traiter, avec l'espoir du succès, le staphylôme récent des enfans, en mettant en pratique la méthode mentionnée du petit cautère, j'ai toujours échoué. Je croyais au succès parce que le plan de traitement dérivait de notions préliminaires, certaines et évidentes sur la nature de la maladie, lorsque, récente encore, elle se développe chez les très-jeunes enfans, et parce que, d'ailleurs, en agissant ainsi, je suivais l'exemple de l'un des maîtres les plus accrédités en chirurgie. Cependant je ne suis pas parvenu, jusqu'à présent, à pouvoir me flatter d'avoir été assez heureux, ni pour rendre à la cornée sa transparence, ni pour diminuer le volume du staphylôme, et je ne puis comparer en aucune manière, mes succès à ceux qui ont été obtenus par Richter. Chez trois enfans, l'un âgé d'un an et demi, et les deux autres d'un peu plus de trois ans, récemment affectés de staphylôme à l'un des yeux, à la suite de la petite-vérole, j'ai établi et entretenu un petit

____

(1) *Observ. chirurg.*, fascic. 2.

ulcère à la base de la cornée, au moyen du nitrate d'argent fondu; je n'en ai retiré, au bout de trente jours et plus, aucun avantage, ni quant à la diminution de la tumeur, ni bien moins encore, quant à son opacité. Chez un enfant âgé de cinq ans, et affecté depuis peu de temps d'un staphylôme survenu à la suite d'un violent *chémosis*, j'ai établi un ulcère au bas de la cornée, en faisant glisser à plat une lancette à peu de profondeur dans la substance de cette membrane désorganisée, et tuméfiée. J'entretins ensuite la plaie pendant cinq semaines, moyennant une solution de nitrate d'argent fondu; j'ai observé que le staphylôme s'est un peu affaissé et qu'il a perdu cette pointe aiguë, qu'il présentait à son centre (1); mais la cornée est demeurée opaque comme auparavant. Chez deux autres enfans, à peu près du même âge, traités par la même méthode, quoique l'ulcère de la cornée ait été entretenu pendant cinquante jours, je n'ai pu obtenir aucune dépression ou diminution du staphylôme, et par conséquent, chez ces deux enfans, la tumeur conique de toutes les parties de la cornée, se maintint telle qu'elle était auparavant.

Quand même on parviendrait, au moyen d'expériences ultérieures, faites par des personnes habiles à

____

(1) La forme conique que prend la cornée dans cette maladie est un signe caractéristique qui fait distinguer, avec précision, le staphylôme du leucoma, et d'une opacité totale de la cornée.

prouver, sinon dans tous les cas, du moins dans quelques combinaisons particulières de circonstances, l'avantage du plan de traitement curatif, dont l'objet est non-seulement de rétablir la transparence de la cornée, mais encore d'obtenir la diminution et la dépression du staphylôme récent des enfans, je suis d'avis que personne ne se persuadera facilement, que la même méthode puisse jamais être d'aucune utilité afin de provoquer l'affaissement du staphylôme volumineux et invétéré des adultes, de celui qui pointe hors des paupières et pèse sur la joue. Quel avantage pourra-t-on espérer d'un ulcère artificiel, fait à la substance de la cornée, qui déjà n'est plus molle et pulpeuse, ni seulement tuméfiée par une humeur visqueuse épanchée dans sa texture caverneuse; mais qui, par le laps de temps, est devenue aride, coriace, proéminente de dedans en dehors, à raison d'une excessive distension, et recouverte d'une croûte calleuse, formée par la lamelle de la conjonctive et par des vaisseaux variqueux? Il est certain que toutes les fois qu'il est arrivé que le staphylôme invétéré et proéminent hors des paupières s'est accidentellement ulcéré par le choc d'un corps étranger, par l'acrimonie des larmes, ou par une longue pression des parties sur lesquelles il appuyait, on n'a jamais observé qu'à raison de cette ulcération, il ait diminué de volume; au contraire, on dit qu'il est arrivé plusieurs fois en des cas semblables que l'ancien staphylôme ulcéré a dégénéré en fongus d'un caractère malin.

C'est pourquoi, dans le plus haut degré de cette maladie, et lorsque la tumeur fait saillie hors des paupières, l'art n'a pas encore de moyen plus efficace pour réprimer les progrès du mal, ou pour enlever la difformité, que l'extirpation du staphylôme, et après la cicatrisation de la plaie, l'application d'un œil artificiel.

Voici comment Celse s'exprime en parlant de cette opération (1) : *Curatio duplex est. Altera ad ipsas radices per medium transuere acu duo lina ducente ; deinde alterius lini duo capita ex superiore parte, alterius ex inferiore adstringere inter se, quæ paulatim secando id excidant. Altera in summa parte ejus ad lenticulæ magnitudinem excindere ; deinde spodium aut cadmiam infricare. Utrolibet autem facto, album ovi lana excipiendum et imponendum ; posteaque vapore aquæ calidæ fovendus oculus, et lenibus medicamentis ungendus est.*

Bien que la première méthode, ou celle de la *ligature*, soit abandonnée dans ces temps modernes, ayant été reconnue généralement comme la moins avantageuse, cependant la plupart des chirurgiens continuent à traverser la base du staphylôme avec une aiguille et du fil, non pas, il est vrai, pour lier et pour serrer la tumeur, mais afin de faire une anse, à l'aide de laquelle ils fixent commodément le globe

_____

(1) *De medic.*, lib. 7, cap. VII.

de l'œil, au moment où ils excisent circulairement le staphylôme. Mais cet avantage, ainsi que je le démontrerai plus bas, peut être obtenu par un moyen bien plus simple, plus expéditif, et moins incommode pour le malade. Je suis fondé à croire que l'appareil de l'aiguille et du fil, dans le traitement du staphylôme, ne tardera point à être tout-à-fait réformé, tant comme moyen curatif principal, que comme objet auxiliaire dans l'opération.

Quant à la seconde méthode, c'est-à-dire celle d'emporter le staphylôme par la rescision, il me semble qu'on n'a pas fait jusqu'à présent assez d'attention à ce que Celse a laissé dans ses écrits à cet égard; car il ne prescrit pas d'inciser le staphylôme en forme circulaire à sa base, comme on le pratique aujourd'hui; mais il veut qu'on fasse l'incision au centre de la tumeur ou sur son sommet, et qu'on rescise de la pointe du staphylôme gros comme une lentille. *In summa parte ejus ad lenticulæ magnitudinem excindere.* La grande importance de ce précepte de Celse, relativement à l'heureux succès du traitement du staphylôme, ne peut être appréciée que par ceux qui ont eu plusieurs fois l'occasion de comparer les avantages de la doctrine de l'écrivain romain avec les très-graves inconvéniens qui dérivent de l'usage ordinaire de resciser le staphylôme circulairement à sa base, et avec les maux affreux qui sont les produits de la section de la tumeur, dans laquelle est comprise la scléroti-

que, selon la pratique de Wolhouse; car une opération de cette nature est constamment suivie d'une
forte inflammation du globe de l'œil et des paupières,
de maux de tête très-violens, d'insomnies, de convulsions, de suppurations abondantes, et quelquefois
gangréneuses de l'œil et des paupières. C'est pour moi
une vérité de fait, démontrée par une longue suite
d'observations, que plus la rescision semi-circulaire du
staphylôme s'éloigne du centre, ou du sommet de la
tumeur vers sa base, et s'approche, par conséquent,
de la sclérotique, plus les symptômes consécutifs sont
graves, *et vice versâ*.

En conséquence de tels faits, voici la méthode que
j'ai adoptée pour opérer l'excision du staphylôme
invétéré, et proéminent hors des paupières. Après
avoir placé le malade sur une chaise, j'ordonne à un
aide de lui fixer la tête d'une manière convenable;
ensuite la main armée d'un petit couteau (1), semblable à celui dont on se sert pour faire la section de
la cornée, afin d'extraire le cristallin cataracté, je traverse d'outre en outre le staphylôme, à une ligne et
demie, ou deux du centre, ou du sommet de la tumeur, dans la direction de l'angle externe à l'angle
interne de l'œil; et, en faisant glisser ensuite le petit
couteau dans la même direction, comme on fait pour
extraire la cataracte, je coupe dans sa partie inférieure
le sommet de la tumeur en forme de demi-cercle.

(1) Voyez planche 3, fig. 6.

Après quoi je saisis, avec les pinces à disséquer, ce segment du staphylôme, et tournant le tranchant du petit couteau vers la partie supérieure de cette tumeur, j'achève d'en resciser circulairement le sommet, de manière que la portion excisée ait deux, trois, et quelquefois quatre lignes de diamètre, selon la grosseur du staphylôme. Et, attendu que dans cette section est ordinairement comprise une portion de l'iris, qui a contracté, dès l'origine du mal, une adhérence avec la cornée, il en résulte que dès que la division demi-circulaire est achevée, le cristallin, ou son noyau, saute hors de l'œil, et après lui une portion de l'humeur vitrée dissoute. A la suite de cette évacuation le bulbe oculaire s'affaisse souvent assez pour pouvoir être couvert par les paupières, sur lesquelles j'applique immédiatement un petit plumasseau sec et une bande contentive.

La douleur produite par cette section est instantanée, et il est ordinaire d'observer que les malades jouissent d'un état de tranquillité pendant les trois ou quatre premiers jours qui suivent l'opération. Le plus souvent c'est vers le quatrième qu'ils commencent à ressentir de la douleur à l'œil, qui s'enflamme et se tuméfie ainsi que les paupières. A la première apparition de ces symptômes, qui sont ordinairement très-modérés, on couvre l'organe opéré d'un cataplasme de mie de pain et de lait, afin d'exciter et d'améliorer la suppuration des membranes internes de l'œil. En effet, si les choses procèdent régulièrement, l'intumescence des paupières se dissipe vers le septième ou le neuvième jour, et l'on aperçoit, sur le cataplasme, des matières purulentes mêlées avec l'humeur vitrée dissoute, qui s'écoule lentement du fond de l'œil, et qui est suivie d'un pus épais et blanchâtre, ce qui soulage le malade. On observe alors un rapetissement manifeste de tout le globe de l'œil, lequel, non-seulement se retire d'entre les paupières, mais s'enfonce aussi dans son orbite.

Si, à cette époque, on écarte entièrement les paupières, on trouve la conjonctive tuméfiée, rougeâtre, et le contour de la rescision du staphylôme se présente sous l'aspect d'un petit cercle de couche blanche. Lorsque ce cerceau gélatineux se détache, ce qui a lieu vers le douzième ou le quatorzième jour de l'opération, le bord de la rescision du staphylôme devient rougeâtre; il se ferme et se resserre de plus en plus, et finit enfin par s'oblitérer tout-à-fait. Il reste seulement à son centre, pendant quelques jours, une petite élévation charnue, semblable à une petite papille rougeâtre, qui cède et se cicatrise après avoir été touchée quelquefois avec le nitrate d'argent fondu.

Il est peu probable, après cette opération, que de graves accidens se reproduisent; au contraire, dans un grand nombre de cas, le chirurgien, étant trop scrupuleusement attaché au précepte de Celse, après avoir opéré un staphylôme considérable, se trouve souvent dans l'obligation, plusieurs jours après, d'irriter l'œil opéré, afin qu'il s'enflamme. Ainsi, il le laisse longuement à découvert, exposé à l'air, et quelquefois il est contraint d'agrandir la rescision circulaire faite au centre du staphylôme, en enlevant tout autour une nouvelle portion de la largeur d'une demi-ligne, afin de faciliter l'écoulement des humeurs, et aussi pour favoriser l'introduction de l'air dans les cavités oculaires, qui sont si peu disposées à s'enflammer. On parviendra au même but en introduisant dans le globe de l'œil, par l'ouverture circulaire de la cornée, une petite tente de linge qu'on retirera aussitôt qu'il se sera développé un degré d'inflammation et de suppuration convenables. Dès que l'inflammation s'est emparée de l'intérieur de l'œil, et qu'elle est suivie de la suppuration, le reste du traitement suit une marche régulière, sous l'influence des seuls émolliens locaux, et la guérison se complète sans trouble et en peu de temps. En mettant en pratique la méthode qui vient d'être exposée, pour détruire le staphylôme, le froncement consécutif du bulbe de l'œil se fait également autour du grand axe de cet organe, et par conséquent le moignon, qui en résulte, étant régulier dans toute sa circonférence, offre un appui convenable à l'œil artificiel.

PREMIÈRE OBSERVATION.

Regina Fedèle, paysanne âgée de dix-neuf ans, demeurant à Caysanmagnago, portait, depuis l'enfance, à la suite de la petite-vérole, un staphylôme à l'œil gauche, qui peu à peu acquit un volume si considérable, qu'il formait hors des paupières une saillie de plus d'un pouce. La difformité, les désagrémens d'un larmoiement continuel et fort incommode, aussi-bien que les ophtalmies fréquentes qui se développaient sympathiquement à l'œil sain, engagèrent cette pauvre fille à se transporter dans cet hôpital pour réclamer du secours : ce fut le 20 novembre 1785.

J'avoue ingénument que la pratique ne m'avait point encore, à cette époque, suffisamment instruit sur la meilleure méthode opératoire à employer contre le staphylôme ; et, que, bien que je fusse d'avis que la chirurgie dût proscrire celle au moyen de laquelle on enlève avec cette tumeur une partie de la sclérotique, toutefois il me semblait qu'il n'y avait aucun inconvénient que la rescision fût exécutée aux confins mêmes de la cornée et de la sclérotique. C'est pour cela qu'armé du bistouri, consacré à l'opération de la cataracte par extraction, je traversai de part en part la base du staphylôme, aux confins de la cornée et de la sclérotique ; j'en fis ressortir le tranchant en bas ; puis, avec les pinces à disséquer et avec les ciseaux, j'enlevai circulairement toute la tumeur de la cornée. Les humeurs de l'œil s'élancèrent au dehors promptement, et celui-ci se retira entre les paupières. J'examinai attentivement la cornée rescisée, formant le staphylôme. Je reconnus que cette membrane, tout-à-fait distincte de la couche calleuse de la conjonctive qui la recouvrait, n'était pas plus épaisse qu'elle ne l'est dans son état naturel ; qu'au contraire elle était en quelques points plus mince que de coutume.

La malade donna des signes d'une vive douleur au moment de la rescision du staphylôme. Ayant achevé l'opération, je couvris les paupières d'une compresse sèche, soutenue par une bande, et comme cette jeune femme était pléthorique, je la fis saigner au bras. Une demi-heure après, elle fut attaquée de vomissemens, accompagnés de tremblemens dans tous les membres, qui reparurent par intervalles durant toute la journée et pendant la nuit suivante, malgré la mixture de Rivière et les lavemens opiacés.

Le jour suivant, les paupières et le bulbe de l'œil opéré parurent gonflés outre mesure, et d'un rouge-brun menaçant la gangrène. La fièvre était très-vive, le pouls dur, le visage enflammé, le mal de tête très-aigu. Je fis pratiquer une nouvelle saignée, mais au pied, et vers le soir on fit une application de sangsues à la tempe gauche. On recouvrit les paupières du côté affecté d'un cataplasme fait avec de la mie de pain, du lait et du safran. La malade délira pendant la nuit du second jour, et fut saisie de temps à autre d'un tremblement général.

Dans la matinée du troisième jour, ayant observé qu'entre les bords des paupières tuméfiées, se présentait une substance noirâtre comme du sang grumeux, j'écartai peu à peu les organes; ce qui facilita la sortie d'une demi-cuillerée de cette matière, mêlée à de l'humeur aqueuse. Cette évacuation soulagea la malade, et les symptômes généraux diminuèrent.

Le sixième jour, l'intumescence des paupières étant

un peu diminuée, je trouvai le bulbe de l'œil imprégné d'une matière purulente, délayée et fétide. Le bord de la rescision était lardacé; en outre, il s'était formé à la conjonctive correspondante à l'angle extérieur de l'œil, un petit abcès de la grosseur d'un pois, que j'ouvris avec la lancette. Du fond de cet abcès, il s'éleva bientôt une fongosité qui me donna de l'inquiétude; je continuai cependant les cataplasmes émolliens, et je prescrivis un grain de tartre stibié dans une livre de décoction de racine de chiendent, divisée en plusieurs doses, afin d'entretenir la transpiration, et de procurer à la malade une ou deux évacuations stercorales par jour.

Ce ne fut que le treizième jour qu'il s'établit une suppuration de bonne qualité, que la fièvre se ralentit, et que les maux de tête se calmèrent. Ensuite les paupières et le bulbe de l'œil s'affaissèrent par degrés, et la fongosité de la conjonctive devint stationnaire.

La bonne suppuration continua avec abondance pendant un mois, et le bord de la rescision, durant tout ce temps, demeura rembruni et lardacé; la suppuration provenante de l'intérieur de l'œil étant de beaucoup diminuée, ce bord lardacé se détacha en forme d'escarre, et laissa une petite plaie d'une belle couleur. La fongosité de la conjonctive à l'angle extérieur de l'œil disparut, et tout le bulbe de l'œil flétri se retira vers le fond de l'orbite. En trois semaines, la petite plaie située au centre du moignon du bulbe de l'œil se cicatrisa parfaitement.

Cette jeune fille recouvra sa première vigueur, moyennant l'emploi de la décoction de kina et d'un régime convenable. Environ deux mois après l'opération, et après avoir souffert les douleurs les plus aiguës et couru du danger pour sa vie, elle retourna chez elle aussi parfaitement guérie que la nature de sa maladie le comportait.

DEUXIÈME OBSERVATION.

Marie Barriola, paysanne de la vallée Salinbeni, âgée de trente ans, d'une complexion grêle, était, depuis l'enfance, défigurée par un staphylôme à l'œil droit. La tumeur s'était augmentée par degrés, faisait une saillie hors des paupières, et était devenue plus considérable de puis quatre ans, époque où la malade avait reçu un coup à l'œil affecté. Le staphylôme s'enflammait souvent, et l'œil gauche en souffrait au point qu'il était non-seulement enflammé, mais encore que la cornée était ulcérée, lorsque la malade se transporta à l'hôpital. J'employai quelque temps à traiter l'ulcère, ainsi que l'ophtalmie de l'œil gauche; ensuite je proposai à la malade de se soumettre à la rescision du staphylôme qui occupait son œil droit, comme étant la cause fréquente des maux qu'elle éprouvait au gauche, d'autant qu'elle était en danger de perdre l'usage de l'un et de l'autre. Ayant obtenu le consentement de la malade, le 6 février 1796, je traversai la partie la plus élevée du staphylôme, avec le bistouri propre à l'extraction de la cataracte, à la distance d'une ligne et demie du centre ou du sommet de la tumeur; ensuite je formai inférieurement un lambeau semi-circulaire, que j'élevai, en le saisissant avec les pinces à disséquer, et que j'emportai circulairement avec le même bistouri, dont le tranchant était dirigé en haut. La circonférence du sommet excisé de la tumeur de la cornée pouvait égaler un disque du diamètre de trois lignes. La lentille cristalline, noirâtre et brisée, sortit par cette ouverture, et fut suivie d'une bonne partie de l'humeur vitrée fondue. J'examinai avec soin ce disque de la cornée, séparé du reste du staphylôme, et je le trouvai plus mince que ne l'est la cornée dans l'état sain, à l'exception de quelques-uns de ses points, qui étaient épaissis, par un endurcissement et par une callosité de la lamelle de la conjonctive qui le recouvrait. Le bulbe de l'œil s'affaissa un peu, et après avoir fermé les paupières, je les fis recouvrir d'un plumasseau de charpie sèche, maintenu par une bande.

La malade ne donna aucun signe d'une douleur vive, ni pendant l'opération, ni durant les cinq jours suivans. Les paupières et le globe de l'œil ne s'enflammèrent point. Il sortait seulement chaque jour de l'œil une petite quantité d'humeur mucilagineuse; mais comme je jugeais absolument nécessaire l'inflammation et la suppuration de l'intérieur de l'œil, afin d'atteindre le but que je m'étais proposé, et que six jours après la rescision du staphylôme, je n'en voyais aucune apparence, je prescrivis à la malade d'ôter son bandage, et d'exposer également à l'air et l'œil sain et l'œil opéré.

Ce ne fut que trente heures après cet expédient, que l'œil opéré, ainsi que les paupières commencèrent à s'enflammer et à se gonfler; ce qui fut accompagné d'une douleur vive et d'un léger mouvement fébrile. J'appliquai alors sur la partie affectée un cataplasme fait avec la mie de pain et le lait; et, trois jours après, une suppuration, provenant de l'intérieur du bulbe de l'œil, s'établit, d'abord séreuse et puis d'une bonne qualité. Le bord de la rescision du staphylôme était blanchâtre et lardacé.

Dans l'espace de huit jours, la suppuration se ralentit, et peu après, le petit cercle lardacé s'étant détaché, le lieu de la rescision se resserra, et se fronça au point qu'il n'y avait plus d'ouverture dans le centre de la section, mais seulement une petite papille charnue, rougeâtre, que je touchai plusieurs fois avec le nitrate d'argent fondu. Alors, ayant cessé l'usage du cataplasme émollient, je lui substituai le collyre vitriolique que je fis injecter plusieurs fois par jour. Le globe de l'œil qui s'était déjà très-rapetissé et aplati dans le lieu qu'occupait le staphylôme, conserva ses mouvemens, et offrit un point d'appui très-convenable pour l'application de l'œil artificiel. La guérison fut complète en un peu plus d'un mois, à dater de l'époque où l'œil avait commencé à s'enflammer.

En comparant cette observation à la précédente,

on reconnaît combien il est avantageux d'opérer le staphylôme en pratiquant une petite incision circulaire autour de la pointe, ou du sommet de la tumeur, d'après le procédé enseigné par Celse; et combien de graves accidens suivent l'ablation, lorsqu'on la fait aux confins de la cornée et de la sclérotique, ou, ce qui est plus fâcheux encore, sur cette dernière membrane.

Je n'ajouterai point, ainsi que je le pourrais, d'autres observations semblables à celles que je viens d'exposer, parce que celles qui seront rapportées à la fin du chapitre suivant confirmeront également ce point de pratique.

ADDITION

DES TRADUCTEURS.

M. Demours pense que pour connaître la nature du staphylôme, il faut prendre la vessie d'un animal, la remplir d'eau, et, après en avoir lié l'orifice, détruire dans un point plus ou moins étendu, une portion des couches membraneuses dont elle est composée. Si l'on exerce ensuite quelques pressions sur elle, on verra une protubérance se former à l'endroit affaibli. Ce mécanisme est celui que M. Demours attribue à la formation du staphylôme. Nous ne partageons pas cette opinion, et sans pouvoir expliquer ni pourquoi, ni comment se forment, dans la plupart des cas, les tumeurs de la cornée ou de la sclérotique, l'observation démontre trop évidemment que ces maladies sont indépendantes, chez une foule de sujets, de causes mécaniques pour que nous adoptions une semblable théorie. Il est plus probable que le staphylôme est souvent le résultat de l'accroissement de l'exhalation de l'humeur aqueuse, dont la quantité est alors augmentée, et qui pousse, du centre à la circonférence, toutes les enveloppes de l'œil. On a vu en effet le staphylôme être déterminé par un léger degré de phlogose intérieure de l'organe de la vision, par une longue exposition de ce même organe à une vive lumière et à l'action directe des rayons solaires; et ces causes irritantes ont pour résultat très-vraisemblable un accroissement de l'action des vaisseaux exhalans de l'œil.

M. Scarpa a parfaitement décrit la marche du staphylôme qui s'accroît rapidement et qui détermine en quelques années la désorganisation de l'œil; mais il arrive souvent que cette terminaison funeste n'est pas aussi prompte et aussi inévitable : dans certains cas la maladie persiste, pendant un grand nombre d'années, ou sans déterminer d'incommodités graves, ou en ne provoquant que des accidens qui reviennent par accès et d'une manière presque périodique.

Il existe un grand nombre d'observations de malades chez qui le staphylôme s'étant développé à la suite d'ophtalmies aiguës, varioleuses ou autres, sans qu'il existât d'opacité à la cornée, la vue s'est conservée pendant très-long-temps. Il est arrivé même que l'accroissement de l'œil s'étant borné, et la maladie étant demeurée stationnaire à un degré médiocrement élevé, les sujets ont conservé pendant toute leur vie la faculté de distinguer les objets faiblement éclairés.

Dans ces cas, le centre de la cornée étant très-convexe et très-proéminent, sert peu à la vision; les rayons lumineux ne parviennent librement à la rétine qu'à travers les parties latérales de cette membrane, et il faut, pour que ce résultat soit produit, que la pupille se dilate amplement. Or c'est ce qui ne saurait avoir lieu, lorsque l'œil est exposé à une vive lumière.

Dans d'autres circonstances, la cornée distendue outre mesure dans un point de son étendue, se déchire enfin et donne issue à l'humeur aqueuse. Mais avant que cet effet soit produit, des douleurs violentes se font sentir dans l'œil, dans l'orbite et même dans la moitié du crâne correspondant à l'organe affecté. Ces douleurs paraissent par intervalles, développent un état de crise plus ou moins long, et qui se reproduit plus ou moins fréquemment. Le dégorgement de l'œil est suivi d'un prompt soulagement; mais la cornée étant affaissée, les parois de l'ouverture qui s'y est formée se réunissent, l'humeur aqueuse se régénère, le staphylôme reparaît, et les mêmes accidens recommencent leur cours. L'observation suivante, que nous empruntons à M. Demours, fera mieux connaître qu'une description générale, toujours peu applicable aux cas particuliers, la variété de la maladie sur laquelle nous insistons.

M. C***, officier d'infanterie, âgé de trente-quatre ans, d'un tempérament sanguin, avait eu dans son enfance une ophtalmie qui lui avait laissé, à la suite de plusieurs abcès, la cornée de l'œil gauche tachée et partiellement désorganisée vers son bord inférieur. La pupille était allongée, et la partie inférieure de l'iris adhérente à la cornée. Le malade voyait peu de cet œil; mais il n'en avait pas souffert depuis vingt-cinq ans, même au milieu des fatigues de la guerre. Au commencement de 1814, il devint sujet à de violens accès d'irritation, pendant lesquels la partie malade de la cornée se tuméfiait; quelques heures après elle donnait issue à l'humeur aqueuse dont la sortie mettait fin à la crise, qui revenait jusqu'à huit ou dix fois dans la même semaine, et à la plus légère occasion. Souvent, impatienté par la douleur, M. C*** introduisait la pointe d'une épingle à la partie inférieure de la cornée, où existait la tuméfaction et le ramollissement de cette membrane, et il provoquait ainsi la sortie de l'humeur aqueuse. Le staphylôme avait été incisé deux fois à Paris. L'action du bistouri n'avait point été douloureuse. Le malade demanda, en 1815, à M. Demours, de lui faire la même opération. Celle-ci, suivie d'un régime et de soins convenables, rendit son état supportable. En 1818, un accès violent détermina une ophtalmie qui parvint au degré du chémosis, et fut suivie de l'atrophie de l'œil. Une saignée du pied, la diète, et l'application sur cet organe de cataplasmes de mie de pain et de lait, suffirent pour calmer tous les accidens.

L'aspect du staphylôme de la cornée n'est pas le même chez tous les sujets. Quelquefois toute la convexité de cette membrane est devenue plus saillante; dans d'autres cas, sa partie inférieure, ou l'un de ses côtés est seule portée en avant, et sa forme est irrégulière. On a observé enfin des dilatations partielles, multipliées et inégales, qui donnaient à la cornée la figure la plus bizarre. Dans tous les cas, cette membrane est irritée, ses vaisseaux, gonflés, dilatés, se continuent manifestement avec ceux de la conjonctive et de la sclérotique. Le sang les pénètre constamment; car il s'en écoule des lèvres des incisions, à l'aide desquelles on fait sortir les humeurs de l'œil.

Il résulte des considérations précédentes que le staphylôme pouvant exister à différens états, diverses méthodes de traitement doivent lui être appliquées. Lorsque la maladie est commençante, et qu'elle dépend d'une irritation légère, mais manifeste des parties extérieures de l'œil, on peut espérer de la guérir à l'aide des antiphlogistiques locaux, et ensuite des substances légèrement stimulantes, qui ont pour effet de donner de l'énergie aux vaisseaux absorbans.

Quoique le staphylôme soit déjà ancien, si la cornée conserve encore sa transparence, que la protubérance de cette membrane soit peu considérable, et qu'elle n'ait d'autre inconvénient que d'occasioner une difformité supportable, on peut faire usage de moyens palliatifs propres à borner le mal ou à retarder ses progrès. Il faut alors faire appliquer des sangsues à la tempe et à la partie inférieure du contour de 'orbite; faire laver l'œil avec des collyres légèrement stringens et sédatifs, tels que ceux dans la composition lesquels entre l'acétate de plomb. Un régime sévère, les boissons délayantes et laxatives, des bains et même des saignées générales seront convenables, et devront être employés, en proportionnant leur usage à la force et au tempérament du sujet. On parvient ainsi quelquefois à rendre le staphylôme stationnaire, et à conserver l'organe. Dans tous les cas, on rend les accidens moins intenses; et la nature étant secondée, elle achève spontanément la destruction de l'œil, et rend toute opération inutile.

Mais lorsque l'inflammation aiguë ou chronique du globe oculaire, la désorganisation de la cornée, les douleurs orbitaires et hémicranienne rendent les temporisations impossibles ou même dangereuses, il faut opérer sur-le-champ. M. Demours préfère, au procédé qu'a décrit M. Scarpa, l'usage d'un instrument semblable à celui de Guérin, perfectionné par Dumont, pour l'incision de la cornée dans l'opération de la cataracte par la méthode de l'extraction. On sait que la lame de cet instrument se visse sur une tige, et que celle-ci, ainsi armée, est mise dans une boîte d'où elle sort, chassée par la vive action d'un ressort qu'une détente met en jeu. M. Demours a fait exécuter cet instrument sur des proportions triples de celles qui sont nécessaires pour l'opération de la cataracte, et avec des anneaux de différentes grosseurs. Ces anneaux servent à circonscrire la portion du globe de l'œil qui doit être retranchée, et dans son passage rapide, la lame fait tomber, dans un instant indivisible, et par une section très-nette, la partie de la cornée qui fait saillie au delà de lui. Deux petites pointes, placées sur le bord de l'anneau, du côté opposé à celui par lequel la lame pénètre, entrent un peu dans la tumeur, fixent l'œil, l'empêchent de se porter en dedans, et d'obéir au mouvement que l'instrument tranchant tend à lui imprimer.

Il arrive quelquefois, quand on se borne à exciser une petite portion de la cornée au sommet du staphylôme, que l'humeur aqueuse s'écoulant, les bords de la plaie se mettent en contact, se réunissent, et que, l'œil ne pouvant continuer à se vider, la maladie reparaît. Il en est de même, et plus facilement encore, des incisions de la cornée, quelque étendue qu'on leur donne. Des praticiens ont alors conseillé d'emporter toute cette membrane et même une portion de la sclérotique qui forme sa circonférence. Cette opération, dont M. Scarpa nous semble avoir exagéré les inconvéniens, peut être exécutée avec un couteau à cataracte à l'aide duquel on divise la partie inférieure du lambeau, dont on achève la section à l'aide de ciseaux fins et courbés sur le plat. Mais, ainsi pratiquée, l'excision de la sclérotique est douloureuse pour le malade, difficile et embarrassante pour le chirurgien, et quelquefois suivie d'accidens. M. Demours a substitué à ce procédé, le suivant : Il place l'anneau dont nous avons précédemment parlé, sur le globe de l'œil, de telle sorte que la partie saillante du staphylôme s'engage dans son ouverture. Si celle-ci était trop considérable, on la rétrécirait en plaçant derrière le cercle métallique un bourrelet circulaire de cire ramollie qui l'éloignerait des parties du globe oculaire qu'il doit respecter. Une pression légère, exercée avec l'instrument, sert à assujettir l'œil et à rendre ses mouvemens impossibles. Le bouton est alors pressé, la détente part, et la portion de la cornée qui forme le staphylôme, ou cette membrane tout entière avec une portion de la sclérotique, s'il en est besoin, se trouve retranchée.

M. Demours a remarqué que, par ce procédé, le moignon de l'œil est plus égal, moins exposé à l'inflammation chronique, et peut-être plus libre dans ses mouvemens. L'irritation et la phlogose qui suivent immédiatement l'opération, se prolongent rarement au delà du quinzième jour, et ne donnent jamais lieu à ces adhérences et à ces excroissances qui privent souvent, après un temps plus ou moins long, les malades de l'avantage de porter un œil d'émail.

Lorsqu'à la suite de l'opération du staphylôme, le corps vitré s'échappe de l'œil et fait saillie entre les paupières, il convient d'y donner quelques coups de ciseaux, afin de procurer la sortie du fluide que contiennent les cellules de la membrane hyaloïde. Il n'y aurait pas d'inconvénient à n'y point toucher et à appliquer par-dessus, les cataplasmes émolliens dont on recouvre l'œil : la suppuration détache ce corps et le fait facilement tomber en quelques jours. Mais il faut se garder, surtout dans les premiers temps, d'exercer sur lui aucune traction dans la vue d'opérer sa sortie. Ces tentatives imprudentes auraient pour résultat des tiraillemens au fond de l'œil, et l'accroissement de l'irritation des parties.

On rencontre assez souvent des sujets affectés de staphylôme, et qui, n'éprouvant que des incommodités peu graves, refusent de prendre un parti décisif, et de se soumettre à l'excision de la cornée. Le chirurgien peut alors inciser simplement cette membrane, provoquer la sortie de l'humeur aqueuse, et employer pendant le temps qui s'écoule entre l'instant de l'opération et celui de la régénération complète de cette humeur, les moyens locaux et généraux propres à rendre sa sécrétion moins rapide et moins abondante, afin que l'œil ne devienne plus aussi gros, ou que du moins il cesse de s'accroître. Mais ce traitement palliatif est en général peu efficace; les incisions demeurent infructueuses si même elles ne déterminent des irritations assez violentes pour être suivies d'inflammations aiguës très-graves.

M. Demours a cru augmenter l'efficacité de ces opérations en faisant usage après qu'elles sont exécutées, d'un bandage compressif qui a pour objet de s'opposer à la tuméfaction du globe de l'œil, et de maintenir cet organe dans ses limites naturelles. Ce bandage est composé de quinze à vingt compresses graduées, suivant le plus ou moins de saillie que fait le bord orbitaire; de bourdonnets de charpie très-petits, placés entre les compresses, et formant avec elles une masse élastique, et cependant assez solide, dont le sommet répond à la cornée incisée, et la base à un bandage oblique, semblable au monocle. On augmente chaque jour la compression, et l'on finit enfin par diminuer le volume excessif de l'œil sans provoquer son atrophie, et en lui conservant sa forme naturelle ainsi que ses mouvemens.

M. Demours a rapporté à l'appui de cette méthode de traiter le staphylôme, une observation qui s'est plusieurs fois reproduite, dit-il, dans sa pratique, et dont nous allons offrir le précis : M. de J. se donna, à l'âge de quinze ans, un coup de canif dans la cornée de l'œil gauche. L'iris fut piquée; des accidens très-graves se manifestèrent; une ophtalmie violente dés-organisa l'œil, dont la cornée devint opaque et s'éleva en forme de cône. De vives douleurs revinrent périodiquement. Des-phlyctènes paraissaient alors sur la cornée affectée; elles se dissipaient dans l'intervalle des accès, et se reproduisaient avec chacun d'eux. Plusieurs applications de sangsues et un traitement antiphlogistique firent disparaître l'ophtalmie chronique, et éloignèrent les douleurs de l'œil. Deux ans après, la maladie se manifesta de nouveau; les accès et les phlyctènes reprirent leur cours; la cornée devint inégale, et il fut décidé que le malade se soumettrait à l'ablation de la totalité de la cornée et d'une petite portion de la sclérotique. Cette dernière membrane fut traversée d'un angle des paupières à l'autre, à une ligne de la cornée; le lambeau fut détaché; mais M. de J. ne voulut absolument pas que l'on achevât l'opération, bien qu'il convînt que la première incision avait été peu douloureuse. Le bandage compressif, que nous venons de décrire, fut appliqué; le malade le conserva pendant deux mois. L'œil devint, au bout de ce temps, moins volumineux, plus régulier, et, depuis douze ans, M. de J. n'y a éprouvé aucune douleur, bien que depuis cette époque il se soit constamment livré au travail du cabinet.

Il résulte de ce que M. Scarpa a établi dans le chapitre précédent, et des observations que nous avons cru devoir y ajouter, 1° que le staphylôme commençant peut être guéri à l'aide des médicamens antiphlogistiques ; 2° que cette maladie a, dans quelques cas, une marche très-lente, et n'incommode que peu le malade ; tandis que d'autres fois elle s'accroît avec rapidité, et détermine des accidens graves ; 3° que, dans la première circonstance, on ne doit employer que des moyens palliatifs propres à écarter les lésions accidentelles dont l'œil affecté pourrait devenir le siége, ainsi qu'à borner ou à retarder son accroissement : 4° que dans le second cas, on peut ne pratiquer à la cornée qu'une simple incision, ce qui soulage ordinairement le malade, mais sans le guérir ; 5° que l'on peut ajouter à l'incision la compression à l'aide d'un bandage, méthode qui a été suivie de succès, mais que nous croyons dangereuse, et dont nous ne conseillons l'usage qu'avec de grandes précautions ; 6° qu'il est avantageux, dans la plupart des cas où l'on croit indispensable de provoquer l'atrophie de l'œil, de se borner à exciser, comme le conseille M. Scarpa, le sommet du staphylôme ; 7° qu'il arrive quelquefois que cette opération elle-même est infructueuse parce que les bords de la plaie, rapprochés à la suite de l'affaissement de l'œil, se réunissent, et qu'il faut alors exciser toute la cornée, et même, dans certaines circonstances, une ligne environ du bord de la sclérotique; 8° que l'instrument de M. Demours est aussi commode qu'utile pour pratiquer l'une ou l'autre des ablations précédentes; 9° enfin que l'opération de Richter, n'ayant pas été généralement suivie des succès que ce professeur avait annoncés, et étant d'ailleurs plus longue et plus douloureuse à exécuter, doit être abandonnée, et que l'instrument tranchant peut seul, dans les cas de staphylôme, être porté avec avantage sur l'œil.

CHAPITRE V.

De l'hydropisie de l'œil.

DANS toutes celles de nos cavités, abreuvées sans cesse par une vapeur séreuse, comme dans celles qui sont destinées à contenir une quantité déterminée de fluide aqueux et limpide, il existe une telle réciprocité d'action entre les extrémités artérielles sécrétantes, et les bouches des vaisseaux absorbans, que l'humeur versée dans ces cavités circule et est sans cesse renouvelée de manière à ne s'accumuler jamais au delà d'un certain degré, et d'une mesure déterminée. Si ce rapport d'action entre les deux systèmes vasculaires est interrompu, à raison d'une indisposition locale ou générale, les cavités dont nous avons parlé n'étant plus arrosées par la vapeur séreuse se resserrent sur elles-mêmes et s'oblitèrent ; ou bien, au contraire, étant extrêmement distendues par une excessive quantité de fluide séreux ou aqueux, accumulé dans leur cavité et devenu stagnant, elles acquièrent une dimension démesurée, et bien plus considérable que ne pourrait l'imaginer celui qui n'est point initié à de pareilles études.

L'œil, étant considéré seulement comme une

cavité destinée à contenir une certaine quantité de fluide séreux, limpide et aqueux, se trouve assujetti, tantôt à l'une, tantôt à l'autre de ces deux infirmités. La première prend le nom d'atrophie, la seconde celui d'hydropisie de l'œil. Dans le premier cas, le globe de l'œil se rapetisse par degré, jusqu'à se resserrer sur lui-même et se flétrir; et comme dans ce même cas, le système lymphatique absorbant ne cesse pas d'agir, il arrive qu'à défaut du fluide à absorber il consume peu à peu les parties solides de l'œil lui-même, qu'il amincit insensiblement et qu'il détruit avec le temps. Dans l'autre cas, l'œil acquiert un volume si considérable, qu'il forme quelquefois une protubérance hors des paupières; la vue s'affaiblit, et bientôt elle est totalement perdue.

On attribue assez généralement l'hydropisie de l'œil tantôt à l'accroissement de l'humeur aqueuse, tantôt à celui de l'humeur vitrée. Dans tous les cas de cette maladie, que j'ai soumis à l'opération, ou que j'ai rencontrés sur les cadavres, j'ai constamment trouvé l'humeur vitrée désorganisée, fondue et réduite en eau, plus ou moins, selon l'ancienneté de la maladie, et selon ses différentes périodes. Je n'ai jamais pu distinguer laquelle des deux humeurs avait le plus contribué à la maladie par son augmentation. Quelques-uns des oculistes modernes les plus connus attribuent la cause principale de cette affection au resserrement des pores organiques de la cornée, à travers lesquels l'humeur aqueuse ne peut plus transsuder, ce qui la force de s'arrêter dans l'œil, et détermine l'hydropisie de cet organe. Ils prouvent, par cette assertion, qu'ils n'ont pas une connaissance positive de l'activité du système absorbant dans l'économie animale; et qu'ils n'ont pas réfléchi que, d'après leur système, l'hydropisie de l'œil devrait être une suite nécessaire de l'épaississement de la conjonctive, du leucoma, et des larges cicatrices de toute la cornée; principe que contredit tous les jours l'observation et l'expérience.

J'ai disséqué dernièrement un œil affecté d'hydropisie chez un enfant mort du marasme. Non-seulement dans cet œil le corps vitré n'existait plus, mais sa cavité était remplie d'eau, et la membrane de ce corps était convertie en une substance partie spongieuse, partie lipomateuse; cet œil était d'un tiers plus gros que celui du côté sain. La sclérotique n'était pas plus mince d'un côté que de l'autre; mais elle était souple, flasque, et, dès qu'elle fut détachée de la choroïde, elle perdit sa forme globulaire et s'affaissa; la cornée affectée, formant un disque d'un tiers plus grand que l'autre et beaucoup plus mince, avait perdu cette pulposité qui lui est naturelle. La cornée et l'iris, recelaient entre elles beaucoup d'humeur aqueuse un peu rouge; le cristallin et sa capsule, devenus opaques, avaient été poussés légèrement dans la chambre antérieure de l'humeur aqueuse. Ils ne pouvaient y pénétrer plus avant, parce que la capsule avait contracté une forte adhérence avec l'iris autour de la pupille. La membrane cristalline étant ouverte, la lentille en sorlit : une moitié de cet organe était dissoute et l'autre fort molle. Il fut impossible de séparer entièrement la capsule postérieure du cristallin d'une substance dure, qui n'était autre chose que la membrane dégénérée du corps vitré. La choroïde ayant été incisée depuis le ligament ciliaire jusqu'au fond de l'œil, il sortit de la chambre postérieure une quantité considérable d'eau roussâtre, et il ne parut point un atome de corps vitré. A sa place se trouvait un petit corps cylindrique, formé de parties fongueuses et lipomateuses, entouré de beaucoup d'eau, qui s'étendait, suivant l'axe longitudinal de l'œil, depuis l'entrée du nerf optique jusqu'au corps ciliaire, ou à cette substance dure à laquelle adhérait fortement la convexité postérieure de la capsule du cristallin. Ce petit corps cylindrique était recouvert d'une couche de matière blanchâtre, repliée sur elle-même, tel qu'on voit l'épiploon, lorsqu'on le tire en haut vers le fond de l'estomac; cette matière avait l'étendue de deux lignes et demie, depuis l'origine du nerf optique. Je suppose que cette couche de matière blanchâtre n'était autre chose qu'un reste de rétine désorganisée; car je versai de l'esprit-de-vin rectifié sur toute la superficie interne de la choroïde et sur le petit corps cylindrique, et je n'y trouvai aucune trace de la rétine. Cette matière blanchâtre s'endurcit considérablement, tout-à-fait comme la rétine trempée dans l'esprit-de-vin. Quant au cylindre et à cette substance dure qui remplaçait le corps ciliaire, ce n'était bien certainement que la membrane du corps vitré, vide d'eau et convertie en une masse, partie spongieuse, partie lipomateuse. Il est difficile de déterminer si cette dégénérescence de la membrane du corps vitré a précédé l'hydropisie de l'œil, ou si elle en a été la suite nécessaire. Quoi qu'il en soit, ce fait joint à un grand nombre d'autres que j'ai observés, et dans lesquels j'ai trouvé au lieu d'humeur vitrée dans la chambre postérieure de l'œil, de l'eau ou de la lymphe sanguinolente, contribuent à démontrer que l'hydropisie de l'œil consiste principalement en une sécrétion vicieuse d'humeurs hors des cellules du corps vitré, et quelquefois aussi en une dégénérescence étrange de la membrane aréolaire dont ce corps est composé (1).

Il est très-probable que l'augmentation de la sécrétion du fluide aqueux en dedans et en dehors des cellules qui composent le corps vitré; que la rupture de ces cellules, par excès de distension, et enfin l'action débilitante du système absorbant de l'œil affecté, sont, comme dans toutes les hydropisies, les causes de la stagnation et de l'accumulation morbifique des humeurs dans le globe de l'œil. De cette stagnation, et de cette augmentation successive des humeurs vitrée et aqueuse, il résulte nécessairement que le globe de

______

(1) On verra au chapitre VIII, que dans le cas que je viens de citer, l'hydropisie était compliquée, ce qui est très-rare, d'une affection plus grave, formée au fond de l'œil, et à laquelle on a donné récemment le nom de *fongus hæmatodes.*

2.17

l'œil acquiert d'abord une figure ovale, et que la cornée devient saillante etpointue ; puis en prenant de
l'ampleur dans toutes ses dimensions, le globe parvient à un volume plus considérable que n'est celui
de l'œil opposé; il sort enfin de l'orbite, tellement,
qu'il ne peut plus être recouvert par les paupières;
et, dans cet état, il défigure le malade à ce point
qu'au lieu de son œil naturel, il semble qu'on lui ait
mis en place celui d'un bœuf.

Cette maladie est tantôt le produit des percussions
sur l'œil ou sur la tempe du même côté; tantôt elle est
celui d'une ophtalmie interne très-rebelle. Quelquefois
l'hydropisie n'occasione d'autre incommodité qu'un
sentiment pénible de tuméfaction, de tension dans
l'orbite, une difficulté de mouvoir le globe de l'œil, et
une diminution notable de la vue : quelquefois enfin
elle n'est le produit d'aucune de ces causes, ni de
toute autre quelconque assez manifeste, surtout si ce
mal survient chez les enfans d'un âge très-tendre,
desquels on ne peut recevoir aucun renseignement.
Aussitôt que l'œil a pris la figure ovale, et que la
chambre antérieure de l'humeur aqueuse est devenue
plus ample que dans l'état naturel, on voit l'iris, placé
plus en arrière que de coutume, entrer dans un
état singulier de tremblement, au plus petit mouvement du globe de l'œil (1). La pupille demeure dilatée

(1) Béquet s'est trompé lorsqu'il a avancé que je considère
le tremblement de l'iris comme un effet de l'hydropisie de
l'œil, tandis que je ne fais mention de ce phénomène que

à tous les degrés quelconques de lumière, et le cristallin est tantôt brun dès le principe de la maladie,
tantôt il ne s'obscurcit seulement que quand l'hydropisie s'est élevée à son plus haut degré. Lorsque cette
maladie devient stationnaire, et que le cristallin n'est
pas profondément opaque, le malade distingue la
lumière des ténèbres, et encore un peu le contour des
corps et les couleurs les plus vives; mais lorsque l'œil
augmente davantage de volume, et que tout le cristallin s'obscurcit, la rétine demeure enfin comme paralysée par l'excès de la distension, et conséquem-
ment n'est plus sensible à cette petite quantité de
rayons de lumière, qui, en parcourant les bords du
cristallin opaque, pénètrent jusqu'au fond de l'œil.

Dans le dernier stade de l'hydropisie de l'œil, lorsque cet organe forme une saillie hors de l'orbite, au
point de ne plus pouvoir être recouvert par les paupières, aux incommodités dont on a parlé se joignent
celles qui procèdent du desséchement du bulbe, du
contact des corps extérieurs, du frottement des cils,
de la chassie, du larmoiement, de l'ulcération de la
paupière inférieure sur laquelle s'appuie le globe, et
de l'excoriation de ce globe lui-même. C'est pour ces
motifs que l'œil hydropique est affecté de temps à

pour le compter parmi d'autres semblables qui accompagnent
cette dernière maladie, attendu d'ailleurs que c'est une chose
très-connue, que le tremblement de l'iris se remarque quelquefois dans des yeux sains sous tous les autres rapports.
(*Voyez Mémoire sur le tremblement de l'iris.*)

autre de violentes ophtalmies, accompagnées de douleurs très-vives de la partie affectée et de toute la tête.

L'ulcération, pareillement, ne demeure pas toujours dans des limites fixes; mais elle fait des progrès, et obscurcit d'abord la cornée, puis elle ronge la sclérotique, et de proche en proche elle détruit les autres parties qui composent le bulbe de l'œil.

A la première apparition de l'hydropisie de l'œil, les maîtres de l'art conseillent d'administrer intérieurement les mercuriaux à grandes doses, afin de déterminer la salivation, ou, comme l'on fait pour la cure de l'hydrocéphale interne, l'extrait de ciguë, celui de pulsatille noirâtre; et comme topiques, les collyres astringens et fortifians, le séton à la nuque et les compressions de l'œil qui fait une saillie contre nature hors de l'orbite. Cependant, bien que j'aie consulté attentivement le résultat des observations faites par les meilleurs praticiens à ce sujet, je n'ai pas encore vu une seule histoire bien détaillée de la guérison de l'hydropisie de l'œil, opérée par le moyen des remèdes internes dont je viens de faire mention. Quant aux topiques, ma propre expérience m'a appris que lorsque la maladie est manifeste, les collyres astringens et fortifians ne sont pas moins dangereux que la compression faite sur l'œil protubérant. Dans ces circonstances, je suis parvenu, au moyen d'un séton placé à la nuque, de lotions fréquentes d'eau de guimauve, et de l'application du cataplasme fait avec la même plante, à calmer, pour quelque temps, cette sensation incommode de distension à l'orbite, au front et sur la tempe du même côté, dont se plaignent tous les malades qui sont dans cet état, surtout lorsqu'ils sont affectés d'une ophtalmie périodique. Mais aussitôt que le globe de l'œil commence à sortir de son orbite et à outre-passer les paupières, l'art ne peut obvier d'aucune manière aux très-graves dangers dont menace l'hydrophtalmie, qu'à l'aide de l'opération, qui consiste à vider, par le moyen de l'incision, les humeurs surabondantes de l'œil, dont on excite ainsi les membranes à s'enflammer modérément, à suppurer dans l'intérieur du bulbe, à se resserrer sur elles-mêmes, et à se retirer au fond de l'orbite. Différer plus longtemps d'en venir à cette opération, serait la même chose que si l'on abandonnait le malade aux incommodités continuelles d'une ophtalmie permanente, au danger de l'ulcération du globe de l'œil, de la paupière subjacente, et, ce qui est encore pire, aux ravages du carcinome de tout l'œil, ce qui menacerait éminemment la vie du sujet.

Afin de satisfaire à l'indication déjà déduite, de vider le globe de l'œil de la surabondance des humeurs aqueuses stagnantes dans son intérieur, on a beaucoup prôné, dans les temps passés, la paracentèse du globe de l'œil. Nuk (1), qui fut un des premiers fauteurs de cette opération, piquait l'œil avec un petit trois-quarts précisément dans le centre de la cornée. On a jugé plus à propos depuis de faire piquer le bulbe

(1) *De duct. ocul. aquos.*, p. 120.

de l'œil dans la sclérotique à environ deux lignes et demie au delà de son union avec la cornée, et cela afin d'évacuer plus aisément, en même temps que l'humeur aqueuse, une portion d'humeur vitrée, selon la quantité jugée suffisante pour faire diminuer la grosseur morbide du bulbe de l'œil.

Cette méthode d'opérer l'hydropisie de l'œil, nonobstant l'approbation qu'elle a reçue des chirurgiens les plus célèbres, est tombée de nos jours en désuétude, comme étant insuffisante pour remplir l'objet qu'on se propose, et ne présentant aucun avantage. Ce jugement ne causera aucun étonnement aux personnes qui sont au courant des connaissances actuelles au sujet de l'économie animale, particulièrement à l'égard du système lymphatique absorbant, et qui, par conséquent, n'ignorent pas combien il faut peu compter sur l'heureux succès de la paracentèse, comme moyen curatif des hydropisies chroniques en général, particulièrement de celle de la tunique vaginale, c'est-à-dire de l'hydrocèle. Effectivement, la guérison radicale de cette dernière hydropisie ne s'obtient jamais que lorsqu'après avoir évacué l'eau, il survient une inflammation adhésive des tuniques vaginale et albuginée, ou bien lorsque ces deux membranes suppurent, s'ulcèrent, et contractent ensemble une adhérence étroite qui éloigne toute occasion, toute possibilité d'une nouvelle collection d'eau dans le scrotum. Et si quelquefois il est arrivé que la ponction a guéri radicalement l'hydrocèle, c'est parce que, par un accident imprévu, elle a excité l'inflammation des tuniques vaginale et albuginée, et par suite la réunion de ces deux membranes. En conséquence de ces principes, la paracentèse de l'œil, établie seulement pour évacuer le surplus des humeurs de cet organe, ne pourra jamais être un moyen curatif de son hydropisie, à moins que la piqûre faite par le trois-quarts ne suscite à la fois l'inflammation et la suppuration, et successivement la réunion des membranes qui composent le globe oculaire.

En effet, Nuk raconte que chez le jeune homme de Breda qu'il opéra, il fallut piquer l'œil cinq fois à diverses époques; qu'à la cinquième, il fut obligé de sucer par la canule du trois-quarts, afin de pouvoir évacuer la plus grande quantité possible d'humeur vitrée; et enfin qu'il lui fallut introduire entre les paupières et le bulbe, une lamine de plomb pour maintenir constamment comprimé l'œil vidé et flétri. Il ajoute avoir deux fois inutilement piqué l'œil d'une femme de La Haye, qui s'était soumise deux ou trois fois à la même opération; mais il ne dit pas quel succès résulta de l'opération. Je ne suis pas éloigné de croire qu'on a quelquefois obtenu la guérison radicale de l'hydropisie de l'œil par le moyen de la ponction, après y avoir introduit à plusieurs reprises le trois-quarts, ou d'autres corps irritans à l'aide de la canule du même instrument. Mais on ne pourra jamais rapporter ce succès à la simple évacuation de la surabondance des humeurs vitrée et aqueuse, à moins qu'on ne la combine à l'irritation produite par la canule, et par conséquent à l'inflammation adhésive, ou à la suppuration excitée dans les membranes internes de l'œil. Il n'est pas non plus improbable que Wolhouse, étant instruit de ce point de pratique, et voulant assurer le succès de la paracentèse, dans la cure radicale de l'hydropisie de l'œil, a enseigné qu'aussitôt après avoir porté la canule dans l'œil, on doit la retourner au moins six fois entre ses doigts ; c'est en suivant les mêmes erremens, que Platner a proposé qu'après avoir vidé les humeurs de l'œil au moyen du trois-quarts, on injectât par la canule, dans la cavité de ce même organe, un fluide tiède ; et enfin que Mauchart a conseillé qu'on tînt ouvert le trou fait à l'œil par le trois-quarts, en y introduisant une petite tente de charpie (1). Si toutes ces choses prouvent, d'une part, l'insuffisance de la paracentèse dans le traitement radical de l'hydropisie de l'œil, elles montrent évidemment, de l'autre, que la guérison parfaite de cette maladie ne peut s'obtenir qu'en vidant l'œil de ses humeurs, et en excitant en même temps dans ses membranes internes un certain degré d'inflammation et de suppuration.

Pour obtenir toutes ces choses, le moyen le plus facile et le plus expéditif d'entre tous ceux qui sont

(1) Après la seconde ponction, Flajani dit que l'on fut obligé d'introduire une petite tente, et ensuite de dilater l'ouverture avec les ciseaux boutonnés, afin de pouvoir porter dans l'œil hydropique une mèche de charpie fine et douce. *Collezione di osserv.*, tom. 1, observ. 34.

connus, est sans doute celui que j'ai exposé dans le chapitre précédent pour la cure radicale du staphylôme invétéré, et proéminent hors des paupières. A ce sujet, je ne puis me dispenser de répéter dans cette occasion, que la section circulaire du globe de l'œil hydropique dans la sclérotique, est une chose très-nuisible et même périlleuse. Effectivement, cette rescision circulaire de la sclérotique est constamment suivie de très-graves symptômes, surtout d'hémorrhagies répétées, d'accumulation de sang grumelé, d'afflux de sang au fond du globe de l'œil, d'une inflammation violente de ce même organe, comme de celle des paupières et de la tête, de vomissemens très-obstinés, de convulsions, de délire, et enfin d'un danger imminent de la vie des malades. Ceux des modernes qui ont écrit et qui ont fidèlement communiqué au public les résultats de leur pratique sur cette proposition, parmi lesquels, après Louis (1), les plus dignes d'éloges sont Marchant (2) et Terras (3), ont ingénument déclaré, qu'après avoir rescisé circulairement le globe des yeux hydropiques dans la sclérotique, ils ont eu de puissantes raisons de se repentir de leur entreprise (4).

<hr>

(1) *Mémoires de chirurgie*, tom. XIV. pag. 288, 299.

(2) *Journal de médecine de Paris*, janvier 1770. Sur deux exophtalmies ou grosseurs contre nature du globe de l'œil.

(3) *Ibid.*, mars 1776. Sur l'hydrophtalmie.

(4) Je ne doute point que ce ne doive être le sort de quiconque voudra entreprendre d'exécuter ce que propose Ford

La section circulaire pratiquée au sommet ou au
centre de la cornée de l'œil hydropique, laquelle
aurait la circonférence d'une grosse lentille, ou un
peu plus, ainsi que l'a enseigné Celse, en parlant du
staphylôme, est exempte des accidens et des incommodités consécutifs très-graves dont j'ai parlé. Par
le moyen de cette opération, qui n'est aucunement
douloureuse, on ouvre une issue aux humeurs de
l'œil, et on provoque intérieurement l'inflammation.
Et ce résultat s'obtient sans en venir à cette évacuation
subite, à cet affaissement de toutes les membranes du
bulbe, qui a nécessairement lieu, lorsque l'on rescise
l'œil circulairement dans la sclérotique; opération
qui affecte singulièrement les nerfs de cet organe et
ceux des parties qui sont en rapport avec lui, spécialement la tête et l'estomac. La sympathie intime de
ces organes entre eux n'est peut-être pas la moindre
des causes productrices des conséquences funestes
indiquées plus haut, indépendamment d'autres fort
graves qui dérivent nécessairement de l'exposition
presque subite d'une large surface du fond de l'œil
mise en contact avec l'air, et des fréquentes lotions
qu'on y pratique en de telles circonstances.

pour le traitement radical de cette maladie, c'est-à-dire de
passer un séton, composé de six fils de soie blanche, à travers
le globe de l'œil, pour retirer les fils l'un après l'autre, dans
l'espace d'un mois, de même que le pratiquait Pott pour le
traitement de l'hydrocèle de la tunique vaginale. Voyez *Mé-
dical communications*, p. 1, p. 409.

Pour ce qui est du manuel de l'opération, il est précisément le même que celui qui a été détaillé dans le chapitre précédent, c'est-à-dire que dans l'œil hydropique, soit que la cornée ait encore conservé sa transparence, soit qu'elle l'ait perdue (ce qui est indifférent, puisque l'action de l'organe immédiat de la vue est déjà irremédiablement abolie), le chirurgien doit traverser la cornée avec un petit couteau, à son sommet, à la distance d'une ligne et demie de son point central. Faisant ensuite glisser son instrument d'un angle à l'autre de l'œil, il divisera la cornée dans sa partie inférieure, en forme de demi-cercle ; puis, soulevant avec les pinces à disséquer le segment de cette membrane, et tournant le tranchant du petit couteau vers la partie supérieure, il terminera l'opération en enlevant circulairement le centre de la cornée dans l'étendue d'une grosse lentille, ou d'un disque de trois lignes de diamètre, lorsqu'il s'agit d'un adulte. Par cette ouverture circulaire, établie au centre de la cornée, le chirurgien fera sortir, moyennant une légère pression, une aussi grande quantité d'humeur surabondante qu'il en faudra pour faire rentrer le bulbe rapetissé dans son orbite, et pour qu'il puisse être recouvert par les paupières. Quant au reste des humeurs stagnantes dans l'œil, elles sortiront graduellement d'elles-mêmes par l'ouverture circulaire du centre de la cornée, sans le secours de pressions ultérieures.

L'appareil consistera en un plumasseau de charpie

sèche, soutenu par un bandage convenable, jusqu'à
l'apparition des symptômes inflammatoires qui se montreront du troisième au cinquième jour qui suivront
l'opération. Dès que ce phénomène se sera développé,
que le gonflement se sera emparé de l'œil opéré ainsi
que des paupières, le chirurgien emploiera, selon l'oc-
currence, les remèdes internes propres à modérer le
cours de l'inflammation, et recouvrira les paupières
d'un cataplasme de mie de pain et de lait, qu'on renou-
vellera toutes les deux heures au plus. C'est un phénomène très-fréquent, dans le staphylôme comme dans
l'hydropisie de l'œil, qu'à la première apparition de
l'inflammation, le bulbe de l'œil opéré augmente de
volume, et devient protubérant hors des paupières,
presque autant qu'avant l'opération. Il sera alors convenable de recouvrir la portion saillante du globe oculaire avec un petit linge fin, enduit d'un liniment fait
avec de l'huile et de la cire, ou avec un jaune d'œuf
et de l'huile d'hypéricum : on appliquera sur ce linge
le cataplasme déjà recommandé.

Lorsque la suppuration se sera manifestée à l'intérieur de l'œil, ce qu'on reconnaîtra en voyant l'appareil
enduit d'une lymphe tenace, mêlée à une portion des
humeurs de l'œil, qui sortiront nécessairement du centre rescisé de la cornée, et en observant le bord de la
plaie changé en un petit cercle de substance blanchâtre, couenneuse, les paupières s'abaisseront en
même temps, le bulbe de l'œil diminuera de volume,
rentrera par degrés dans l'orbite, et se resserrera de

plus en plus sur lui-même. Par la suite, ce cercle blanchâtre et couenneux, qui entoure le lieu de la rescision de la cornée, se séparera en forme d'escarre, et y laissera un petit ulcère de belle couleur, qui de même que tout le globe de l'œil se rapetissera, se froncera jusqu'à ce qu'il se ferme et se cicatrise entièrement, en laissant au chirurgien toute la facilité convenable de placer par la suite, entre les paupières et le moignon du bulbe, un œil artificiel.

Quoique dans le plus grand nombre des cas, la rescision circulaire du centre de la cornée, égalant le volume d'une grosse lentille, soit suffisante, chez un adulte, pour exciter une inflammation bénigne et la suppuration dans l'intérieur de l'œil; cependant si ces phénomènes ne se manifestent pas le cinquième jour, il sera convenable d'exposer l'œil opéré à l'air; ou bien, comme on l'a dit en parlant du staphylôme, il est utile d'enlever, à l'aide des pinces et des petits ciseaux recourbés, une portion circulaire de la cornée, de la largeur d'une demi-ligne, ou un peu plus, ce qui ne cause ni douleur ni incommodité au malade, et produit l'effet désiré, celui de déterminer enfin l'inflammation et la suppuration bénigne de l'intérieur de l'œil, sans lesquelles on ne peut jamais obtenir une guérison complète.

PREMIÈRE OBSERVATION.

Un jeune paysan, âgé de treize ans, d'une bonne et robuste constitution, n'avait d'autre infirmité qu'une augmentation de volume à l'œil droit; cet organe était tellement protubérant hors de l'orbite, que les paupières ne suffisaient plus pour le recouvrir. La cornée de cet œil, quoique nébuleuse, laissait encore entrevoir profondément l'iris; la pupille était dilatée, et le cristallin rembruni.

J'appris de la mère de ce jeune homme, qu'à l'âge de deux ans, peu après la dessiccation de la variole, il avait été tourmenté par une violente ophtalmie aux deux yeux, accompagnée d'un nuage épais, spécialement à l'œil droit; qu'au moyen de plusieurs vésicatoires, successivement appliqués à la nuque et derrière les oreilles, et d'autres remèdes tant internes qu'externes, il avait enfin recouvré l'usage de l'œil gauche; mais que le droit était demeuré nébuleux, et qu'à la longue il était grossi progressivement jusqu'au point d'acquérir le volume monstrueux qu'il avait au moment où je le vis, sans cependant que jamais le sujet se fût plaint d'éprouver de fortes douleurs à cet œil, engorgé et hydropique outre mesure.

Dès que le malade fut reçu dans mon hôpital, je me déterminai à l'opérer. Le 8 juin 1797, je traversai de part en part le milieu de la cornée, avec le petit bistouri dont on se sert pour faire l'extraction de la cataracte; puis soulevant, au moyen des pinces à disséquer, le segment inférieur, j'enlevai circulairement, avec les ciseaux de Daviel, le centre de la cornée dans un diamètre d'un peu plus de deux lignes. Malgré une légère pression, le cristallin n'avançant pas, j'ouvris sa capsule avec la pointe de mon bistouri, et il en sortit aussitôt une humeur laiteuse, qui fut enfin suivie du noyau brunâtre du cristallin. En appuyant modérément, je fis encore sortir une grande quantité d'humeur vitrée fondue; le bulbe de l'œil se trouva tellement diminué par cette évacuation, qu'il fut recouvert par les paupières aussitôt que je permis au malade de les abaisser.

Pendant l'opération, le sujet ne donna aucun signe d'une violente douleur; il ne garda le lit ni le premier, ni le second jour, et n'accusa nulle incommodité.

La compresse et le bandage qu'on enlevait de temps en temps, étaient baignés d'une humeur glutineuse qui avait bien l'air d'être le corps vitré dissout. Le quatrième jour, les paupières de l'œil opéré étaient gonflées, rouges, douloureuses, écartées, le globe de l'œil enflammé ; il y avait une douleur légère à la tête et un peu de fièvre : j'ordonnai l'application d'un cataplasme de mie de pain et de lait, à renouveler toutes les deux heures.

Le septième jour, la suppuration de l'intérieur de l'œil commença à se montrer; elle était d'abord séreuse, puis muqueuse et de bonne qualité : la fièvre et la douleur diminuèrent. La suppuration fut, pendant deux semaines, plus ou moins abondante; les paupières s'abaissèrent beaucoup, ainsi que le globe de l'œil : ce dernier, dont le volume était fort diminué, se retira vers le fond de l'orbite. Le petit cercle lardacé dont était environnée la section circulaire du centre de la cornée, se détacha entièrement, et laissa après elle une petite plaie vermeille, qui en huit jours se resserra sur elle-même, et se cicatrisa parfaitement, à l'aide de quelques cautérisations faites avec le nitrate d'argent fondu. On aurait pu facilement obvier à ce défaut de l'œil, par l'application d'un œil artificiel.

SECONDE OBSERVATION.

Je fus appelé pour donner des conseils à une jeune personne noble, âgée de seize ans, de complexion grêle, mais du reste saine et bien réglée. Son œil était tellement accru de volume, que dans l'espace de neuf ans il avait acquis le double de grosseur de l'autre œil, et il sortait de l'orbite, au point que les paupières ne pouvaient plus le recouvrir.

Les parens attribuaient cette maladie à une chute que la jeune personne avait faite dans son enfance, sur un amas de bois et de décombres, dont le choc lui avait fortement contus l'œil gauche, où il était survenu une ecchymose à l'extérieur. La cornée était opaque en quelques endroits ; cependant on pouvait apercevoir, au delà, la pupille irrégulièrement dilatée, et le cristallin rembruni.

Tant que le globe de l'œil *hydropique* était resté au niveau de l'orbite, la malade ne s'était plainte que de cécité ; mais dès que les paupières ne purent plus recouvrir cet œil, il survint une ophtalmie qui devint habituelle, et qui de temps en temps se communiquait à l'œil sain : cette dernière affection était accompagnée d'une sensation de tension très-douloureuse à l'œil hydropique et à la tempe correspondante. Les topiques astringens, la compression et l'usage interne de l'extrait de *pulsatile noirâtre* avaient, à ce qu'il semblait, fait augmenter la douleur de la tête ainsi que celle de l'œil, et rendu les retours de l'ophtalmie plus fréquens.

Ayant été consulté, je proposai de faire la section de la cornée, afin de vider l'œil hydropique, comme seul moyen d'arrêter les progrès de la maladie, et de préserver l'œil sain. La malade et ses parens rejetèrent cette proposition comme trop extrême et trop violente. Pour calmer les douleurs de la tête et de l'œil, ainsi que cette sensation douloureuse de tension dans l'orbite, je préscrivis à la malade l'application des cataplasmes de mauve avec un peu de camphre; et, pour le soir, l'émulsion de gomme arabique avec quelques gouttes de laudanum liquide.

Deux mois après cette consultation, les mêmes accidens se représentèrent avec tant de violence, que la jeune personne demanda instamment à être soumise à l'opération, qui fut exécutée précisément comme elle est décrite dans l'observation précédente; c'est-à-dire en rescisant circulairement la cornée à son centre, de la largeur d'une grosse lentille. Il en sortit une grande quantité d'humeur aqueuse et vitrée liquéfiée, ainsi que le cristallin, qui était rembruni et décomposé. Le bulbe de l'œil se retira au fond de l'orbite, et les paupières suffirent pour le recouvrir.

Cette évacuation soulagea et calma la malade, et tout demeura dans un calme parfait, jusqu'au cinquième jour. Mais, apercevant que l'œil opéré tardait à s'enflammer, je recommandai à la malade de le tenir exposé à l'air pendant tout le jour suivant. Durant la nuit qui précéda le septième, les paupières se tuméfièrent, le bulbe commença à s'enflammer, et bientôt il devint si gros, qu'il semblait devoir franchir les paupières. La fièvre, cependant, ainsi que les douleurs de la tête et de l'œil étaient fort supportables. On plaça sur les paupières et sur l'œil affecté un linge fin, enduit de jaune d'œuf et d'huile d'hypericum ; on recouvrit le tout d'un cataplasme de mie de pain et de lait. Le traitement général se réduisit à quelques clystères émolliens et à une diète légère.

Une suppuration d'abord séreuse, puis muqueuse, se manifesta le onzième jour, et se continua durant vingt autres avec abondance : la fièvre et les douleurs cessèrent à mesure qu'elle s'établit. Le gonflement des paupières et du bulbe de l'œil diminuèrent également par degrés. Ainsi que dans tous les cas pareils, le petit cercle lardacé qui entourait la section circulaire de la cornée se détacha ; il laissa après lui un petit ulcère de bonne couleur qui se fronça, en formant à son centre une sorte de fongosité : on la réprima avec le nitrate d'argent fondu, et la cicatrice fut bientôt complète. La jeune personne, bien que parfaitement guérie, ne put soutenir que huit mois après l'opération le contact de l'œil artificiel.

TROISIÈME OBSERVATION.

Au commencement de juin 1799, M. Vincent Visconti, savant et habile pharmacien de cette ville, vint me consulter pour un de ses enfans, âgé d'un an et demi, qu'on lui ramenait à l'instant de nourrice : il avait l'œil gauche beaucoup plus gros que le droit ; les paupières du même côté étaient gonflées ; la conjonctive présentait, surtout vers l'angle interne, une espèce de tache. Le père attribuait ce mal à une chute ou une secousse sur l'œil gauche ; mais la nourrice nia fortement cette supposition. L'enfant ne donnait aucun signe de douleur, et semblait avoir l'usage de la vue de ce côté. J'ordonnai une purgation douce et l'usage de petits bains locaux résolutifs.

Ces remèdes ne produisirent aucun effet salutaire. Le globe de l'œil augmenta tellement de volume, qu'au milieu de novembre, il était monstrueux, et sortait de l'orbite, au point qu'il ne pouvait plus être recouvert par les paupières. Celles-ci, sans autre cause probable, s'enflammèrent peu à peu, ainsi que la conjonctive, ce qui me força à avoir plusieurs fois recours aux saignées locales à l'aide des sangsues. A cette époque la vue de ce côté était presque totalement perdue.

L'augmentation rapide du globe de l'œil, l'inutilité des remèdes employés jusqu'alors, la difformité du visage, et, plus encore, la crainte que l'œil sain ne fût attaqué par sympathie, ou que l'*hydropisie* de l'œil ne dégénérât en une affection pire encore, me déterminèrent, d'accord avec M. Volpi, chirurgien de cet hôpital, à opérer l'œil *hydropique* de l'enfant, afin de le vider et d'en diminuer la grosseur.

D'après cette détermination, le 21 novembre l'enfant fut placé sur une table et retenu par des aides habiles. Je traversai la cornée d'outre en outre près de son centre, avec le petit couteau dont on se sert pour faire l'extraction de la cataracte. Puis, retenant avec les petites pinces le lambeau demi-circulaire que j'avais formé, je tournai de bas en haut le tranchant du couteau, et j'enlevai circulairement le centre de la cornée, dans le diamètre d'une petite lentille. Je m'appliquai à retrancher le moins possible de cette membrane, parce que je voulais me convaincre de nouveau si les symptômes qui suivent l'évacuation de l'œil, sont en raison de l'ampleur que l'on donne à la section circulaire de la cornée, et parce que je craignais que dans un âge aussi tendre une inflammation violente de l'œil et des paupières n'occasionât des accidens funestes pour la vie de l'enfant.

Lorsque la petite ouverture circulaire du centre de la cornée fut faite, le cristallin demi-fluide et décomposé, ainsi qu'une grande quantité d'humeur vitrée fondue, en sortirent. Le globe de l'œil rentra aussitôt entre les paupières que je couvris d'un plumasseau et d'un bandage contentif. L'enfant s'endormit bientôt après l'opération, puis il se leva, passa toute la journée à jouer comme à l'ordinaire et sans donner aucun signe de douleur.

Depuis le 21 jusqu'au 28, il s'écoula de l'œil opéré, une humeur semblable au corps vitré décomposé; le globe de l'œil et les paupières s'abaissèrent tous les jours davantage, mais il ne se manifesta nul indice d'inflammation dans l'intérieur de l'organe. J'ordonnai qu'on laissât l'œil découvert, afin qu'il s'enflammât; cette tentative ne produisit aucun effet.

Le 30 novembre j'aperçus hors de la petite ouverture circulaire, faite au centre de la cornée, une portion du corps vitré non dissous, mais consistant et globuleux. Le bulbe de l'œil me parut moins flétri que les jours précédens. J'enlevai d'un coup de ciseau cette espèce de bouchon formé par le corps vitré; et, comprimant doucement le globe de l'œil, j'en vis sortir une quantité considérable de sérosité sanguinolente, semblable à de la lavure de chair; alors cet organe devint aussi petit que les jours précédens.

Ce ne fut que le 2 décembre que parurent des signes d'inflammation aux paupières et à la conjonctive. L'enfant témoigna le désir de garder le lit. Je prescrivis l'application d'un cataplasme de mie de pain et de lait sur les paupières tuméfiées.

Le 8 décembre, l'inflammation des paupières et de la conjonctive, loin de se communiquer, comme je l'espérais, jusqu'au globe de l'œil, avait au contraire disparu entièrement; la petite ouverture pratiquée au centre de la cornée était obstruée et tout-à-fait fermée

par une portion d'iris, tandis que le bulbe de l'œil s'en-
gorgeait. Avec la pointe d'un stylet, je repoussai cette
procidence de l'iris, et il sortit aussitôt une quantité
considérable de sérosité sanguinolente.

Ces faits m'ayant convaincu que l'inflammation
des membranes de l'œil n'était point excitée, à raison
de la petitesse de l'ouverture circulaire du centre de
la cornée, j'emportai, à l'aide de petites pinces et de
ciseaux courbes, une portion circulaire de cette membrane, de sorte que l'ouverture eut la largeur d'une
grosse lentille. L'inflammation des parties internes du
globe de l'œil ne tarda point à se manifester ; elle fut
peu considérable, et occasiona si peu de douleur que
l'enfant put se dispenser de garder le lit. L'inflammation interne dégénérée en suppuration, commença
alors à déposer sur le cataplasme du véritable pus.
Depuis ce temps, les progrès de la cure eurent lieu
avec la plus grande régularité, sans altérer en rien
la gaieté de l'enfant, ni sa manière ordinaire de vivre.

A mesure que l'écoulement de la matière purulente de l'intérieur de l'œil devenait moins abondant,
les paupières s'affaissèrent, et le monstrueux œil hydropique se resserra sur lui-même et se retira au fond
de l'orbite, en offrant un moignon régulier propre à
servir de point d'appui commode à l'œil artificiel.

Le résultat de ce fait prouve de la manière la plus
convaincante tout ce qui a été avancé dans les deux
chapitres précédens ; c'est-à-dire que la violence des
symptômes qui suivent l'opération du *staphylôme* et

de l'*hydropisie* de l'œil, dépendent de l'ampleur qu'on donne à la section circulaire du globe de l'œil pour l'évacuation des humeurs; que par conséquent le précepte de Celse, d'enlever circulairement le centre de la cornée de la largeur seulement d'une petite lentille souffre quelques exceptions. Puisqu'une pareille ouverture est trop étroite pour donner un libre passage à ce qui est contenu dans le globe de l'œil et au sang qui s'y rassemble, ou bien qu'elle peut être aisément obstruée par quelque portion du corps vitré non dissous, quelque partie d'iris, ou des grumeaux de sang, qui donnent lieu à de nouveaux rassemblemens de sérosité sanguinolente entre la cavité de l'œil hydropique, et arrêtent les progrès de l'inflammation et de suppuration des membranes internes; car cette circonstance est indispensable pour que le chirurgien atteigne le but qu'il se propose dans le traitement de cette affection.

CHAPITRE VI.

De la tumeur cystique qui naît dans la cavité de l'orbite.

Il se forme quelquefois dans le tissu cellulaire graisseux, qui environne et qui s'insinue dans les muscles de l'œil, ainsi que dans les autres parties que renferme l'orbite, une tumeur molle, entourée d'une capsule membraneuse; cette tumeur est semblable en tout à celles qui ont reçu le nom de cystique, et qui se forment dans les diverses parties du tissu cellulaire du corps. Le volume de celle qui nous occupe, est égal, en général, à un œuf de pigeon; elle est quelquefois plus considérable, et ordinairement composée d'une substance graisseuse, charnue et compacte. Elle est séparée, quelquefois, en deux compartimens, dans l'un desquels est renfermée une matière dissoute, mêlée à une substance argileuse, et dans l'autre une humeur glutineuse semblable au blanc d'œuf; dans quelques cas toute la tumeur renferme une sérosité, tantôt limpide, tantôt puriforme.

Cette tumeur cystique prend ordinairement son origine sous le globe de l'œil, plus ou moins profondément dans la cavité de l'orbite; elle y grossit rarement assez pour chasser le globe de l'œil hors de l'orbite et des paupières, sans se montrer elle-même; elle naît, le plus souvent, comme nous venons de le dire, sous le globe de l'œil, et quelquefois latéralement; en acquérant du volume, elle fait son apparition hors de l'orbite contre la paupière inférieure, qu'elle élève en forme de tumeur, et descend sur la joue, parfois dans l'étendue d'un demi-pouce.

Pendant que cette tumeur acquiert du développement, elle tend incessamment à déplacer le globe de l'œil de sa position naturelle. Et, comme elle prend naissance sous cet organe, elle le pousse graduellement vers la paupière supérieure et hors de son orbite; bientôt alors la pupille de l'œil affecté ne répond plus, à raison de sa direction vicieuse, ainsi que par sa position, à celle de l'œil sain. Si donc la tumeur cystique de l'œil se dirige vers le nez plutôt que vers la tempe, le globe de l'œil est repoussé vers l'angle externe des paupières, *et vice versâ*. Malgré cette fausse position, au milieu de laquelle le globe demeure immobile, non-obstant la grande d'is..c..sion qu'on doit dans ce cas supposer avoir lieu au nerf optique, la vue n'est pas toujours enlevée à l'organe malade.

Cette affection présente une difformité horrible. Il est facile d'imaginer, d'après l'exposition des circonstances compliquées qui l'accompagnent, quels doivent être les désagrémens qui résultent de cette maladie : tels sont les objets vus doubles, l'écoulement continuel des larmes sur la joue, les douleurs qu'on éprouve souvent à l'œil et à la tête, les fréquentes ophtalmies, et l'impression douloureuse que cause la lumière.

Il est reconnu, et hors de doute, que le chirurgien n'a d'autre remède efficace à opposer à ce mal, que d'extirper la tumeur *cystique*, de la cavité de l'orbite. Dès qu'elle est enlevée, l'expérience prouve que rien n'est plus facile que de replacer le globe oculaire dans sa position naturelle.

L'opération s'exécute de la manière suivante : le malade se place dans une situation horizontale, la tête un peu relevée et fortement contenue par un aide. Le chirurgien tend avec *l'index* et le *medius*, d'une main la paupière inférieure qui recouvre la tumeur ; et de l'autre main, armée d'un petit bistouri à lame convexe, il fend transversalement la peau de la même paupière, ainsi que le muscle orbiculaire, en suivant la direction des fibres de ce muscle, dans le sens de l'arcade inférieure de l'orbite. Le chirurgien doit faire cette opération en ayant la main suspendue, afin de ne point intéresser le kyste de la tumeur. En outre, l'incision doit être un peu plus prolongée vers les deux angles de l'œil, que ne semblerait l'exiger la grosseur de la tumeur, afin de rendre plus faciles et plus prompts les autres temps de l'opération dans l'orbite. Il faut que l'opérateur ait grand soin, lorsqu'il touche à l'angle interne, d'épargner les voies lacrymales. Aussitôt que la tumeur cystique se présente au dehors ; le chirurgien doit la séparer des bords de la plaie, et le

plus profondément possible du dedans de l'orbite;
puis, il introduit sur un des côtés de cette tumeur une
airigne déliée, simple ou à deux pointes, à l'aide de
laquelle il saisit la tumeur et la tire doucement à lui.
Alors, avec la pointe du bistouri ou celle de petits ciseaux consacrés à cet usage, il la sépare de toutes ses
adhérences dans l'orbite et de ses plus profondes racines. Il est bien rare qu'en détachant le sommet de la
tumeur cystique de la paupière inférieure on puisse
offenser la conjonctive qui se porte de cette paupière
à l'hémisphère inférieur du globe de l'œil, parce que
pendant la maladie cette expansion de la conjonctive,
suit la procidence du globe de l'œil, hors des bords de
l'orbite et des paupières, et qu'elle s'est, pour ainsi dire,
renversée au dehors et assez éloignée du sommet de la
tumeur cystique, qui est placée sous elle, pour ne pas
être comprise dans sa dissection et dans sa séparation
des parties voisines. Il arrive quelquefois qu'on trouve
ses racines les plus profondes dures et coriaces. Il est
donc prudent, après avoir extirpé la tumeur, d'insinuer
doucement le bout du doigt dans la cavité qu'elle a
occupé, afin de s'assurer qu'il ne reste aucune portion
de substance dure, et s'il s'en trouve il est urgent de
l'extraire à l'aide d'une airigne, ou au moyen de la
pointe des ciseaux. Si par malheur, en saisissant la tumeur avec l'airigne, elle s'ouvrait, et que toute l'humeur séreuse, albumineuse ou puriforme, dont elle
pourrait être remplie (car nous avons dit plus haut
que la petite tumeur ne contenait quelquefois qu'un

liquide renfermé dans un ou plusieurs compartimens membraneux), il ne faudra pas pour cela abandonner l'objet principal de l'opération qui est d'extirper toute la tumeur. On y parviendra de la manière qui a été indiquée ci-dessus, quoiqu'à dire vrai, avec plus de difficulté que lorsque la tumeur est consistante, et qu'elle se prête à être tirée peu à peu au dehors jusqu'au bord de l'orbite.

L'hémorragie n'est jamais considérable après l'opération. Le premier appareil ne consiste qu'en charpie, dont on remplit mollement la cavité qui recélait la tumeur cystique. Les suites inévitables de cette opération sont une douleur violente dans l'orbite et à la tête, l'inflammation des paupières, quelquefois même du visage et du cou. On calmera ces symptômes par des saignées proportionnées à la force du malade, des purgatifs antiphlogistiques, des topiques émolliens et anodins et une diète sévère. Si le cinquième jour de l'opération la suppuration commence à paraître, on change l'appareil. Il est quelquefois nécessaire d'y procéder plus tôt ; ce qui a lieu lorsqu'on a des preuves certaines que l'intensité et la persévérance des douleurs de l'orbite et de la tête sont occasionées par des caillots de sang amassés dans la cavité qu'occupait la tumeur, bien qu'elle soit pleine de charpie. Dès qu'on aura donné issue à ce sang grumeleux les douleurs cesseront.

Au reste, lorsque les symptômes généraux et locaux ont disparu, la bonne suppuration ne tardera point à se manifester; la granulation qui se forme au fond de la plaie, efface graduellement la cavité qu'occupait la tumeur et facilite la cicatrice. Pendant le traitement, le chirurgien apportera toute son attention à maintenir un peu éloignées les lèvres extérieures de la plaie faite à la paupière inférieure. Une simple mèche de charpie servira en même temps à faciliter l'issue des matières purulentes hors de la cavité de l'orbite, et à empêcher que ces mêmes lèvres ne se réunissent avant que la cavité formée par la tumeur dans les parties molles de l'orbite n'ait disparu. Quatre ou cinq semaines suffisent ordinairement pour obtenir une guérison complète.

Malgré l'extirpation du corps étranger, qui avait fait dévier et avait poussé le globe au dehors, cet organe ne reprend pas sa position naturelle aussitôt qu'on pourrait le croire. Les causes principales et manifestes de ce retard apporté à la complète guérison sont : la rétraction long-temps continuée du muscle élévateur du globe de l'œil, et l'extension forcée, pendant le même espace de temps, du muscle dépresseur, lorsque le globe est poussé en haut et en dehors de la tumeur; ou bien le raccourcissement de l'abducteur et le relâchement de l'adducteur, lorsque le globe de l'œil est poussé vers la tempe et hors de l'orbite. Aussitôt après l'opération, si on le pousse doucement en sens contraire à celui qui l'a porté au dehors, il reprend sur-le-champ sa position naturelle; mais, dès que la pression cesse, il se place de nouveau dans sa situation vicieuse. C'est pourquoi, dès que les symptômes généraux et locaux, suites iné-vitables de l'opération, seront calmés, et que les paupières pourront contenir et recouvrir le globe repoussé, il faudra exercer des pressions sur cet organe, en le dirigeant vers sa place naturelle, et en l'y maintenant soigneusement à l'aide de petites compresses graduées et d'un bandage convenable. Nous avons quelques exemples, où sans assistance mais avec un temps considérable, les muscles de l'œil ont spontanément repris leur vigueur et leur réciprocité d'action; mais il est, sans aucun doute, beaucoup plus avantageux, ainsi que le prouve l'expérience, d'obtenir le même effet plus promptement et sans grands inconvéniens pour le malade, que d'abandonner ce soin à la nature. Hope, dans un cas pareil, fit usage d'une machine semblable, à ce qu'il paraît, à un petit tourniquet, ayant pour point d'appui la tempe du côté affecté, et la lamine de pression concave sur les paupières, et munie de coussinets fort doux. A l'aide d'une vis il repoussa et maintint dans sa position habituelle le globe de l'œil. Il assure qu'au bout de vingt jours il avait obtenu l'effet désiré. Néanmoins, puisque l'expérience a démontré qu'on retire les mêmes effets à l'aide de petites compresses et de la bande, cet appareil doit, à cause de sa simplicité, être préféré à la machine la plus ingénieuse.

Il arrive quelquefois, après l'extirpation de ces tumeurs, lorsqu'elles sont fort grosses, et lorsque la cicatrice est complète, qu'il s'élève sur la conjonctive, qui unit la paupière inférieure à l'hémisphère inférieur du globe de l'œil, une fongosité molle qui sépare ces deux parties. Cette excroissance est le produit de la distension excessive soufferte par la paupière inférieure et surtout par la conjonctive et ses bords, ainsi que de leur atonie, causée par l'excessive procidence du globe de l'œil. Si l'on ne remédie promptement à cet incident, l'*ectropion* est inévitable. Lorsque le mal n'est pas très-grave, on se sert avec succès des collyres astringens dans la composition desquels entre de l'alun; et si la fongosité ne cède point à ces remèdes, il faut avoir recours à l'opération qui a été décrite pour enlever l'*ectropion*. L'expérience a prouvé que, quant au relâchement des paupières, il n'est jamais assez considérable dans cette maladie, pour ne pas céder à l'usage assidu des petits bains spiritueux et astringens.

Lorsque le globe de l'œil est rentré dans sa position naturelle, le nerf optique recouvre en tout ou en grande partie le degré de vie et d'action que sa distension lui avait fait perdre; aussi la vue s'améliore, et même les malades qui croyaient l'avoir perdue tout-à-fait distinguent encore un peu la lumière.

On a vu plus haut que la tumeur cystique, qui croît au fond de l'orbite, y fait rarement assez de progrès pour chasser au dehors le globe de l'œil, sans se montrer elle-même comme cause principale de ce désordre. Spry (1) cite à cet égard un fait digne d'at-

____

(1) *Philos. transact.*, an 1749, § 4.

tention, et que je transcris ici en détail, pour l'instruction des jeunes chirurgiens.

Une jeune dame se plaignait d'une douleur constante dans l'œil gauche et à la tempe correspondante,
ainsi que d'une diminution notable de la vue. Il lui semblait avoir cet œil plus gros que celui qui était sain.
Elle se trompait à cet égard, et la conjonctive même
n'était pas rouge; la cornée seulement avait perdu
quelque chose de sa transparence naturelle, et la pupille était plus dilatée que dans l'état sain. On employa vainement pour soulager la malade, les saignées,
les purgations avec le calomélas, les vésicatoires, le
séton à la nuque, les collyres de toute espèce, et
enfin la saignée de l'artère temporale. Quelques mois
après la première apparition des douleurs, la conjonctive s'enflamma et la cornée devint tout-à-fait opaque. Les douleurs augmentèrent violemment, les
scarifications des bords de la conjonctive produisaient
seules quelque soulagement. Au bout de dix autres
mois, il parut, sur la conjonctive et sur l'hémisphère
antérieur du globe de l'œil, une excroissance fongueuse qui s'accrut bientôt au point de dépasser les
paupières. On jugea que ce mal était un carcinome,
dont le seul remède était l'extirpation de l'œil lui-
même; ce jugement fut mis à exécution sans retard.

Dès que le couteau eut pénétré à une certaine profondeur, entre l'arcade supérieure de l'orbite et le
globe de l'œil, il jaillit avec force une quantité considérable de sérosité puriforme, après la sortie de la-

quelle le fongus que l'on croyait cancéreux, s'affaissa
soudainement. Tandis que le chirurgien continuait
l'extirpation de l'œil, il découvrit une large membrane
cystique, qui occupait le fond de l'orbite, derrière le
globe de l'œil. Cette circonstance inattendue ne fit
rien changer au plan de l'opération. L'œil fongueux
fut extirpé, ainsi qu'une grande partie du kyste, dont
le reste fut abandonné au fond de l'orbite, afin qu'il
tombât avec la suppuration; ce qui arriva. Au bout
d'un mois, la guérison était complète. Depuis cette
époque, cette dame jouit d'une santé parfaite et n'a
plus éprouvé aucune récidive de ce fongus cru cancéreux, mais qui effectivement ne l'était point.

L'œil extirpé parut un peu plus gros que l'autre.
L'humeur aqueuse fut trouvée trouble, le cristallin
moins consistant et moins transparent que dans l'état
naturel; le corps vitré complétement liquéfié. La poche
du kyste était d'une texture et d'une consistance élastique, et assez large pour contenir un œuf de poule (1).

Dans quelques cas très-rares, on a vu l'œil poussé
hors de l'orbite par une tumeur cystique, absolument
différente de celle qu'on vient de décrire; elle est
remplie d'un sang artériel, ayant des pulsations et
présentant les caractères de l'anévrisme. Cette affection a été décrite pour la première fois, je suppose,
par Travers (2) : le sujet de cette affection grave était

(1) Voyez à cet égard saint Yves, chap. xxi, *Hope philos.
transact.* an 1744, Bromfield. *Med. observ. and.*

(2) *Med. chirurg. transact.*, vol. 2, p. 1.

une femme. La tumeur pulsative paraissait divisée en deux parties inégales. La supérieure était plus petite que l'autre, et occupait l'angle interne de l'orbite. Elle était molle, élastique, et faisait ressentir au doigt une sensation de frémissement, une sorte de *trible* (1). En la comprimant fortement, elle réagissait par de violentes pulsations. Les veines de la paupière supérieure étaient variqueuses, ainsi que les vaisseaux correspondans du nez. La partie inférieure de la tumeur, plus grande que la supérieure, avait une forme conique, elle était tendue et dure au toucher; si on la comprimait, elle rentrait dans l'orbite; mais alors les pulsations augmentaient, et le globe de l'œil, poussé par elle contre les parois osseuses de l'orbite, causait à la malade d'horribles douleurs. La compression sur les artères temporales angulaire et maxillaire, ne produisit aucun effet; lorsqu'au contraire on exerçait une pression sur la carotide correspondante, les pulsations de la tumeur située dans la cavité de l'orbite cessaient en grande partie. Tous les remèdes topiques, en y comprenant les applications froides, ayant été inutiles, on pensa que si la ligature de la carotide ne guérissait pas complétement la maladie, elle contribuerait au moins à en arrêter ı. progrès, et on se détermina à tenter cette opération. La ligature était à peine achevée, que la ma-

(1) Terme de musique qui signifie un fredon, un battement de gosier, etc. (*Note des traducteurs.*)

lade fut soulagée; elle souffrait moins de l'œil, et n'éprouvait plus, dans la tête, les bourdonnemens continuels qui l'incommodaient précédemment. La partie supérieure et plus petite de la tumeur, produisait encore cette sensation de frémissement ou de trible; mais elle était affaiblie. Le troisième jour, ce frémissement était encore sensible, et si on pressait fortement la tumeur la pulsation était manifeste. Le cinquième jour, la tumeur s'abaissa un peu et l'œil parut moins saillant qu'auparavant. Vers la fin de la cinquième semaine les améliorations parurent bien plus évidentes, et la malade fut délivrée des douleurs aiguës dont elle était poursuivie depuis si long-temps; mais cinq mois après l'opération, étant dans la dixième semaine de sa grossesse, elle fit une fausse couche, et l'hémorrhagie que causa cet accident fut si considérable, qu'elle occasiona des syncopes et une faiblesse extrême. Le jour qui suivit, la tumeur de l'orbite était de beaucoup diminuée ; la pulsation n'existait plus, et l'œil était moins saillant que les jours précédens. L'état de faiblesse générale dura long-temps, à cause des fréquentes émissions sanguines que la malade rendait par les selles.

Deux ans après ces accidens, les seuls restes de cette tumeur cystique, sanguine et pulsative, se réduisaient à un petit nœud de la grosseur d'un petit pois, dans l'angle interne de l'orbite.

Hodgson (1) dit avoir examiné cette femme cinq ans

(1) Treatise on the diseases of arteries and veins, p. 446.

après la ligature de la carotide, et n'avoir trouvé aucune trace de la maladie dans la cavité de l'œil. Il ajoute, avec raison, qu'il serait utile, dans des cas semblables, d'accélérer la guérison par de copieuses saignées et par une diète rigoureuse; car le fait dont il s'agit a démontré que la diminution rapide de la tumeur, et la cessation totale des pulsations, étaient dues aux fortes évacuations sanguines de l'utérus et des intestins. Effectivement, lors de la guérison des anévrismes, plus le choc du sang artériel contre les parois de la partie anévrismale diminue, plutôt on voit se former, dans cette même partie, le caillot couenneux qui s'oppose aux progrès ultérieurs de la tumeur; l'absorption s'empare ensuite de ce caillot, et bientôt la tumeur disparaît entièrement. Ce moyen curatif est surtout utile dans le cas dont il s'agit, parce que les rameaux de la carotide liée entretiennent encore une communication libre et prompte avec ceux de l'autre carotide, et avec les vaisseaux des vertèbres. C'est pourquoi, chez les sujets d'un tempérament vigoureux, le reflux et la répercussion du sang artériel dans le sac anévrismal est fort et puissant.

Dalrymple (1) rapporte un fait pareil observé chez une femme grosse; l'anévrisme se forma soudainement en une nuit dans l'orbite gauche; il était accompagné de vives douleurs pendant le cours de la gestation, et devint énorme après l'accouchement. Le globe de l'œil sortit de l'orbite, la vue se perdit, et les paupières se

____

(1) *Med. chirurg. transact.*, vol. vi.

renversèrent. Les veines cutanées de la face paraissaient gonflées; la malade éprouvait de violentes douleurs à la tête, ainsi qu'un murmure assez semblable
à celui d'une cascade. Lorsqu'on comprimait la carotide gauche, les douleurs et les pulsations cessaient.
Dalrymple lia cette artère, et obtint une guérison
complète au bout de cent trois jours. Tous les phénomènes dépendans de l'anévrisme, en y comprenant
la cécité, s'évanouirent.

ADDITION

DES TRADUCTEURS.

—————

Les maladies dont étaient affectés les sujets qui ont
fourni les observations de MM. Travers et Dalrymple,
appartiennent à ces tumeurs sanguines qui ont été
confondues par les praticiens anglais avec une espèce
de tumeur cancéreuse, sous le nom de *fongus hématode*. M. Dupuytren, qui en a observé un grand
nombre sur d'autres parties du corps, leur a donné
le nom de *tumeurs érectiles ;* parce qu'il a cru reconnaître de l'analogie entre leur organisation et
celle des tissus très-vasculaires qui bordent les
lèvres, qui forment la base du mamelon, du cli-
toris, de la verge, et qui ont reçu ce nom. Ces tumeurs forment la base de la plupart des lésions cutanées et cellulaires que les enfans apportent en naissant, et que l'on nomme *envie, nævus maternus*, etc.
Elles consistent en un développement accidentel du
système vasculaire sanguin, et elles se guérissent,
soit par une extirpation totale, soit par la ligature des artères qui les alimentent. La compression

que l'on a voulu leur appliquer n'a presque jamais été suivie de succès, et souvent elle a déterminé l'accroissement de la maladie et l'exaspération de ses progrès.

Les tumeurs graisseuses ou sanguines de l'orbite ne sont pas les seules qui puissent se développer au voisinage de l'œil, et déplacer cet organe. Des exostoses élevées sur les os qui forment les parois orbitaires; des tumeurs fibreuses nées dans le sinus maxillaire ou dans d'autres parties des anfractuosités nasales; des tumeurs fongueuses développées à la surface de la portion de dure-mère qui revêt les fosses antérieure et moyenne de la base du crâne : telles sont les autres lésions qui déterminent quelquefois l'exophtalmie. La rapidité des déplacemens de l'œil est proportionnée à celle du développement de la tumeur qui la produit.

Le diagnostic de ces lésions est, dans certains cas, fort difficile à établir. On y parvient, cependant, en examinant avec attention l'état des parties voisines de la cavité orbitaire. Si le sujet a été plusieurs fois affecté de syphilis, que les fosses nasales paraissent libres, et que le cerveau exerce sans obstacle ses fonctions, il est vraisemblable que la maladie consiste dans une tumeur osseuse, née sur l'un des points de l'orbite. Lorsque le malade a éprouvé, pendant long-temps, des douleurs violentes au côté de la tête qui est affecté; quand une sensation plus ou moins considérable de déchirement se fait sentir au fond de l'orbite; lorsque les fonctions cérébrales ont éprouvé des altérations prolongées, et en quelque sorte périodiques, on peut croire que la dure-mère est le siége principal de la tumeur qui chasse l'œil hors du lieu qu'il doit occuper. Il est évident, enfin, que cette tumeur naît du sinus maxillaire toutes les fois que la joue est déformée; que des prolongemens polypeux paraissent dans le nez, dans la gorge, dans les fosses temporales et zygomatiques, etc.

Le pronostic varie dans ces cas, suivant le lieu d'où provient la tumeur, et suivant les progrès plus ou moins considérables et rapides qu'elle a faits. Les exostoses, et surtout les tumeurs fongueuses de la dure-mère, sont des maladies plus graves que les polypes des fosses nasales. Plus la lésion s'est accrue avec rapidité, plus aussi la terminaison funeste est prochainement à craindre; le sujet n'est plus susceptible de guérison dans tous les cas où l'on ne peut le délivrer de la cause de la maladie.

Les accidens dont l'œil est le siége ne sont alors que des objets secondaires. C'est vers leur cause que le chirurgien doit diriger ses efforts. Ainsi, le malade sera soumis au traitement antivénérien, si la syphilis paraît avoir déterminé la lésion dont il est atteint; d'autres seront prescrits dans le cas où le cancer, les scrofules, les dartres et d'autres affections semblables, sont soupçonnées être les causes de ces mêmes lésions. L'extirpation de l'œil peut-elle être alors pratiquée, et à quelle époque doit-on y avoir recours? Cette opération ne nous semble pas proposable, lorsque la tumeur naît de la dure-mère. Elle serait alors, en effet, parfaitement inutile, puisque la maladie ne tarderait pas à entraîner la mort du sujet. Lorsque l'exophtalmie est produite par un polype des fosses nasales, quelque violence que les accidens aient acquis, il faut, si l'opération est praticable, tenter d'extirper la tumeur, et si l'on ne peut y parvenir, les moyens palliatifs propres à apaiser la douleur et l'inflammation dont les paupières, l'œil et toutes les parties contenues dans l'orbite sont le siége, devront être employés, afin de prolonger l'existence du sujet et de la rendre moins pénible à supporter. Les cas d'exostoses développés à l'un des points de la cavité orbitaire, sont les seuls où l'extirpation de l'œil pourrait être de quelque utilité, parce que, après cette opération, la maladie ayant borné ses ravages, ne provoquerait plus d'accidens, ou que l'on pourrait, après l'avoir mise à découvert, la détruire complétement. Mais ces cas sont les moins fréquens ; il est difficile de les reconnaître, et l'extirpation de l'œil est une opération grave, qu'il serait barbare de faire supporter à un malade, lorsqu'elle ne peut avoir aucun résultat heureux. Dans ces cas, loin de prolonger la vie, elle l'abrégerait plutôt, et ce serait compromettre l'art et l'artiste que d'y avoir recours. Les circonstances où l'on pourrait la tenter sont celles où le sujet étant d'ailleurs doué d'une bonne santé, et ne présentant aucun désordre dans les fonctions cérébrales ou dans l'organisation des fosses nasales, il est présumable que l'exophtalmie est provoquée par une tumeur graisseuse ou osseuse développée au fond de l'orbite, tumeur dont la destruction pourra suivre l'extirpation de l'organe qu'elle poussait devant elle.

CHAPITRE VII.

De l'amaurose et de l'héméralopie.

Schmuker et Richter, guidés par l'expérience et par l'observation, ont traité de cette maladie avec tant de précision et de clarté, qu'il ne me reste plus qu'à ajouter à ce sujet mes réflexions et quelques faits propres à confirmer encore la vérité et l'utilité de la doctrine de ces deux illustres maîtres, et à en faciliter l'intelligence aux jeunes étudians.

L'amaurose est parfaite ou imparfaite, invétérée ou récente, continue ou périodique.

L'amaurose parfaite invétérée, avec lésion organique de la substance qui constitue l'organe immédiat de la vue, est une maladie incurable.

L'amaurose imparfaite, récente, surtout celle qui est périodique, est ordinairement guérissable, parce que le plus souvent elle n'est qu'un effet sympathique de l'estomac et des premières voies ; ou elle dépend de causes qui, bien qu'elles affectent l'organe immédiat de la vue, peuvent être éloignées, sans laisser après elles aucune trace de désorganisation, soit au nerf optique, soit à la rétine.

En général, les amauroses qui datent de plusieurs années chez les personnes avancées en âge, et qui, dans leur jeunesse, ont eu la vue faible, sont incurables. On peut ranger dans la même classe : 1° celles qui se sont formées lentement, et qui étaient accompagnées d'abord d'une augmentation morbide de la sensibilité dans tout l'organe immédiat de la vie; laquelle diminue graduellement dans ce même organe, jusqu'à la cécité parfaite. 2° Celles dans lesquelles la pupille est immobile, sans être fort élargie, ou lorsqu'elle a perdu sa forme circulaire, ou bien, lorsqu'elle est tellement dilatée, qu'il semblerait que l'iris n'y existe pas, et dont, en outre, les bords sont inégaux et imitent des franges. 3° Celles dans lesquelles le fond de l'œil présente, indépendamment de l'opacité du cristallin, une pâleur insolite semblable à la cornée, tirant quelquefois sur le vert, et répercutée par la rétine, comme par un verre de réflexion (1). 4° Celles qui sont accompagnées de douleurs de tête et d'une sensation, soit continuelle, soit alternative, de tension douloureuse au globe de l'œil. 5° Celles qui ont été précédées d'une excitation vive et prolongée de tout le

(1) La rétine d'un œil sain est transparente; c'est pour cela que, quelle que soit la dilatation de la pupille, le fond de l'œil est d'un noir foncé. Cette pâleur, qui n'est point ordinaire, et qui accompagne l'*amaurose*, prouve qu'il s'est opéré un changement notable dans la substance du nerf optique qui forme la rétine, laquelle, selon toute apparence, est épaissie et devenue à jamais incapable de transmettre les impressions de la lumière : ce changement est donc le signe le plus funeste.

système nerveux; puis d'une faiblesse et d'une langueur générale, surtout dans les organes digestifs, comme chez les hypocondriaques, ou chez les personnes qui ont fait un long abus de liqueurs fortes, de la masturbation, du coït prématuré. 6° Celles qui ont été précédées ou accompagnées d'épilepsie ou de fréquentes migraines convulsives. 7° Celles qui ont été précédées de graves ophtalmies internes, obstinées, d'abord avec accroissement, puis avec diminution de sensibilité de la rétine, et avec ralentissement du mouvement dans la pupille. 8° Celles qui, outre leur ancienneté, sont la suite de contusions reçues sur la tête; ou qui sont occasionées par des coups portés précisément sur le globe de l'œil (1). 9° Celles qui ont paru après une violente contusion, et après le déchirement du nerf susorbitaire (2), soit qu'elle ait lieu immédiatement après le coup, ou quelques semaines après la cicatrice de la plaie du sourcil. 10° Celles qui sont occasionées par des corps étrangers qui ont pénétré dans le globe de l'œil, tels que des grains de

(1) Cela provient moins, à mon avis, de la forme et de la grosseur du corps contondant, que de la force et de la rapidité avec lesquelles on l'a lancé, et de la résistance de la sclérotique, qui ne cédant pas avec autant d'élasticité que les autres membranes de l'œil, transmet avec force à la rétine les secousses qu'elle a reçues.

(2) De toutes les nombreuses amauroses de ce genre, je ne sache point qu'une seule ait été guérie, si ce n'est celle dont parle Valsalva dans sa *Dissertation* II, § 11.

plomb (1) et autres corps semblables. 11° Celles qui sont la suite de la maladie vénérienne confirmée, dans lesquelles la présence d'une ou de plusieurs exostoses sur le front, sur les côtés du nez, sur l'os maxillaire, fait soupçonner qu'il en peut exister encore de semblables dans l'orbite. 12° Celles qui dérivent d'une céphalalgie opiniâtre accompagnée d'une accumulation lente, de sérosités dans les ventricules du cerveau, ou de l'endurcissement des couches des nerfs optiques. 13° Enfin celles qui sont accompagnées d'un changement manifeste de la figure et de la dimension de tout le globe de l'œil, tel qu'un ovale allongé avec gonflement ou rapetissement extraordinaire de tout le bulbe. C'est certainement à l'occasion de ces amauroses dont on vient de parler, que maître Jean disait : « C'est recher-» cher la pierre philosophale, que de vouloir cher-» cher des remèdes pour guérir la goutte sereine : » cette maladie est absolument incurable. »

Au contraire, celles qui sont guérissables, sinon toujours, du moins le plus souvent, sont les amauroses imparfaites, récentes, qui, bien que le malade soit presque ou tout-à-fait privé de la vue, n'ont été produites par aucune des causes qui puissent contondre ou détruire la texture organique du nerf optique ou de la rétine : 1° celles dans lesquelles l'organe immédiat de la vue conserve une légère sensibilité à la lumière, soit dans la direction de l'axe visuel,

____

(1) *Nessi instituzioni di chirurgia*, tom. III.

soit latéralement; 2° celles qui sont subites et récentes, et dans lesquelles la pupille, bien que dilatée plus qu'à l'ordinaire, ne l'est pas excessivement, et conserve la régularité de son disque, ou que derrière elle le fond de l'œil est d'un noir foncé comme dans l'état naturel; 3° celles qui ne sont ni précédées, ni accompagnées de douleurs violentes et continuelles à la tête et au sourcil, ni d'une sensation de resserrement dans le globe de l'œil; 4° celles qui tirent leur origine d'une colère violente, d'un profond chagrin, ou de la terreur; 5° celles qui ont été précédées de plénitude et de crudité dans l'estomac, d'une pléthore universelle ou partielle de la tête, de la suppression des évacuations sanguines du nez, de l'urètre ou des hémorroïdes; 6° celles qui sont occasionées par des métastases évidentes aux yeux, de matières varioleuses, rhumatiques, herpétiques ou goutteuses; 7° celles qui sont causées par des pertes de sang considérables; 8° celles qui sont occasionées par une faiblesse nerveuse non invétérée chez des personnes jeunes, et par conséquent encore susceptibles de guérison; 9° celles qui sont occasionées par des convulsions, ou par de violens efforts, pendant une couche laborieuse; 10° celles qui paraissent durant ou vers la fin des fièvres aiguës ou intermittentes; 11° enfin celles qui sont périodiques, c'est-à-dire qui viennent par intervalles, tous les jours, tous les trois jours, tous les mois, ou dans des saisons déterminées.

On se convaincra, d'après les exactes observations

de Schmücker et de Richter, et en examinant attentivement la nature et les causes de l'amaurose imparfaite, guérissable, que cette affection dérive d'un foyer
morbifique ou de l'irritation préalablement existante
dans le système gastrique, et causée par la présence
des saburres, ou par celle des vers, surtout chez les
enfans. Tantôt cette irritation est seule, tantôt elle est
accompagnée de faiblesse nerveuse générale, à laquelle
les yeux participent sympathiquement. En conséquence de ces principes, dans le plus grand nombre
des cas d'amaurose imparfaite, récente, le chirurgien
doit s'attacher d'abord à débarrasser l'estomac et les
premières voies des crudités, des vers et des stimulans
morbides; à fortifier les organes gastriques; à faciliter la digestion; à ranimer le système nerveux, surtout celui des yeux affectés et affaiblis par sympathie.

Le défaut de démonstrations exactes, relativement
à la manière suivant laquelle s'effectuent, dans l'état
sain, par l'intermédiaire des nerfs, certaines récipro-
cités d'action entre des organes éloignés les uns des
autres, a fait imaginer le mot de sympathie. C'est par
lui que l'on explique également, dans l'état de maladie, la propagation des affections morbifiques entre
les diverses parties du corps. La connaissance de ces
sympathies, surtout de celles qui existent entre l'estomac et la tête, est un guide très-utile pour le médecin; car nous voyons paraître, sous l'action de
certaines substances venimeuses appliquées à la membrane interne de l'estomac, des vertiges, une dimi-

nution de la vue, même la cécité : ces accidens cessent dès que l'estomac est débarrassé du stimulant. On ne peut révoquer en doute qu'il se forme dans l'estomac des stimulans susceptibles d'y déterminer des phéno-mènes qui réagissent sur les yeux, lorsque l'expé-rience en démontre la réalité.

La première partie du traitement de l'amaurose im-parfaite, se borne aux émétiques et aux résolutifs internes. L'expérience nous a prouvé que parmi les émétiques, on doit donner la préférence au tartre stibié donné à doses réfractées. Ce médicament rem-place les remèdes dissolvans : on peut en augmenter l'action en l'associant à quelques substances gom-meuses et savonneuses. C'est pourquoi , dans le traitement de l'amaurose imparfaite, qui n'est le plus souvent, comme je l'ai dit, que sympathique et dépen-dante des stimulans morbides, gastriques, il est con-venable, dans le plus grand nombre des cas, si le malade est adulte, de lui prescrire trois grains de tartre émétique dissous dans quatre onces d'eau : il en prendra deux cuillerées toutes les demi-heures, jusqu'à ce qu'il éprouve des nausées, puis d'abon-dans vomissemens. Le lendemain il prendra les pou-dres résolutives composées d'une once de crème de tartre, et d'un grain de tartre émétique divisé en six parties égales. Le malade en prendra une le matin, une quatre heures après, une troisième le soir, pen-dant huit ou dix jours de suite. Ce remède occasio-nera quelques nausées, et produira quelques selles de plus qu'à l'ordinaire, peut-être même quelques vomissemens. Si pendant l'emploi de ces poudres résolutives, le malade éprouve des besoins de vomir sans pouvoir les satisfaire, s'il a la bouche amère, s'il perd l'appétit, et s'il n'éprouve dans la vue aucune amélioration sensible, on lui prescrira de nouveau l'émétique comme auparavant, et ainsi de suite trois ou quatre fois, si la présence des stimulans gastriques, l'amertume de la bouche, la tension des hypocondres, les éructations acides et la tendance à vomir l'exigent; car il arrive souvent qu'au premier émétique, le malade ne vomit que de l'eau mêlée à un peu de mucosité, et qu'après avoir fait usage pendant quelques jours des poudres nauséabondes, s'il reprend l'émétique, il vomit une quantité considérable de matières jaune-vert, ce qui soulagera beaucoup l'estomac, la tête et les yeux.

Chez les enfans, on reconnaît aisément si l'amaurose imparfaite est occasionée par des lombrics dans l'estomac et dans les premières voies; voici quels sont les signes qui le démontrent : la pâleur jaunâtre et la bouffissure de la face, le gonflement du ventre, la douleur constante ou la torpeur de la tête; des nausées, une haleine fétide, un prurit continuel aux narines et à la gorge, un sommeil inquiet, interrompu par les mouvemens spasmodiques des muscles du visage et des yeux; la dilatation extraordinaire de la pupille, et enfin l'expulsion de quelques vers par les déjections. L'usage des anthelmintiques n'est pas

moins indiqué que favorable dans cette forme d'amaurose imparfaite. Parmi les remèdes de ce genre,
la coraline de Corse mérite la préférence, à mon
avis, pourvu qu'elle soit naturelle, ce qui est difficile
à rencontrer dans les pharmacies. A défaut de ce remède, j'ai l'habitude d'employer la poudre de *semen-
contra*, mais à une dose plus considérable que celle
qu'on prescrit ordinairement. Quant à la coraline de
Corse, la dose qu'on en doit donner à un enfant de
six ans, est d'une drachme et demie; on la laisse infu-
ser pendant une nuit dans six onces d'eau. Le lendemain on fait bouillir le mélange jusqu'à ce qu'il y ait
une réduction d'un sixième. Après l'avoir passée, on
y ajoute une cuillerée de sucre, et on fait prendre
cette potion à jeun. Si, comme je l'ai dit, on ne pouvait pas se procurer cette substance, on donnera le
semen-contra à la dose d'une demi-once, et on y ajou-
tera une quantité suffisante de miel, pour en former
un électuaire qui sera administré le matin à jeun. On
répète l'usage de l'un ou l'autre de ces médicamens
pendant quelques jours, jusqu'à ce que les excrémens
ne présentent plus de vers. Par ce traitement, l'amaurose imparfaite disparaîtra, surtout chez les enfans,
avec une promptitude étonnante, si elle a été produite
par les causes que je viens de déduire.

Revenons maintenant au traitement de l'amaurose
imparfaite des adultes, dépendante de la débilité de
l'estomac surchargé de saburres. Quand cet organe
est nettoyé, on prescrit au malade les poudres réso-

lutives de Schmuker (1), ou bien celles de Richter (2).
Les phénomènes qui résultent de ce traitement, sont
ceux-ci : Le malade, après avoir copieusement vomi,
éprouve un calme général et un contentement qui ne
lui était pas habituel. Quelquefois, le jour même qu'il
a pris l'émétique, il commence à distinguer la forme
des corps qui s'offrent à sa vue. D'autres fois, il n'obtient cet avantage que le cinquième, le septième, ou
même le dixième jour; et, dans quelques cas, il n'y
parvient qu'après avoir pris l'émétique pendant quelques semaines, et qu'en faisant un usage non interrompu des poudres ou des pilules résolutives. Dè-

(1) R. *Gum. sagapen,*
   Galban,   } *an. drachmam* 1.
   Sap. venet.
   Rhei, opt. drachmam unam et semis.
   Tart. emet. grana 16.
   Suc. liquerit, drachmam unam.
   F. Pilul. gran. unius.

Le malade prendra quinze de ces pilules, matin et soir,
pendant quatre, ou même six semaines.

(2) R. *Gum. ammoniac,*
   Ass. fœtid.
   Sap. venet.   } *an. drachmas duas.*
   Rad. valerian. s. p.
   Summit. anicœ.
   Tart. emet. gran. 18.
   F. Pilulæ granorum duorum.

Le malade prendra quinze de ces pilules, trois fois par
jour pendant quelques semaines.

que le malade commence à recouvrer la vue, la pupille est moins dilatée qu'auparavant; elle se resserre
davantage à la lumière vive d'une chandelle; et son
resserrement et sa mobilité augmentent dans la même
proportion que les progrès du rétablissement de la vue.
En général, la guérison complète ne s'obtient qu'au
bout d'un mois : pendant cet espace de temps, il ne
faudra pas négliger l'emploi des remèdes locaux, convenables pour ranimer l'action languissante des nerfs
de l'œil, comme nous le dirons plus loin.

Dès que le chirurgien sera assuré que les remèdes
indiqués précédemment ont éliminé entièrement les
stimulans morbides gastriques, et que la vue est en
partie rétablie, il portera tous ses soins à fortifier l'estomac du malade, à relever les forces du système
nerveux en général, et des nerfs de l'œil en particulier. Il prescrira les poudres composées d'une once de
quinquina et d'une demi-once de racine de valériane
divisées en dix parties égales; le convalescent en prendra une le matin, l'autre le soir, dans un véhicule
convenable, et il lui fera continuer l'usage de ce remède
pendant au moins cinq semaines. Pendant ce temps,
le convalescent se nourrira de viandes tendres et suc-
culentes, de bouillons tempérans, il boira peu de vin,
et fera un exercice modéré à un air salubre.

Il sera fort utile d'employer, comme remède local
pendant la maladie et durant la convalescence, la vapeur de l'esprit de sel ammoniac préparé avec de la
chaux; on la dirige convenablement sur l'œil affecté

afin de réveiller l'action languissante dés nerfs de cet organe. On emploie ce remède en approchant un petit flacon, rempli d'esprit de sel ammoniac, assez près de l'œil pour que cet organe éprouve un picotement causé par la vapeur qui le touche. Au bout d'une demi-heure, tout au plus, l'œil éprouve un larmoiement considérable et devient rouge. Il convient alors de suspendre l'opération que l'on recommence trois ou quatre heures après, et ainsi de suite jusqu'à la guérison parfaite de l'amaurose incomplète. Si les deux yeux sont affectés il est inutile de dire qu'il faut employer deux flacons remplis d'esprit de sel ammoniac déjà indiqué, où si l'on n'en emploie qu'un seul il est nécessaire de l'approcher tantôt de l'un, tantôt de l'autre œil, afin que l'un et l'autre éprouvent un larmoiement abondant et qu'ils rougissent. Pour que le remède soit toujours également actif, il convient de renouveler tous les trois jours l'esprit de sel ammoniac. On doit employer cet excellent topique dès le commencement du traitement de l'amaurose imparfaite, ou du moins aussitôt que l'estomac du malade est débarrassé, au moyen de l'émétique, des stimulans gastriques vicieux. On en continuera l'usage long-temps après que l'amaurose sera dissipée. Thilen (1), et beaucoup d'autres praticiens assurent avoir en de semblables circonstances employé avec grand succès ce moyen

____

(1) *Medicinische und chirurgische Bemerkungen.* § Amaurissis.

local. L'action de la vapeur de l'esprit de sel ammoniac, porté sur les yeux affectés d'amaurose, peut en outre être augmentée par d'autres stimulans externes appliqués aux parties du corps qui ont une grande sympathie avec les yeux. Tels sont les vésicatoires à la nuque, les frictions au sourcil avec la liqueur anodine, l'irritation des nerfs de l'intérieur des narines à l'aide des poudres sternutatoires, par exemple, deux grains de poudre de *turbith* minéral, mêlés à un scrupule de feuille de bétoine pulvérisée, et enfin par le courant électrique. On a proposé l'électricité comme un des principaux moyens curatifs de l'amaurose. L'expérience a prouvé qu'elle ne doit être employée que comme remède secondaire. Le chirurgien Hey (1), un des plus zélés partisans de cette méthode, avoue qu'elle ne convient que dans les cas d'amaurose récente ; et encore presque toujours lorsqu'elle est combinée avec des remèdes internes convenables, au premier rang desquels il place les résolutifs. Quant à l'amaurose imparfaite périodique, les médecins sont disposés à croire que le kina en est le remède spécifique ; l'expérience a demontré le contraire, et a convaincu que ce remède, si précieux et si efficace dans les fièvres intermittentes et dans d'autres maladies périodiques, loin de guérir l'amaurose imparfaite périodique, l'exaspère plutôt et en rend les accès plus fréquens et de plus longue durée qu'avant son emploi ;

(1) *Medical observ. and inquiries*, vol. v, p. 56.

tandis que l'émétique, puis les résolutifs internes, et finalement les fortifians, et cette même écorce péruvienne si inutile, si dangereuse dans les commencemens, sont les remèdes convenables.

Le plan curatif que je viens d'exposer est celui qui réussit le plus généralement à procurer la guérison de l'amaurose imparfaite récente, parce que, comme on vient de le voir, cette affection n'est que sympathique et dépend surtout de l'état morbide du système gastrique. Il y a cependant, ainsi que je l'ai fait observer, des cas où l'amaurose, outre les causes les plus communes que nous venons de citer, est occasionée par d'autres qui exigent l'emploi de nouveaux moyens curatifs, indépendamment de ceux dont nous venons de parler. Telle est, par exemple, l'amaurose imparfaite qui se forme soudainement à la suite d'un grand échauffement, de l'insolation, d'une violente colère, chez des sujets pléthoriques. Ces cas exigent, avant tout autre remède, des saignées générales, et localement, des fomentations froides sur les yeux et sur toute la tête; ensuite il faut employer l'émétique ou les purgatifs, tels que le tartrite de potasse ou le tartre émétique à doses réfractées. Schumker raconte qu'au moyen des saignées et de l'émétique, il a plusieurs fois rendu la vue à des soldats qui l'avaient totalement perdue en faisant des marches forcées par un soleil brûlant, ou en portant des fardeaux très-lourds. L'émétique, après les saignées, est d'autant plus indiqué dans les cas d'amaurose aiguë, occasionée par une violente colère, que tous les sujets affectés de cette maladie se plaignent en même temps, et de la perte de la vue, et de l'amertume de la bouche, et de la tension des hypocondres, et de nausées continuelles. Richter rapporte qu'un ecclésiastique qui s'était mis dans une violente colère, devint aveugle sur-le-champ. Il ajoute que reconnaissant, à des signes manifestes, une surcharge de saburres bilieuses dans l'estomac, il lui ordonna l'émétique, et que le malade recouvra la vue le jour même.

De même, dans le traitement de l'amaurose imparfaite, récemment produite par la suppression inattendue du flux menstruel, l'indication principale, avant de recourir à l'émétique, est évidemment de rappeler le cours du sang à l'utérus, au moyen des sangsues appliquées à la partie interne des lèvres du *pudendum,* et par l'emploi des pédiluves. Ce n'est qu'après avoir ainsi procédé, qu'on emploie le vomitif, les pilules résolutives dont nous avons déjà fait mention, ou celles de Bacher, ou bien encore celles qui sont composées d'un grain d'aloès, de deux grains de myrrhe et deux de safran. Si ces moyens ne parviennent point à faire reparaître les menstrues, on aura recours au courant électrique qu'on dirigera par les lombes dans le bassin, en tous sens ; et de là aux cuisses et aux pieds à plusieurs reprises, sans perdre l'espoir de réussir si ce moyen tardait pendant quelques semaines à produire les bons effets qu'on en attend, l'expérience m'ayant fait reconnaître que ce procédé est un des plus puissans dont l'art puisse se glorifier, tant pour rappeler que pour accélérer le flux du sang vers l'utérus.

De même aussi, dans l'amaurose imparfaite, occasionée par la suppression du flux hémorroïdal abondant et habituel, et accompagnée de tension des hypocondres, de congestions sanguines à la tête et aux yeux, de difficulté de respirer, de crudités à l'estomac; le moyen curatif le plus efficace pour enlever la cécité est, avant l'émétique, l'application de sangsues aux vaisseaux hémorroïdaux, et des fomentations chaudes sur ces mêmes vaisseaux, afin d'obtenir un écoulement de sang copieux par cette voie; ensuite il peut être convenable de recourir à l'emploi de l'émétique et à celui des pilules résolutives de Schmuker, ou à leur place à celles d'aloès.

Ainsi dans les cas d'amaurose imparfaite, récemment occasionée par des métastases varioleuses, rhumatismales, herpétiques, goutteuses; par des dartres de la tête, imprudemment répercutées, le chirurgien doit d'abord apporter tous ses soins à diminuer les stimulans gastriques morbides, et en même temps à débarrasser les yeux de l'humeur acrimonieuse qui s'y porte. Il y parviendra à l'aide des irritations sympathiques faites à la nuque au moyen d'un vésicatoire ou d'un séton, ou bien encore par l'application des épispastiques aux bras, aux mains, aux pieds. Dans le cas de dartres de la tête, ou d'affections herpétiques, imprudemment répercutées, après avoir débarrassé l'estomac des saburres, on retirera de bons effets de l'usage interne du vin antimonié d'Huxam avec l'extrait d'aconit, de l'extrait d'aconit joint au mercure doux, du soufre doré d'antimoine de la troisième précipitation, à doses réfractées, du kermès minéral, de la décoction des bois sudorifiques et des bains entiers tièdes.

Le traitement de l'amaurose imparfaite, survenue à la suite des fièvres mal jugées, de celles qui sont occasionées par une profonde tristesse, par la terreur, par des évacuations de sang considérables, par de profondes méditations, par un exercice forcé et continu des yeux sur des objets très-petits ou brillans, ne diffère point ou diffère très-peu de la méthode dont nous avons parlé précédemment. Il consiste principalement à faire disparaître les stimulans morbides gastriques, et, successivement, à fortifier le système nerveux en général, et celui des yeux en particulier·

En effet, dans l'amaurose imparfaite sympathique, suite de fièvres mal jugées, l'attention du médecin sera entièrement fixée sur l'état morbifique du système gastrique; parce que dans ces affections, outre la cécité, ou du moins la diminution de la vue, on remarquera la pâleur et la tuméfaction du visage, le manque d'appétit ou l'appétit dépravé ; la digestion lente, la bouche amère, et la tête troublée par des vertiges. Le sommeil est inquiet, le ventre gros et météorisé. Dans cette combinaison de circonstances, rien ne contribue plus efficacement à rendre la vue aux malades. que l'usage de l'émétique et des pilules résolutives; ensuite, vient l'emploi du kina, des amers, des martiaux pris à l'intérieur (1); enfin, extérieurement, les vapeurs d'esprit de sel ammoniac préparé avec la chaux.

Une tristesse profonde ou la terreur exercent, pour ainsi dire, une action directe et sur les nerfs des yeux et sur les organes de la digestion. Ces passions pervertissent tellement les fonctions de ces derniers organes qu'il s'y rassemble en peu de temps un amas de saburres âcres bilieuses, dont le stimulus affecte et rend, pour ainsi dire, stupide le système nerveux en général, et en particulier celui des yeux. C'est pour cela que s'il est un cas d'amaurose récent, où l'émétique soit indiqué comme un des principaux moyens curatifs, propres à dissiper la cécité, c'est dans celui dont on vient de parler, et où la maladie résulte de la tristesse ou de la frayeur. Lorsque l'estomac et les intestins sont débarrassés des matières bilieuse âcres, à l'aide du tartre émétique et des pilules résolutives, la cure s'achève par l'emploi du kina uni à la racine de valériane, par les fumigations d'esprit de sel ammoniac, par des alimens nourrissans et de facile digestion, par la distraction et l'occupation de l'esprit sur des objets agréables, par l'exercice modéré. Il est à remarquer cependant que l'amaurose imparfaite, causée par la terreur, demande un plus long emploi de ces remèdes, que lorsque cette affection est causée par la tristesse.

(1) Voyez Haller. *Opusc. Pathol.*, obs. 76.

L'amaurose incomplète résultante d'une faiblesse nerveuse générale, qui dépend elle-même d'hémorragies considérables, de convulsions par irritations, de l'application trop soutenue à de profondes études, surtout à la lumière d'une chandelle; cette affection est, à proprement parler, moins une *amaurose* qu'une faiblesse de la vue, causée par la lassitude des nerfs, surtout de ceux qui constituent l'organe immédiat de la vision. Si le malade est jeune, cette affection peut être guérie, ou calmée par l'emploi de la teinture de rhubarbe à doses petites et réfractées, afin de nettoyer les premières voies. On prescrira ensuite les remèdes corroborans et cardiaques. Il faudra éloigner le malade de toute occupation propre à affaiblir le système nerveux, et par conséquent la vue. L'estomac étant débarrassé des saburres, on prescrira avec avantage la décoction de kina et de racine de valériane; l'infusion de bois de quassia, en y ajoutant quelques gouttes d'éther sulfurique; une nourriture animale, succulente et facile à digérer. Les bouillons de vipère seront utiles. On emploîra avec succès, comme remède local, les vapeurs spiritueuses aromatiques, qui sont indiquées dans le chapitre de l'ophtalmie; si elles ne suffisent point, on se servira des vapeurs d'esprit de sel ammoniac préparé avec la chaux. Le malade fera de l'exercice à pied, à cheval ou en voiture, à un air sain et sec. L'été, il prendra des bains de mer; il aura soin de ne point s'occuper d'objets sérieux, et il évitera de regarder fixement des corps trop petits ou trop brillans (1). A mesure que le malade reprendra ses forces et que l'action du système nerveux en général se fortifiera, la vue se rétablira dans une égale progression. Pour la conserver et l'améliorer, le malade convalescent portera tous ses soins à entretenir la vigueur de son estomac, et à modérer l'effet de la vive lumière sur l'organe immédiat de la vue ; il y parviendra en ne s'y exposant jamais sans porter sur les yeux des lunettes vertes à verres plats.

L'héméralopie ou cécité nocturne n'est, à proprement parler, qu'une amaurose imparfaite périodique,

____

(1) Il arrive quelquefois, dans ces affections, que le malade ne peut observer, avec un ou avec les deux yeux, un objet très-voisin sans éprouver de la fatigue ou de la douleur à l'un ou aux deux yeux, tandis qu'il n'éprouve pas la moindre incommodité en regardant à une certaine distance. Lorsque la difficulté de voir un objet voisin n'a lieu que d'un seul œil, elle est compliquée de strabisme et de double vue. Cela dépend d'un état de faiblesse des muscles de l'œil, qui fait que les malades ne peuvent disposer convenablement cet organe à l'égard des objets voisins, ou du moins qu'il ne peut le maintenir pendant un certain temps dans cette position. Lorsque la faiblesse n'existe que dans les muscles d'un seul œil, cet organe ne pouvant concourir à l'action de son congénère, il en résulte nécessairement le strabisme et la double vue. On remédie encore à ce mal par les fortifians universels et locaux déjà indiqués, et en faisant cesser l'action forcée des muscles des yeux. Si la faiblesse n'a lieu qu'aux muscles d'un seul œil, et qu'elle occasione le strabisme, il est utile de maintenir couvert pendant quelque temps l'œil affecté.

qui est le plus souvent sympathique de l'état de l'estomac et dont les accès ont lieu le soir et disparaissent
le matin. Cette maladie est endémique en quelques
pays, et dans d'autres elle est épidémique, durant
certaines saisons de l'année.

Ceux qui sont affectés de cette maladie, voient au
coucher du soleil, les objets comme couverts d'un
voile cendré, lequel peu à peu se convertit en un'
nuage épais, qui s'interpose entre eux et les objets qui
les environnent. La pupille des héméralopes est, jour
et nuit, plus dilatée et moins mobile qu'elle ne l'est
chez les personnes qui ont les yeux sains. Chez le plus
grand nombre cependant, la pupille est durant le jour
plus ou moins mobile; elle est toujours élargie et immobile la nuit. Si l'on place un sujet affecté de cette
maladie, dans une chambre faiblement éclairée par
de la chandelle, et où tous les assistans voient suffisamment, l'héméralope voit à peine quelque corps ou
seulement il ne distingue que la lumière des ténèbres;
il distingue encore moins à la clarté de la lune. Dès
que le jour paraît, il recouvre la faculté de la vue jusqu'au coucher du soleil.

Cette affection se guérit complétement et souvent
très-promptement, en employant la méthode curative qui convient à l'amaurose imparfaite, c'est-à-dire
l'émétique, les poudres ou les pilules résolutives, les
vésicatoires à la nuque, et, localement, les vapeurs
d'esprit de sel ammoniac caustique. On termine le
traitement par le kina, uni à la racine de valériane.

Dans le cas où la maladie aurait été précédée de pléthore, de transpirations supprimées, les saignées et les sudorifiques sont les moyens curatifs indiqués.

Je suis parvenu à guérir, par cette méthode, trois sujets affectés d'héméralopie. Le premier était un garçon de quatorze ans, qui employait sans succès, depuis plusieurs semaines, les fumigations de foie de mouton cuit. Le second était un batelier; et le troisième un paysan, habitant au voisinage de nos rizières. Ces derniers avaient l'un et l'autre trente à quarante ans; ils étaient maigres, et avaient le visage jaunâtre et bouffi. Le jeune garçon, après avoir vomi abondamment, au moyen d'un grain et demi de tartre émétique dissous dans quatre onces d'eau, pris, en trois fois, dans l'espace de deux heures, fit usage, pendant les jours suivans, des poudres résolutives citées plus haut; elles lui causèrent des nausées, et quelquefois trois selles copieuses par jour. Le soir du cinquième jour, il commença à distinguer les objets qui l'entouraient à la lueur d'une lanterne très-faible. Je lui fis faire usage tous les jours, à dater de celui de l'émétique, des vapeurs d'esprit de sel ammoniac; et en seize jours, il fut parfaitement guéri. Le batelier vomit à trois reprises une grande quantité de matières jaunes visqueuses : il fit usage alors des poudres résolutives, qui, le troisième jour, lui occasionèrent un nouveau vomissement. Il exposa régulièrement pendant le jour, toutes les quatre heures, ses yeux à l'action de la vapeur de l'esprit de sel ammoniac; ce ne fut que le onzième qu'il commença à distinguer les objets pendant la nuit, à la faible lumière d'une chandelle. Le paysan vomit abondamment une seule fois; il eut, pendant neuf jours, de violentes nausées, causées par les poudres résolutives; et pendant tout ce temps, il fit chaque jour une selle copieuse de matières verdâtres. Dès le commencement il fit usage de la vapeur d'esprit de sel ammoniac; et dans la nuit du quatorzième jour, il commença à distinguer à la lueur d'une chandelle. La cure fit des progrès chaque jour : vers la fin du traitement, je fis prendre, à ces trois malades, du kina uni à la racine de valériane.

De toutes les guérisons, la plus prompte est celle que j'ai faite au printemps de cette année, sur Mauro Banini de Donciasco, robuste laboureur, âgé de vingt-deux ans. Au mois de mars il commença à remarquer, qu'au coucher du soleil, il ne pouvait distinguer que très-imparfaitement les objets; cette incommodité s'accrut au point, qu'au commencement de mai, elle le rendit presque tout-à-fait aveugle vers le soir. Le 10 mai il entra à l'hôpital : en l'examinant au jour, je trouvai la pupille des deux yeux dilatée outre mesure et presque immobile; vers le soir, en recommençant l'expérience, je m'assurai qu'il ne voyait pas. Il accusait de l'amertume à la bouche, de la pesanteur à la tête, et avait la langue chargée. Le 11 mai je lui prescrivis un émétique qui ne produisit pas tout l'effet que j'en devais attendre; le lendemain je lui en ordonnai un plus fort, composé d'une drachme et

demie d'ipécacuanha et de deux grains de tartre stibié.
Celui-ci lui fit vomir une quantité considérable de
matière jaune-vert : il se sentit, immédiatement après,
la tête soulagée, et l'amertume de la bouche disparut;
la pupille des deux yeux se resserra un peu, et devint
un peu mobile en étant exposée à une vive lumière.
Il commença l'emploi extérieur des vapeurs d'esprit
de sel ammoniac caustique; le soir du même jour,
le malade donna des signes d'amélioration de sa vue;
le 13, on n'employa pas d'autres remèdes que les vapeurs. Le 14, le malade se plaignit de nouveau d'a-
mertume à la bouche, et sa langue parut chargée : je
prescrivis les poudres résolutives, à prendre de trois
en trois heures; elles occasionèrent des nausées,
et déterminèrent successivement plusieurs selles; les
vapeurs furent continuées : le soir, le malade distingua très-bien les objets qui lui furent présentés. Le 16,
tous les signes qui annonçaient des saburres dans
l'estomac disparurent, et la pupille des deux yeux se
resserra comme chez les personnes en santé; le 17, le
sujet de cette observation sortit de l'hôpital parfaitement guéri.

Les anciens ont expressément recommandé, dans
le traitement de cette affection, les fumigations de
foie de mouton rôti, dirigées sur les yeux, à l'aide
d'un entonnoir; ils conseillent aussi pour nourriture
le même foie ainsi préparé. En général, parmi nous,
on ajoute foi à ce remède, non-seulement dans le
vulgaire, mais encore chez les gens de l'art. Quel-

ques écrivains ajoutent qu'il réussit à merveille à la Chine, où cette maladie est très-fréquente. Je n'ai à citer aucune observation propre à confirmer ce qui est rapporté à cet égard, j'ai même constaté le contraire chez le jeune paysan dont j'ai parlé plus haut. Si cependant l'efficacité de ce remède est une chose de fait, l'art pourra se glorifier d'avoir un moyen de plus, outre celui que j'ai exposé, pour guérir la cécité nocturne (1).

(1) Ce fut un vieux soldat qui indiqua à ses camarades le remède que je vais décrire, lorsqu'il y eut une si grande quantité d'aveugles de nuit à Strasbourg. Les soldats font cuire une tranche de foie de bœuf, pesant environ une demi-livre, dans un pot de terre neuf vernissé, et de grandeur telle qu'il soit complétement rempli par quatre livres d'eau. Lorsque le foie est cuit, comme pour le manger, et que la vapeur est d'une chaleur supportable, ils portent le pot sur leur lit, et inclinant la tête de très-près, ils se font jeter une couverture par-dessus eux, de manière à y être exactement enfermés avec le pot : ils y restent jusqu'à ce que le bouillon ne produise plus de vapeurs, ou que la gêne de la respiration les oblige d'en sortir. En général, une seule application suffit pour les guérir radicalement. J'ai connu des soldats entêtés qui n'avaient voulu rien faire pendant trois semaines : je l'ai même quelquefois souffert, afin de savoir si le remède serait aussi efficace pour une maladie ancienne que pour une récente. Je n'y ai pas observé de différence, et à présent que je crois avoir fait toutes les épreuves nécessaires à ma conviction, je fais administrer de force le même traitement de leur maladie, lorsque je puis en avoir connaissance. Je ne désignerai pas les noms de ceux qui ont été guéri de

Celse (1) dit, dans le chapitre de la mydriasis : *Quidam sine ulla manifesta causa subito obcœcati sunt. Ex quibus nonnulli cum aliquandiu nihil vidissent, repentina profusione alvi lumen receperunt. Quo minus alienum videtur, et recenti re, et interposito tempore, medicamentis quoque moliri dejectiones, quæ omnem noxiam materiam per inferiora depellant.* Je pense que ce passage de Celse, se rapporte non-seulement au traitement de la dilatation de la pupille, mais encore à celui de l'amaurose imparfaite, qui se déclare soudainement; et je crois que ce passage mérite de fixer l'attention des praticiens.

La première partie de l'assertion de Celse, que des sujets affectés depuis quelque temps d'amaurose, et auxquels la diarrhée est survenue, ont recouvré la vue, me semble confirmée par l'observation suivante, que rapporte le docteur Pye (2). Un homme âgé de quarante ans, dit-il, était affecté depuis deux mois d'une amaurose périodique, qui pendant un certain temps se manifestait régulièrement tous les soirs, puis

cette manière. Il existe actuellement au régiment, plus de deux cent cinquante hommes traités de cette manière, et notamment plus de soixante à la fin de mars et dans les premiers jours d'avril dernier 1787.

Dupont, *Mémoire sur la goutte sereine nocturne épidémique, ou nyctalopie.*

(1) *De medicin.*, lib. 6, cap. 37.

(2) *Med. observ. and inquiries*, vol. 1, art. 13.

irrégulièrement et à divers intervalles avec une dilatation considérable de la pupille, et un si grand obscurcissement de la vue, à l'entrée de la nuit, qu'il ne pouvait pas même distinguer la lumière d'une chandelle. Une diarrhée survint. Le docteur Pye prescrivit une potion dans laquelle entrait le sel d'absinthe. Il en conseilla l'usage pendant huit jours consécutifs; il ordonna un électuaire composé de kina, de noix muscade, et de sirop d'orange. Il associa ces deux derniers articles au kina, à cause de la diarrhée qui subsistait toujours. Le second jour de l'emploi de cet électuaire, la diarrhée augmenta, et le malade vomit copieusement; après quoi il recouvra la vue, presque sur-le-champ, de manière qu'il distinguait les objets aussi bien le jour que la nuit. La diarrhée continua, et après avoir employé l'électuaire, pendant deux jours, on en suspendit l'usage. Il se joignit à la diarrhée une fièvre très-considérable; on remarqua que pendant le plus haut période de l'accès, le malade devint un peu sourd, mais qu'il ne perdit l'usage de la vue, ni le jour ni la nuit; le docteur Pye ne fait pas connaître quel remède il employa pour calmer la fièvre, il dit seulement qu'elle fut fatale au malade. Quoi qu'il en soit il est bien prouvé que le relâchement spontané du bas-ventre avait guéri l'amaurose imparfaite périodique. Je ne doute point que si l'on parcourait attentivement les nombreux recueils d'observations médicales, on y trouverait un grand nombre de faits semblables à celui-ci, qui prouveraient l'influence qu'exercent les stimulans gastriques sur l'organe de la vue, et qui démontreraient par conséquent l'utilité du relâchement spontané du ventre dans le traitement des amauroses imparfaites.

Mais quand même les exemples d'amauroses incomplètes guéries à la suite de vomissemens spontanés et de déjections abondantes, déterminés par les seules forces de la nature, seraient encore plus rares et moins remarqués, nous avons maintenant tant d'exemples de guérisons complètes, à la suite d'évacuations artificielles produites par les émétiques et par les résolutifs internes, qu'on ne peut plus mettre en doute cette seconde partie du précepte de Celse, relatif à l'opportunité dans l'amaurose imparfaite : *et recenti re, et interposito tempore, medicamentis quoque moliri dejectiones, quæ omnem noxiam materiam per inferiora depellant.* Certainement, Schmuker et Richter donnent de cette proposition des preuves satisfaisantes et nombreuses dans leurs observations; mais notre confiance en la méthode curative exposée plus haut, pour le traitement de l'amaurose imparfaite, et pour celle qui est périodique, doit augmenter encore, si nous faisons attention que les praticiens les plus célèbres de l'antiquité n'ont guéri ces affections, dans le plus grand nombre de cas, que par les émétiques et les résolutifs pris à l'intérieur, bien que dans leurs écrits ils attribuent le bon succès qu'ils ont obtenu à d'autres causes, ou à l'efficacité d'autres remèdes, qu'ils prescrivaient avec les émétiques.

Galien (1), Aétius (2), Égine (3), Actuarius (4), Rhasès (5) et Avicenne (6), en parlant du traitement de cette affection, recommandent de tirer du sang, de faire vomir les malades à jeun, de les purger avec des médicamens ou avec des clystères, et d'exciter en eux l'éternument. Cette méthode a été suivie par tous les médecins qui sont venus après ceux que je viens de nommer. Elle l'était encore du temps de Forestus (7), de Timée (8), de Hilden (9), qui avait grande

(1) Lib. *de Oculis*, part. 4, cap. 21, 22.

(2) *Sermo septimus*, cap. 48, 52, cap. 46, *de Hemeralopia*. Si vero per hæc non successerit, rursus purgatorium dandum est quale est hoc. Scammoniæ obol. iij, castorii obol. ij, salis obol. iij. In debilioribus autem scammoniæ obol. ij injice, talis autem purgatio sæpe e vestigio liberavit, aut multo meliorem conditionem induxit. Post paucos dies dandum est purgatorium pituitam et bilem ducens.

(3) Lib. 3, cap. 48.

(4) *De method. med.*, lib. 4, cap. 11. Post sanguinis missionem sternutationes movendæ sunt, et ante cibum vomitibus utendum.

(5) *De ægritud. ocul.*, cap. 4. Cum prolongatur status morbi, provocentur sternutationes, et vomitus jejuno stomacho; deinde curetur cum collyriis valentibus ad hoc.

(6) Lib. 3, fen. 3, tractat. 4. Quandoque hæc fit propter communitatem stomachi et cerebri... Quod si fuerit ab humiditate, administrabis tunc illud quod resolvit post evacuationes. Vomitus autem qui fit cum facilitate, est ex iis, quæ conferunt.

(7) *Observ. et cur. med.*, lib. 11, obs. 32. Scol. obs. 38.

(8) *Casus medicinal.*, lib. 1, cas. 24.

(9) *Centur.* 1, observ. 24. *Centur.* 5, observ. 13.

confiance, pour le traitement de cette maladie, dans le séton à la nuque, et qui nous apprend cependant qu'il n'employait jamais ce moyen qu'après l'usage répété des purgatifs cathartiques. Smezius (1), Plater (2), Adolphe (3), Trew (4), s'accordent également sur ce point.

Saint-Yves (5), un des oculistes les plus renommés de son époque, raconte l'histoire d'un ecclésiastique auquel il restitua la vue peu de jours après qu'il l'eût perdue, moyennant l'administration d'un émétique qui fut suivi d'une saignée à la veine jugulaire. Il acheva de le rétablir à l'aide des vapeurs d'esprit-de-vin, dirigées sur les yeux. Il rapporte encore qu'il rendit la vue à un jeune chanoine, par l'usage souvent répété des résolutifs, des bouillons calmans, et par l'emploi local des vapeurs spiritueuses. Il ajoute qu'il est parvenu à guérir un grand nombre d'amauroses, toutes les fois qu'aussitôt après l'invasion de la maladie, il a fait des saignées et ordonné l'émétique, une ou deux fois, dans l'intervalle de deux jours.

Heister (6) prétend avoir guéri une amaurose par le seul moyen de la salivation. D'après le récit qu'il fait de cette cure, on verra qu'avant d'employer le

---

(1). *Miscellan. med.*, pag. 546.
(2) *Praxis med.*, pag. 104.
(3) *Act. n. c.*, vol. 2, obs. 87.
(4) *Commerc. Norimberg*, t. 7, an 1737, n. 1.
(5) *Traité des maladies des yeux*, chap. 27, 28.
(6) *Institut. chirurg.*, tom. 1.

mercure, il avait fait prendre au malade un purgatif hydragogue; que le lendemain des nausées et des besoins de vomir se déclarèrent; il prescrivit deux grains de tartre émétique, mêlés avec un scrupule de sucre, ce qui occasiona un vomissement abondant, et fit disparaître les nausées; c'est alors qu'il prescrivit des pilules composées de mercure doux et d'extrait de fumeterre; il ordonna une friction aux glandes parotides, avec gros comme une fève d'onguent mercuriel; le neuvième jour, la salivation étant à peine établie, le malade distingua la lumière des ténèbres. D'après ce récit, et d'après ce que nous savons maintenant de l'efficacité de l'émétique et des résolutifs internes pour la guérison de cette affection, il est aisé de conclure que la guérison de *l'amaurose imparfaite*, obtenue par Heister, ne doit point être attribuée à la salivation mercurielle, mais bien à la disparition des stimulans morbides gastriques.

Le même auteur (1) rapporte qu'une dame, affectée d'amaurose et menacée de la perte totale de la vue, à raison d'une tristesse profonde et de l'application trop assidue des yeux sur des objets brillans, obtint sa guérison au moyen d'une saignée et de pilules cathartiques, composées de mercure doux et de résine de jalap. Il (2) rendit pareillement la vue à un domestique, chez lequel elle avait diminué considérable-

(1) *Med. chir. u. anat. wahrnehm.* 1. band.
(2) *Loc. cit.*, band. 75.

ment sans qu'il y eut aucune altération apparente aux organes. Le malade se plaignait de nausées continuelles ; Heister lui prescrivit une poudre composée de vingt-cinq grains d'ipécacuanha et de dix grains de tartre vitriolé, à prendre le matin; il ordonna aussi une infusion d'eufraise, d'hysope et de bois de sassafras pour le jour ; en outre il lui fit appliquer un vésicatoire à la nuque, et lui prescrivit enfin un collyre stimulant résolutif.

Ribe (1) parle d'un jeune homme de vingt-deux ans, qui, trois mois avant qu'il ne l'examinât, avait perdu la vue. Il la lui rendit, par l'emploi répété sept fois de l'émétique pris à différens intervalles.

Helvig (2) et Schroëck (3) nous ont transmis l'histoire d'une semblable amaurose imparfaite sympathique de l'estomac et des premières voies, guérie par les purgatifs résolutifs.

Vandermonde (4) rapporte l'histoire d'un enfant de huit ans, qui avait perdu récemment la vue et la parole, à l'occasion de vers et de saburres dans l'estomac. La présence des vers était indiquée par un mouvement rapide de la langue ressemblant à ceux des serpens; par une expiration continuelle par le nez ; par une vive anxiété; par de copieuses sueurs à la tête. L'enfant prit un émétique, et vomit, avec les matières,

(1) *Act. svecic.*, vol. trim. 1, n. 10.
(2) *Obs. physic. med.*, obs. 33.
(3) *Miscellan. nat. cur.*, decad. 2, an 5, obs. 247.
(4) *Journal de médecine de Paris*, tom. 10.

un ver rond, long d'un demi-pied; on administra des purgatifs, combinés avec des anthelmintiques, et bientôt le petit malade recouvra la vue et la parole.

Fabre (1) fait mention d'un certain Jean Barricot, qui, dix jours après avoir souffert d'une colique, perdit la vue des deux yeux. On le saigna vainement deux fois, et on lui appliqua sur les yeux un collyre composé d'eau de roses et de blanc d'œuf. Fabre prescrivit au malade quatre grains de tartre stibié; et deux jours après, il lui ordonna une potion d'une demi-once de séné, d'une demi-drachme de poudre de *tribus*, et d'une once de manne; deux jours après, il lui fit prendre de nouveau quatre grains de tartre émétique, et ainsi de suite pendant neuf jours. Il lui ordonna ensuite des pilules de mercure doux et de diagrède; puis, pendant huit autres jours, la tisane sudorifique et laxative du codex de Paris, et une infusion d'eufraise. Il lui fit faire usage localement des vapeurs d'esprit-de-vin et de café, dirigées sur les yeux à l'aide d'un entonnoir. Le quatrième jour du traitement, Barricot commença à distinguer la lumière des ténèbres; le douzième, il distinguait les couleurs à quelques pas; le vingtième il avait recouvré la vue.

Thilen (2) cite deux intéressantes observations d'amaurose imparfaite, guéries par l'emploi du tartre

(1) *Journal de méd. de Paris*, tom. 20.
(2) *Medicinische und chirurgische bemerkung.* § Amaurosis.

émétique, administré d'abord comme vomitif, puis comme résolutif, tantôt seul, tantôt uni aux substances savonneuses et à l'extrait d'arnica.

Whitt (1) parle d'une dame dont la vue s'obscurcissait d'une manière remarquable dès qu'il s'engendrait des acides dans son estomac; sa vue se rétablissait aussitôt qu'à l'aide de l'émétique, des poudres absorbantes et des fortifians amers de l'estomac, elle avait débarrassé cet organe de son incommodité. Je connais un personnage très-remarquable, à qui il arriva plusieurs fois, sans en deviner la vraie cause, d'éprouver pendant quelques heures, après son dîner, un obscurcissement de la vue, presque une cécité, et cela, après avoir mangé du poisson frit dans de l'huile d'olive. Il est très-connu que la digitale pourprée, le stramonium, l'infusion de tabac, et plusieurs substances analogues, produisent la cécité, aussitôt qu'elles sont mises en contact avec l'estomac.

On lit dans le Mercure de France, 1756 (2), l'histoire de la guérison opérée par Fournier, de plusieurs sujets affectés d'héméralopie. Les premiers étaient trois soldats auxquels, après la saignée, il donna l'émétique : le lendemain, comme ils se plaignaient de nouveau de pesanteur à la tête et de nausées, on les saigna de nouveau, et ils prirent un second vomitif. Ce traitement fit disparaître tous es symptômes, et

(1) *Delle affez. ipocond. ed ister.*, cap. 1.
(2) Février, pag. 168.

les trois soldats recouvrèrent la vue pendant la nuit et aussi-bien que le jour. Cette méthode curative réussit de nouveau à Fournier, sur huit autres soldats attaqués de la même maladie, et appartenant à la même garnison.

Vieusseux parle d'un enfant qui, après une scarlatine, s'étant trop promptement exposé à l'air, perdit totalement la vue, avec dilatation considérable des pupilles : il fut guéri par l'emploi du tartre émétique et des vésicatoires ; à la fin de la cure, on fit usage des toniques martiaux (voyez Recueil périodique de médecine, t. 6).

Pellier (1) guérit l'héméralopie chez le capitaine de vaisseau Micetti, à l'aide du tartre émétique à doses réfractées, du vésicatoire à la nuque, des bouillons rafraîchissans et apéritifs. Le même auteur assure avoir guéri plusieurs fois l'amaurose imparfaite (2) récente, par l'emploi seul du tartre émétique à petites doses (émétique en lavage), et par les fumigations locales aromatiques.

A cette série de faits, et à beaucoup d'autres sur le même sujet, qui sont rapportés tant par les anciens chirurgiens que par les modernes, j'ajouterai quelques-unes de mes observations, afin d'achever de prouver de la manière la plus convaincante l'utilité et l'efficacité de la méthode curative exposée plus

(1) *Recueil de méd. et observ. sur l'œil*, observ. 132.
(2) *Ibidem.*, observ. 156, 158.

haut, contre l'amaurose imparfaite récente, laquelle maladie n'est le plus souvent, comme je l'ai dit, autre chose qu'une affection sympathique de l'estomac (1), dépendante des stimulans morbides existans dans le système gastrique, avec débilité nerveuse générale ou partielle des nerfs de l'œil.

Il est à remarquer que, dans le traitement de l'amaurose imparfaite récente, les médecins anciens et la plupart des modernes, ont fait très-souvent et indistinctement précéder l'émétique et les cathartiques par les saignées locales ou générales. Les observations ultérieures, concernant la manière de diriger le traitement de cette maladie, nous ont appris que cette méthode ne doit point être considérée comme une règle générale, et qu'il ne convient d'employer la saignée que quand des circonstances particulières l'indiquent manifestement, comme dans les cas d'amaurose imparfaite récente, compliquée par des affections de l'estomac, et à la fois par une pléthore générale et partielle de la tête chez des sujets jeunes et vigoureux, ou dans les cas d'amaurose causée ou entretenue par la suppression de quelques évacuations sanguines habituelles. Dans les autres cas, la saignée n'est point indiquée ; elle peut même être dangereuse

(1) Experientiæ suffragio firmum est, ut in omnibus capitis et nervorum morbis, sic etiam in iis qui oculos detinent, ventriculi et virtutis ipsius digestivæ rationem esse habendam. Hoffmann, *Dissert. de morbis præcipuis recta medendi ratione.*

chez les sujets exténués, atteints d'une faiblesse nerveuse générale, accablés d'une profonde tristesse, ou d'une habitude convulsive du corps.

De même, quant au choix des médicamens propres à débarrasser l'estomac et les intestins du foyer morbide, et à réveiller en même temps l'activité du système général des nerfs; le tartrate de potasse et d'antimoine mérite de fixer l'attention, soit comme vomitif, soit parce qu'il est donné à doses réfractées, soit comme résolutif seul, ou associé aux substances gommeuses ou savonneuses, de manière qu'il détermine des nausées, et qu'il débarrasse doucement le ventre; il est préférable aux drastiques, aux lavemens purgatifs âcres qu'on employait autrefois. Il convient cependant d'excepter les cas indiqués précédemment chez des sujets très-délicats et exténués, auxquels il est plus convenable d'administrer la teinture de rhubarbe. Il n'est pas impossible que dans le traitement de l'amaurose imparfaite récente, produite par des saburres, et compliquée de suppression de la transpiration, de métastases aux yeux; le tartre émétique donné à doses réfractées, soit par sa manière particulière d'agir sur l'estomac, et sympathiquement sur tout le système, plus convenable qu'aucun autre résolutif interne, tant pour chasser de l'estomac et des intestins les impuretés âcres et bilieuses, que pour ranimer, par son propre stimulus, l'activité du système nerveux, et enfin pour rétablir la transpiration et l'action des vaisseaux absorbans.

J'ai fait mention, dans le chapitre où il est traité de l'ophtalmie, de l'augmentation morbide, de la sensibilité des yeux, par suite de l'inflammation dont ils ont été attaqués. Il est à propos de rappeler ici que cette même sensibilité morbide se présente quelquefois dans des cas tout-à-fait opposés aux précédens. Cette infirmité a lieu chez les personnes de cinquante à soixante ans, sans aucune cause manifeste, et après qu'elles ont joui jusque-là d'une vue parfaite. Elles commencent par se plaindre de voir les objets entourés d'un nuage, surtout dans le lointain, et plus encore quand ces objets sont mieux éclairés. Peu à peu la lumière leur devient incommode. Pour obvier à cet inconvénient, ils portent des verres de couleur; leurs yeux ne présentent à l'examen aucun vice, si ce n'est un resserrement extrême de la pupille; bien qu'elle soit exposée à une faible lumière, si on présente aux malades des corps à une légère distance, ils leur paraissent d'abord moins grands qu'ils ne le sont. Cette augmentation de la sensibilité des yeux ne résulte point toujours d'un accroissement général de cette propriété dans tout l'organisme, puisqu'on l'observe souvent chez des sujets robustes et bien portans. Le résultat cependant est différent : chez les personnes faibles, nerveuses, hypocondriaques, cette augmentation morbide de la sensibilité des yeux, est souvent l'avant-coureur de l'amaurose; tandis que chez les personnes d'une forte constitution, l'augmentation de la sensibilité de la rétine cesse peu à peu, et

rend seulement l'usage des verres convexes nécessaire. L'expérience m'a appris que les remèdes corroborans internes et externes, qui sont utiles dans le
premier cas, afin de retarder au moins les suites
funestes de l'augmentation morbide de la sensibilité des
yeux, ne sont nullement convenables dans le second,
pour lequel il suffit de suivre un bon régime, de faire
un exercice modéré, de se priver de toute lecture, et
de faire usage de verres de couleur. Ceux qui croient
que l'usage non interrompu des lunettes vertes est
nécessaire pour calmer l'excès de sensibilité des yeux
sont dans l'erreur; le contraire arrive; car ceux qui
les emploient, au bout de quelques mois, ne peuvent
plus supporter l'impression la plus modérée de la lumière, et sont forcés de se servir de verres plus colorés
que les premiers, sans pouvoir même les quitter dans
l'appartement.

Ceux, au contraire, qui ont la précaution de ne
faire usage que de verres peu colorés, et qui ne
s'en servent que lorsqu'ils exposent leurs yeux aux
rayons du soleil, ou lorsqu'ils voyagent sur la neige,
finissent, après un an ou deux, par pouvoir s'en passer
à la lumière la plus forte; si ce n'est que dans cet état
ils voient les objets moins distinctement que par une
faible lumière, et toujours plus petits qu'ils ne le sont
réellement; cet état dure jusqu'à ce que la constriction
de la pupille ait disparu. J'ai essayé plusieurs fois,
tant à l'intérieur qu'à l'extérieur, l'extrait de *belladona*, afin d'affaiblir l'action du nerf de l'œil et

d'élargir la pupille ; mais outre que les yeux sont dans ce cas insensibles à tout stimulus appliqué à l'extérieur, et que l'action de ce remède est fugitive, je n'en ai jamais retiré aucun avantage permanent et considérable.

PREMIÈRE OBSERVATION.

Jacques Migliavacca, de Pavie, menuisier, âgé de trente-deux ans, d'une constitution faible et grêle, commença, au milieu de mars 1798, après une grande tristesse, à éprouver une douleur gravative aux sourcils, un dégoût général, de la tension au ventre, et de l'inappétence. Le 7 avril suivant, trois heures après avoir quitté le lit, il perdit tout à coup la vue des deux yeux.

Le lendemain il se fit transporter dans cette école de chirurgie pratique. J'examinai ses deux yeux, et trouvai les pupilles très-dilatées et immobiles à la lumière la plus vive ; mais leur disque était cependant régulier : le fond de l'œil, derrière la pupille, était d'un noir foncé.

Je prescrivis, sans délai, deux grains de tartre émétique, dissous dans quatre onces d'eau, à prendre par cuillerées, en peu de temps, jusqu'à ce que le remède occasionât des nausées et le vomissement. Le malade, après avoir pris toute la solution, vomit à trois reprises une quantité très-considérable de mucosité et de matières bilieuses verdâtres, si âcres, qu'après le vomissement, il se plaignit, pendant une heure, d'une ardeur intolérable à la langue et au gosier. Il rendit, le même jour, deux selles délayées et jaunâtres; puis il passa la nuit tranquillement, et le lendemain il se trouva soulagé de la douleur de tête et des sourcils.

J'ordonnai la poudre résolutive, composée d'une once de crème de tartre et d'un grain de tartre émétique, divisée en six parties égales. Il en prit une sur-le-champ, l'autre vers le milieu du jour, la troisième le soir, et continua de même pendant plusieurs jours de suite. La poudre lui causa chaque fois des nausées; et tantôt une, tantôt deux selles abondantes par jour. La tête devint moins douloureuse, et il éprouvait un mieux général. Après quelques jours de l'usage des poudres résolutives, il ne se plaignait plus ni de la prostration des forces, ni de la tension des hypocondres. Je lui fis cependant approcher trois fois par jour les yeux d'un petit vase d'esprit de sel ammoniac, préparé avec la chaux, et chaque fois, jusqu'à ce que les yeux commençassent à larmoyer et à rougir.

Durant les quatre premiers jours de ce traitement, il ne se manifesta aucun changement sensible dans les yeux du malade; mais le cinquième jour (13 avril), il déclara bien voir la chandelle qui était près de lui. J'examinai les pupilles et je les trouvai un peu resserrées. Je fis continuer les poudres résolutives, mais seulement une dose le matin et une le soir.

Le 19 avril, le malade discernait assez bien les objets qui étaient éclairés par une lumière modérée. Je trouvai les pupilles encore plus resserrées que le 15; et comme jusque-là cet homme avait été tenu à une diète sévère, et qu'il commençait à avoir appétit, je le mis au régime des convalescens. Afin de lui fortifier l'estomac et de ranimer le système nerveux, au lieu de poudres résolutives, je lui en prescrivis d'autres composées d'une once de quinquina et d'une demi-once de racine de valériane, divisées en six parties égales. Il en prit une le matin et une autre le soir, sans abandonner l'usage des vapeurs d'esprit de sel ammoniac caustique dirigées sur les yeux.

A compter du 19 avril, le malade recouvra de jour en jour la faculté de voir, et le 22 mai, il sortit de l'hôpital en état de reprendre son métier, et il l'exerce encore actuellement.

DEUXIÈME OBSERVATION.

Étienne Barbière, âgé de quatorze ans, pâle, maigre, faisant partie des orphelins de cette ville, fut attaqué, en mars 1797, d'une péripneumonie pour laquelle on lui fit d'abondantes saignées. Pendant qu'il était encore convalescent, il se plaignit de voir peu ou même point du tout de l'œil droit, et il y éprouvait de temps à autre de violentes douleurs qui se propageaient au sourcil correspondant. On lui prescrivit sans succès des antispasmodiques et des toniques; la vue diminuait graduellement, la pupille se resserra et devint immobile. Au delà de cette membrane parut une petite ligne blanchâtre, qui ressemblait à un commencement d'obscurcissement de la capsule du cristallin.

Il demeura deux ans dans cet état, se servant très-bien de l'œil gauche, quand au commencement de septembre 1799, la vue de cet œil disparut soudainement avec cette particularité que le matin en s'éveillant, il ne distinguait qu'avec peine la lumière des ténèbres. L'ayant examiné, je trouvai la pupille de l'œil gauche extrêmement dilatée et immobile, tandis que, comme je viens de le faire remarquer, celle de l'œil droit, grandement détériorée, était immobile et resserrée.

Je voulus faire l'expérience dans ce cas de l'efficacité de l'extrait de pulsatile noire; j'en fis prendre au malade trois grains matin et soir; puis j'augmentai la dose d'un demi-grain deux fois par jour, jusqu'à ce que le jeune malade parvint à en prendre neuf grains matin et soir. Au bout de quinze jours, il fallut en suspendre l'usage, parce que, sans apporter aucun avantage à la vue, il occasionait de fortes douleurs de tête, des vertiges, et presque des convulsions générales. Je laissai le malade tranquille jusqu'au 24 décembre, et je commençai le traitement de la manière suivante.

Je prescrivis deux grains de tartre émétique dissous dans quatre onces d'eau; le malade en prit une cuillerée toutes les demi-heures. Lorsqu'il en eut pris environ les trois quarts, il vomit un demi-bassin de matières verdâtres, bilieuses, tenaces, et vers le soir il eut deux selles. Il passa la nuit tranquillement, et le lendemain matin en s'éveillant, il distingua de l'œil gauche les objets qui étaient près de lui, et les personnes qui traversaient le dortoir, ce qu'il n'avait pu faire depuis plusieurs mois. Je le mis aussitôt à l'usage des poudres résolutives, composées d'une once de crème de tartre et de deux grains de tartre émétique, divisées en huit parties égales, dont il prit trois dans le jour. Ces poudres occasionèrent des nausées, et régulièrement deux selles par jour. Il se soumit exactement trois ou quatre fois par jour aux vapeurs d'esprit de sel ammoniac caustique.

Le 1er janvier, le malade, une heure après avoir pris la première dose de poudre résolutive, vomit impétueusement une quantité, pareille à la première, de matières bilieuses, verdâtres, visqueuses. Tout remède fut suspendu pendant quelques jours, et successivement la poudre fut réduite à deux seules doses, l'une le matin et l'autre le soir, jusqu'au 8 janvier.

A cette époque, le jeune malade distinguait déjà assez bien les objets de l'œil gauche, dont la pupille n'était plus aussi dilatée qu'auparavant, et montrait quelque mobilité à l'aspect d'une vive lumière. La pupille de l'œil droit était resserrée et immobile comme dans le commencement. Le malade distinguait à peine avec cet œil la lumière des ténèbres. Du reste il n'avait plus le teint plombé et jaunâtre, et l'appétit lui était revenu.

C'est alors que j'ordonnai les petites pilules de

Schmuker; le malade en prit quatre matin et soir, en continuant toujours exactement les vapeurs d'esprit de sel ammoniac caustique. Ces pilules produisaient des nausées pendant quelques instans, puis elles purgeaient deux fois par jour sans affaiblir.

Le 16 janvier, la diarrhée étant survenue, sans cause manifeste, il fallut suspendre les pilules, dont on reprit l'usage le 22 du même mois, à moitié dose; et comme elles purgeaient encore trop, le malade ne les prit plus que tous les deux jours, sans jamais omettre l'emploi local des vapeurs d'esprit de sel ammoniac.

Le 9 février, le jeune garçon, dont la vue était rétablie à un œil, s'échappa furtivement pendant un jour pluvieux, et revint mouillé des pieds à la tête. Cette imprudence donna lieu, dix jours après, à une fièvre du caractère des continues rémittentes; on la fit disparaître par le quinquina uni à la valériane. La vigueur de l'œil gauche se soutint malgré la violence des paroxismes de la fièvre.

Le 26 février, je laissai sortir cet enfant en bon état de santé, tant sous le rapport général que sous celui de la vue de l'œil gauche, avec lequel il distinguait les plus petits objets. Le droit demeura imparfait comme il l'était au commencement du traitement.

TROISIÈME OBSERVATION.

Jean Seiguani, voiturier, âgé de trente ans, d'un

tempérament robuste et sain, éprouva en 1791, un matin, au moment qu'il sortait de l'église, une faiblesse de la vue, aux deux yeux; elle augmenta progressivement, de sorte qu'en peu de minutes il se trouva parfaitement aveugle.

On le conduisit à l'hôpital : il avait le pouls dur et plein, le visage enflammé, la conjonctive striée de petits vaisseaux sanguins, la pupille dilatée et immobile; il ne se plaignait d'autre incommodité que de la cécité.

On le saigna au bras, et on lui appliqua ensuite quatorze sangsues, partie aux tempes et partie à la circonférence antérieure du cou; il en résulta un écoulement de sang abondant. On prescrivit en même temps la diète, les boissons aqueuses et les purgatifs. Ces remèdes diminuèrent bien les forces générales, mais la vue ne s'améliora point.

Le lendemain on lui appliqua deux sinapismes aux pieds et un large vésicatoire à la nuque, sans le moindre succès. Le quatrième jour le malade but à plusieurs reprises une livre de décoction d'arnica, et matin et soir il prit une petite pilule faite avec l'extrait d'arnica et de pulsatile noire. Mais comme tous ces remèdes, dont on augmentait la dose chaque jour, ne produisirent aucun bien pendant quinze jours qu'ils furent administrés, on employa les pilules de Schmuker.

Au bout de six jours, le malade se trouva un peu soulagé par l'usage de ces pilules, dont il augmentait journellement le nombre. Au bout de vingt-sept jours il recouvra parfaitement la vue, et ce bien-être dura deux mois; mais ayant fait abus d'une nourriture grossière et de liqueurs fortes, il retomba.

Cette seconde fois, après une petite saignée, le malade reprit l'usage des pilules de Schmuker; en trente-deux jours il fut parfaitement guéri, au moyen de ces seules pilules et des petits bains froids à l'œil. Il n'eut plus de récidive.

QUATRIÈME OBSERVATION.

Joseph-Antoine Gossi, de Stradelle, âgé de soixante ans, d'un tempérament vivace et fort, fut attaqué sur la fin de 1794, d'une fièvre quarte obstinée, qui, malgré les secours de l'art, le fatigua tellement pendant treize mois, que cinq mois de bon régime suffirent à peine pour rétablir ses forces. Au bout de ce temps, et n'ayant pas encore repris sa première vigueur, il commença à voir des bandes noires devant l'œil gauche. Cet état augmenta graduellement, et en quinze jours il ne vit plus en aucune manière de cet œil. Les remèdes qu'on lui prescrivit lui rendirent tout-à-fait la vue; mais cette guérison fut de peu de durée, tantôt il n'y voyait pas du tout de cet œil, tantôt il y voyait assez pour se conduire.

Il passa quelques semaines dans cette alternative de bien et de mal; se flattant qu'il ne lui arriverait rien de pis, et ayant d'ailleurs conservé l'œil droit, il ne voulut plus faire de remèdes; mais tout à coup la vue de l'œil droit se troubla aussi tellement, qu'en peu de jours, il fut obligé de se faire conduire afin de marcher en sûreté.

Ayant employé, sans succès, tous les remèdes qu'on lui avait administrés, et étant en outre réduit aux dernières extrémités, à cause de la perte de l'emploi qui servait à sa subsistance, il se rendit, le 8 juin 1796, dans cette ville pour s'y faire traiter. L'ayant attentivement examiné, je trouvai les pupilles très-dilatées et immobiles, et le fond de l'œil, derrière la pupille, très-obscur.

Ayant principalement égard au désordre du système gastrique, accru par diverses affections de l'âme, dont le malade était agité depuis quelques mois, il lui fut ordonné quatre grains de tartre émétique dissous dans huit onces d'eau, à prendre par cuillerées toutes les deux heures. Cette première dose de solution n'excita que des nausées. On continua le lendemain, et le malade n'en avait pas encore pris six cuillerées qu'il eut un vomissement abondant, dans lequel il rendit une grande quantité de mucus jaune-vert, très-amer; il eut aussi deux évacuations alvines.

Le 11 on lui prescrivit seize grains de tartre émétique dissous dans douze onces d'eau de menthe poivrée, avec addition d'une once et demie de sirop d'écorce d'orange, à prendre par une ou deux cuillerées trois fois par jour. On lui ordonna en outre de boire de temps en temps, pendant la journée, à petites doses, une infusion d'une drachme de feuilles d'arnica dans une livre et demie d'eau. Les deux premiers jours, peu d'heures après avoir pris une ou deux cuillerées de la solution de tartre émétique, il vomit plus ou moins de bile; mais ensuite ce remède ne lui causa plus que des nausées.

Le 14, les bandes noires qui semblaient régner devant l'œil gauche, commencèrent à se dissiper, et en peu de jours elles disparurent totalement. La pupille des deux yeux devint un peu mobile, et le douzième jour du traitement, le malade pouvait déjà distinguer les gros objets.

A cette époque, il discontinua l'usage du tartre émétique, et on lui ordonna les pilules résolutives de Richter, dont la dose fut d'abord de quinze, trois fois par jour. Il en prit ensuite dix-huit, et enfin vingt-quatre, en continuant toujours l'usage de l'infusion dont je viens de parler.

Il n'y avait pas encore quinze jours que le malade prenait les pilules, que sa vue s'était améliorée au point qu'il marchait sans guide. Au bout d'un mois et demi environ, continuant toujours l'usage des pilules, et à l'aide des lunettes dont il se servait avec avantage avant son *amaurose imparfaite*, il fut en état de lire et d'écrire. Ses yeux, examinés à cette époque, ne présentaient rien de morbide, si ce n'est que la vue était un peu moins parfaite de l'œil gauche que du droit.

Les pilules n'occasionaient de nausées que de temps

en temps, et provoquaient régulièrement tous les jours une déjection alvine. Comme il désirait s'en retourner chez lui, la permission lui en fut accordée à condition qu'il continuerait à prendre à plusieurs reprises une autre dose active des pilules. Il n'éprouva plus dans la suite aucune altération de la vue (1).

CINQUIÈME OBSERVATION.

Josèphe Pizzi, jeune fille de seize ans, de Belgiojoso, d'une constitution faible et non menstruée, eut sur la fin de mai 1801 à souffrir d'une faim morbide, si fatigante qu'elle parvenait à peine à la calmer en engloutissant une grande quantité de nourriture grossière, surtout de pain fait avec du grain d'Inde (maïs). Fatiguée, en outre, par les travaux assidus de la campagne auxquels elle n'était point encore fort habituée, cette fille s'aperçut que sa vue s'obscurcissait. Son appétit immodéré cessa en même temps ; tout à coup sa bouche devint amère, et elle commença à éprouver un sentiment de pesanteur à la région de l'estomac, accompagné de nausées et de douleurs de tête continuelles ; elle perdit ensuite tout-à-fait la vue de l'œil droit, et en grande partie de l'œil gauche. La pupille des deux yeux était fort dilatée et presque immobile à la lumière la plus vive ; on commençait à aperce-

(1) Le cours de cette maladie et son traitement, sont parfaitement connus de M. Volpi, chirurgien de cet hôpital.

voir chez elle un commencement de strabisme. Elle fut transportée en cet état dans cette école de chirurgie pratique le 4 juin 1801.

Le jour même on lui donna quatre grains de tartre d'antimoine et de potasse, dissous en cinq onces d'eau distillée et pris par cuillerées à de faibles intervalles. La jeune fille éprouva beaucoup de nausées qui se renouvelèrent fréquemment; mais elle ne vomit que peu de matières visqueuses et blanchâtres. Le 5, elle reprit le même émétique de la même manière. Il occasiona des vomissemens plus copieux que la veille, mais toujours de matières muqueuses et blanchâtres. La douleur de tête diminua cependant ainsi que la sensation de pesanteur de la région épigastrique. Cependant les nausées et la saleté de la langue existaient encore; la pupille devint un peu mobile à une lumière très-vive, et la malade, ayant l'œil gauche couvert et fermé, s'apercevait si elle était à la lumière ou dans l'obscurité. On commença à approcher les yeux de la vapeur de l'esprit de sel ammoniac caustique, ce qu'on répétait toutes les deux ou trois heures.

Le 6, peu de douleurs à la tête, et moins d'amertume à la bouche que les jours précédens. La pupille avait de la mobilité. On prescrivit les poudres résolutives; la malade en prit trois dans la journée, et elle continua à présenter ses yeux toutes les deux ou trois heures à la vapeur du sel ammoniac caustique.

Le 7, très-légères douleurs de tête. Les poudres résolutives produisent des nausées pendant quelques heures, puis deux selles abondantes dans la journée. La pupille se resserre un peu et la malade distingue les formes des corps les plus volumineux.

Le 8, disparition totale du mal de tête, ainsi que de l'amertume de la bouche et de la saleté de la langue; la pupille est plus mobile à la lumière que le jour précédent. Les 9, 10, 11, 12, la malade continue à prendre les poudres résolutives et à faire usage des vapeurs d'esprit de sel ammoniac caustique.

Le 13, elle accuse de nouvelles douleurs de tête, de l'amertume à la bouche, sa langue est chargée. Au lieu de poudre résolutive, il lui fut prescrit un émétique composé d'une demi-drachme de racine d'ipécacuanha et d'un grain de tartre stibié à prendre en une seule fois. La malade vomit beaucoup de matières jaune-vert; la douleur de tête disparut aussitôt, et la jeune fille distingua assez bien les objets qui lui furent présentés. Elle continua l'usage des vapeurs.

Le 14, elle se trouva très-bien; la pupille de l'œil droit, qui est le plus affecté d'*amaurose*, est au contraire plus resserrée que celle de l'œil gauche.

Le 15, la malade reprend l'usage des poudres résolutives comme auparavant, et continue l'emploi externe des vapeurs d'esprit de sel ammoniac caustique.

Le 16, les choses vont de mieux en mieux. La malade aperçoit de l'œil droit une petite aiguille.

Les 17, 18, 19, 20, les poudres résolutives occasionent tous les jours deux selles abondantes sans affaiblir la malade; elle a bon appétit et digère bien.

Le 21, on supprime les poudres résolutives, et on leur substitue la décoction de kina avec l'infusion de racine de valériane à prendre, trois fois par jour, à la dose de trois onces.

Les 22, 23, 24, 25, 26, 27, la jeune fille voit très-bien de l'œil gauche, ainsi que de l'œil droit, les objets les plus petits. Elle a repris de belles couleurs et le strabisme a presque totalement disparu.

Le 28, elle sort de l'hôpital parfaitement guérie ; on lui conseille cependant de continuer, pendant une semaine, l'emploi extérieur des vapeurs et l'usage interne, matin et soir, de la poudre composée d'une drachme de kina et d'une demi-drachme de racine de valériane. On lui recommande en outre d'observer un régime alimentaire régulier, et de se garantir des rayons brûlans du soleil.

ADDITION

DES TRADUCTEURS.

Le chapitre précédent est un des morceaux publiés depuis quelques années, où l'on retrouve au plus haut degré la doctrine humorale qui régna si long-temps dans les écoles, et qui s'est perpétuée, ainsi que plusieurs autres anciennes erreurs, chez le vulgaire, comme parmi certains médecins. Il résulte de la lecture de ce chapitre, que l'émétique et les purgatifs sous toutes les formes, auxquels M. Scarpa prodigue les noms de résolutifs, sont de véritables spécifiques contre l'amaurose. Aucune espèce, aucune forme de cette maladie, ne semble pouvoir être guérie, suivant notre auteur, sans l'administration de ces moyens énergiques. On ne voit pas sans étonnement, un praticien aussi éclairé et aussi judicieux, que l'est M. Scarpa, adopter ces idées de surcharges gastriques, de saburres, ou d'autres matières étrangères accumulées dans les voies digestives, agissant, on ne sait comment, sur les organes de la vue, et devant être évacuées, afin

que la rétine et le nerf optique recouvrent une sensibilité et le libre exercice de leurs fonctions. De semblables théories sont surannées ; l'expérience en a
fait justice, et si beaucoup d'hommes, affectés d'a-
maurose, ont été guéris par Schmuker, Richter,
M. Scarpa et d'autres praticiens, on doit attribuer ces
succès bien plus aux stimulans qu'ils ont dirigés, sur
les yeux, et aux autres moyens qu'ils ont employés,
qu'aux émétiques et aux purgatifs dont ils ont fatigué
l'estomac et les intestins des malades.

On peut réduire les cas où l'amaurose est incurable, à ceux où cette maladie dépend de lésions organiques, soit de la rétine, soit du nerf optique, soit
des portions de l'encéphale qui donnent naissance à
ce nerf. M. Scarpa s'est efforcé de faire connaître les
circonstances auxquelles on peut distinguer ces variétés de la maladie de celles qui permettent au médecin de concevoir l'espérance de la guérir. Dans ces
derniers cas, l'amaurose est le résultat d'une paralysie
de la rétine qui est produite, ou par le déplacement de
l'irritation d'un exanthème cutané, ou par la suppression d'une hémorrhagie habituelle, ou par un état
spécial et assez fréquent de congestion à l'œil ou au
cerveau, à la suite de travaux forcés ou de toute
autre cause analogue. Les irritations de l'estomac et
des intestins déterminent aussi, chez un assez grand
nombre de sujets, l'affection sympathique de la rétine, et par conséquent l'amaurose. Cette maladie
reconnaît souvent pour cause prochaine un défaut

d'excitation ou de vitalité dans l'appareil nerveux, qui est chargé de recevoir et de transmettre au cerveau l'impression que font les rayons lumineux ; mais elle est peut-être plus fréquemment encore le résultat d'une irritation de la rétine, d'un surcroît d'énergie dans l'exercice des mouvemens organiques de cette membrane.

Ces considérations sont fort importantes relativement à la méthode curative qu'il convient d'employer chez les différens sujets. Ainsi, lorsqu'un malade est fort, sanguin, que l'amaurose a été précédée d'un surcroît de sensibilité de la rétine, que la conjonctive est habituellement rouge, on est autorisé à croire qu'il existe au fond de l'œil, et spécialement à la membrane qui reçoit le nerf optique, une phlegmasie lente, qu'il ne faut pas combattre par des excitans locaux, mais bien par des applications émollientes et par des saignées capillaires pratiquées autour de l'orbite. Les oculistes ont séparé, d'une manière absolue, les amauroses qui dépendent de lésions organiques, de celles qui n'en sont point accompagnées ; mais l'analogie et même les faits directs démontrent que les affections qui n'étaient d'abord que *vitales*, ainsi qu'on le dit, entraînent, en se prolongeant, des altérations profondes dans l'organisation des parties, et que, d'abord susceptibles d'être guéries à l'aide d'un traitement convenable, elles deviennent incurables, lorsqu'elles sont négligées, ou qu'on leur oppose des moyens qui les entretiennent ou qui les exaspèrent. Or, il est démontré pour nous que les stimulans que l'on prodigue, soit localement, soit à l'intérieur, dans la plupart des cas d'amaurose, exaspèrent cette maladie, donnent de nouvelles forces aux causes qui la produisent, et les mettent enfin au-dessus des ressources de l'art.

Il résulte de ces réflexions que le traitement antiphlogistique local que l'on oppose aux ophtalmies externes ou internes, convient plus souvent qu'on ne le croit généralement dans les cas d'amaurose.

Le bouillon de foie, dont Dupont a beaucoup vanté l'efficacité, n'agit certainement pas à raison de la substance animale qu'il contient, mais à la manière de toutes les fumigations aqueuses qui ont pour effet de détendre les parties, et de porter les mouvemens vitaux à l'extérieur. C'est pour cette raison qu'il réussissait si bien chez les soldats, dont la maladie était souvent provoquée par l'exposition de la tête au frais, et par la brusque suppression de la transpiration dans cette partie. Il est plus que probable que l'eau très-chaude, employée de la même manière, aurait produit les mêmes effets. Ils auraient été plus assurés encore par les douches de vapeurs ou même de Baréges.

Le traitement interne propre à combattre les causes éloignées de l'amaurose, doit, selon nous, varier suivant ces causes elles-mêmes. Ainsi des évacuations sanguines générales, et des sangsues appliquées vers le lieu qui était le siége des hémorrhagies supprimées ;

des vésicatoires et d'autres irritans placés sur les régions qu'occupaient les exanthèmes répercutés : tels
sont les moyens les plus convenables à opposer aux
amauroses qui dépendent de la répercussion ou de la
suppression des exanthèmes ou des hémorrhagies.
Dans le cas où il existe de la tension aux hypochon-
dres, de la douleur à l'abdomen, de la soif, de l'inappétence, etc., l'émétique est un des moyens qui
conviennent le moins. Il faut alors recourir aux boissons émollientes, à la diète, au repos, aux applications de sangsues à l'épigastre, afin de dissiper l'état
d'irritation, de phlogose de l'estomac et des intestins.
Ces moyens, unis à ceux que la maladie exige localement, réussiront plus constamment que les évacuations, soit bilieuses, soit muqueuses, les plus abondantes. On ne devra recourir aux vomitifs ou aux
purgatifs que dans les cas où tous les signes de la
phlogose gastro-intestinale sont dissipés, en même
temps que l'état de la langue et de la bouche,
ainsi que le défaut d'appétit annoncent la présence de
mucosités dans l'estomac. Ces matières étrangères
peuvent alors entretenir la stimulation de la membrane avec laquelle elles sont en contact, et il est
aussi rationnel que profitable d'en provoquer l'évacuation. C'est alors que les moyens dont M. Scarpa
recommande si souvent l'emploi, sont vraiment
utiles, et qu'ils produisent des effets merveilleux ;
mais ces cas sont peu fréquens, et il faut être non-
seulement oculiste exercé, mais médecin habile,

pour les bien distinguer, et pour saisir l'instant où l'indication de provoquer les évacuations existe véritablement, et peut être remplie sans danger.

On a employé les émétiques et les purgatifs dans l'amaurose, afin de déterminer sur le canal intestinal une stimulation qui fût révulsive de celle qui est la cause de l'abolition de la vision. Ce genre de médication a été vanté par beaucoup de praticiens; mais l'expérience n'a pas toujours déposé en sa faveur; souvent même elle fut la cause des maladies les plus graves, et M. Demours, qui l'a beaucoup employée au commencement de sa pratique, y a presque entièrement renoncé. On pourrait plutôt y avoir recours chez les sujets dont le canal digestif est parfaitement sain, que chez ceux où cet organe, étant déjà irrité, est plus disposé à s'enflammer avec violence.

La doctrine que M. Scarpa adopte, relativement à l'héméralopie, qu'il considère comme une amaurose périodique dont les accès reviennent chaque soir après le coucher du soleil, ne saurait obtenir notre approbation. Cette maladie est pour nous un premier degré de l'amaurose, dans lequel l'œil a besoin de rayons lumineux intenses, très-vifs et directement émanés du soleil, afin d'être stimulé assez fortement pour exercer ses fonctions. Au reste, les causes et le traitement de cette maladie sont semblables à ceux de l'amaurose elle-même.

CHAPITRE VIII.

Du fongus hématode et du carcinôme de l'œil.

On a depuis long-temps agité, parmi les chirurgiens, l'importante question de savoir pourquoi le cancer, qui dans l'enfance épargne toutes les autres parties du corps, envahit l'œil avec une homicide férocité, et cela bien plus fréquemment encore que chez les adultes ; car c'est un fait sévèrement prouvé, que sur vingt-quatre sujets affectés de carcinôme à l'œil, vingt au moins sont des enfans qui n'ont point atteint leur douzième année. La solution de cette question a été donnée récemment par Wardrop (1). Cet habile observateur a démontré, au moyen de l'anatomie pathologique, que la dégénérescence maligne du globe de l'œil chez les enfans, qu'on distingue or-

---

(1) *Observ. du fongus hematode.* Édimbourg, 1809.

Dès 1765, Hayes et Jh. Hunter avaient observé et décrit cette maladie, dont un enfant d'environ trois ans avait été attaqué aux deux yeux. (*Observ. and inquiries*, vol. III, pag. 120.) On trouva, dans la chambre postérieure de l'œil, une substance blanche, molle et fongueuse, qui avait repoussé en avant l'humeur vitrée. Hunter était tenté d'admettre que cette substance insolite était le résultat d'une dé-

dinairement par le nom de *carcinôme*, n'est point
à proprement parler le produit du cancer, mais bien
une autre sorte de fongus malin, que les chirurgiens
modernes désignent sous le nom d'*hématode* : maladie semblable à la vérité, mais qui par rapport à
l'œil est plus formidable, plus meurtrière que le
cancer, duquel elle se distingue par des caractères
particuliers, qui lui sont propres, et qui, n'épar-
gnant, ni le sexe, ni l'âge, ni aucune partie du corps,
attaque le globe de l'œil des enfans comme celui des
adultes, mais de préférence celui des premiers, sous
l'aspect d'un fongus cancéreux ordinaire.

Cette vérité pathologique fut pleinement confirmée
par l'examen comparatif de l'aspect extérieur; par les
recherches exactes faites sur la texture intime des parties affectées; par l'appréciation des symptômes particuliers qui distinguent entre elles ces deux maladies considérées en général, et enfin par la compa-
raison, dans l'une et dans l'autre, de la dégénérescence spéciale des parties internes du globe de l'œil.

génération morbide de la partie postérieure du corps vitré,
laquelle, dit-il, n'avait aucune connexion avec la rétine.
Mais comme maintenant une série très-étendue de faits, en
tout semblables à celui qui fut observé par Hunter, démontrent de la manière la plus certaine et la plus constante
que cette excroissance molle a une connexion, dès sa naissance, avec l'état morbide de la rétine et du nerf optique, on
est obligé de convenir qu'il y a eu de l'inexactitude dans la
dissection faite par Hunter.

Le cancer est constamment précédé du squirre, ou de l'endurcissement morbide d'une partie molle quelconque du corps animal, glanduleuse ou autre. La dureté squirreuse, à mesure qu'elle marche vers un degré ultérieur de désorganisation, engendre en elle-même un ichor qui se rassemble en des cellules, pour s'étendre ensuite peu à peu vers la surface extérieure de la tumeur, dont il corrode les enveloppes. C'est alors que la substance compacte et en apparence fibreuse du squirre se convertit en un ulcère fongueux, malin, de couleur livide ou cendrée, irrégulièrement excavé, ayant ses bords renversés et d'où il dégoutte une sérosité âcre, abondante et nauséabonde.

Le squirre, qui forme la base du fongus malin, loin d'augmenter en volume, se rapetisse plutôt. La fongosité conserve dans toute son étendue sa dureté primordiale; et lorsqu'elle s'est élevée jusqu'à un certain point au-dessus de la superficie du cancer ouvert, elle est ensuite réprimée et détruite çà et là par le procédé ulcératif auquel elle doit son origine. Et si la plaie livide et fongueuse, paraît en quelque lieu disposée à se cicatriser, l'illusion est de courte durée; car ces points unis rentrent peu à peu sous l'influence de la tendance ulcéreuse.

Le fongus *hématode*, au contraire, n'est, dès sa première apparition, qu'une tuméfaction molle, également circonscrite, et un peu élastique au toucher, ce qui fait qu'en la pressant on croit reconnaître une

fluctuation profonde. Sa surface extérieure, à l'exception de quelques veines développées, entrelacées, retient pendant un certain temps la couleur naturelle des
tégumens de la partie qu'elle occupe; mais son intérieur
présente une texture contre nature, tendre et pulpeuse (1), semblable, tantôt au tissu spongieux du placenta, tantôt à la substance corticale du cerveau, qui
est encore plus molle que le placenta. Elle est soluble
en grande partie dans l'eau tiède, et concrescible par
des acides et par l'ébullition. Dès que les enveloppes
dans lesquelles cette substance pulpeuse était retenue
sont brisées, elle se change en un fongus malin, rougeâtre, teint, çà et là, de taches, tantôt jaunes,
tantôt noires; elle se dilate rapidement, sans qu'elle
soit en aucune de ses parties réprimée par la tendance
ulcéreuse; et parvenue même à son plus haut degré
d'accroissement, elle conserve partout sa première
mollesse. Lorsqu'on l'expose à un léger frottement,
elle fond avec facilité et donne du sang en abondance.
Elle infecte les parties voisines, répand un ichor
encore plus fétide que celui du cancer, et analogue
plutôt à celui de la chair putréfiée (2).

Ce qui vient d'être dit doit être pris en général;
mais, en particulier, lorsque cette formidable maladie

(1) C'est pour cela que quelques-uns l'ont nommé *cancer
mou, cancer médullaire*.

(2) Quelques-uns pensent que cette grave maladie n'est
proprement qu'une modification du cancer. Cela peut bien
être, mais il est toujours vrai que les caractères du fongus

envahit les parties internes du globe de l'œil, la série des phénomènes morbides est comme il suit : La maladie est précédée d'une diminution de la vue, accompagnée d'aversion pour la lumière ; ensuite de l'amaurose, de la dilatation complète, et de l'immobilité de la pupille, et d'une apparence, au fond de l'œil, comme d'une couleur de fer noirâtre. A ces signes, succède l'engorgement des vaisseaux de la conjonctive, accompagné d'une douleur profonde et constante dans le globe; par la suite, outre l'apparence de fer bruni au fond de l'œil, il y survient une tache jaunâtre ou verdâtre irrégulière, semblable à un petit amas de lymphe concrescible qui s'étend, et que ceux qui ne connaissent pas cette maladie prennent pour un obscurcissement partiel de l'humeur vitrée. La petite masse de substance jaunâtre ou verdâtre (1), traversée par des vaisseaux sanguins résultans de l'artère centrale de la rétine, croît peu à peu, s'élargit, et par conséquent distend nécessairement le fond du globe de l'œil au delà de ses bornes naturelles; quelquefois à ce phénomène se joint l'hydropisie de l'œil, comme dans le cas dont nous avons parlé précédemment (2).

hématode, indépendamment de la mollesse de sa texture, considérée sous le rapport de la pathologie et de la pratique, présentent une différence remarquable entre eux et ceux du cancer précédé de squirre.

(1) Voyez planche 1, fig. 2, a. dd.
(2) Chap. V.

De là, et progressivement, la substance jaunâtre fongueuse s'avance vers l'iris, et parvient à occuper la chambre postérieure de l'humeur aqueuse. Alors, non-seulement le fond de l'œil, mais tout le globe s'élargit et change de configuration, et les douleurs que le malade ressent à cet organe, comme à la tête et spécialement au front et à la nuque, deviennent plus intenses qu'auparavant, surtout pendant la nuit, où elles sont extrêmement acerbes; par la suite cette masse de substance, évidemment fongueuse, contenue dans la cavité de l'œil, entre dans la chambre antérieure de l'humeur aqueuse déjà troublée par l'effusion de l'humeur jaunâtre (1). Dans cet état, le fongus *hématode* comprime et amincit la cornée, l'ulcère, ainsi que la sclérotique voisine, à travers lesquelles sort enfin cette masse molle, sous la forme de fongus lobulaire, qui en peu de temps se prolonge et s'élargit hors des paupières sur la joue, où elle répand une sérosité ichoreuse rongeante et très-fétide. Lorsque le fongus forme une saillie hors de la sclérotique près de la cornée, il se trouve recouvert par la conjonctive, qu'il pousse fortement en avant. Les douleurs sont alors intolérables; le fongus, chassé hors de l'œil, prend une couleur rougeâtre mêlée de taches jaunes ou noires, et continue même encore dans son plus haut degré de développement de conserver la nature primitive de sa texture, et tel est son

(1) Voyez planche 1, fig. 3, d. c.

peu de consistance, qu'il saigne abondamment au plus léger contact, et se fond pour ainsi dire. Dans cet état de tumeur fongueuse, il ne manque jamais de se manifester des signes d'une funeste absorption qui infecte les parties voisines, et souvent même celles qui sont éloignées, principalement les glandes lymphatiques, situées aux contours de l'orbite, près de la parotide, derrière l'angle de la mâchoire inférieure et au cou.

Quelle que soit l'époque de la maladie, soit qu'elle débute, soit qu'elle ait atteint son plus grand développement, si l'on fait l'extirpation de l'œil, et que l'on étudie, sur les parties rescisées, l'essence du mal, on trouve que la première origine du fongus malin procède de la rétine, et principalement du point de l'insertion du nerf optique dans la cavité de l'œil (1); car à la première apparition de la tache jaunâtre ou verdâtre, on observe dans l'œil qu'on vient d'extirper, que la rétine manque tout-à-fait, ou, en d'autres termes, qu'elle est dégénérée en un fongus. On trouve en outre que la membrane choroïde ne paraît point avoir éprouvé d'altération remarquable, tant que le fongus *hématode* est encore dans son commencement (2), et que ce n'est seulement que lorsque cette maladie est avancée, que la membrane dont il est question se tuméfie et se détache de la sclérotique. Cette membrane est celle qui conserve le mieux son état na-

(1) Voyez planche 1, fig. 2, n. dd.
(2) Voyez planche 1, fig. 2, cc.

turel, quel que soit le haut degré de développement du fongus *hématode*. A mesure que cette tumeur avance du fond de l'orbite vers la cornée, elle disperse les humeurs propres de l'œil, dont toutes les cavités demeurent enfin occupées par la maligne excroissance; c'est pourquoi, en faisant une incision au globe, il n'en sort qu'une petite quantité de matière pulpeuse ou caséeuse teinte de sang (1). La portion du nerf optique qui tient à l'œil extirpé, est toujours dans un état morbeux, dès la première apparition de la maladie, mais sous des aspects différens; car tantôt le nerf optique est plus gros et plus dur que dans l'état naturel, et de couleur cendrée; tantôt il est désorganisé, mou, et de couleur noirâtre, confondu dans la masse informe qui l'entoure extérieurement.

Une triste expérience a prouvé que l'extirpation de l'œil et de ses dépendances, même lorsque le fongus *hématode* est à son commencement, c'est-à-dire lors de la première apparition de la tache jaunâtre ou verdâtre dans le fond de l'œil, est toujours malheureuse, et que cette opération accélère la perte du malade au lieu de le soulager. Il est en effet constant que dans le cours de peu de mois après l'extirpation de l'œil, exécutée avec le plus grand soin, la tumeur molle, fongueuse et maligne se reproduit dans le fond de l'orbite, et s'accompagne du dépérissement des forces du malade, de mouvemens convulsifs, d'une

(1) Voyez planche 1, fig. 3, d. e.

fièvre lente, de la perte du sang, et cause enfin la mort.
Dans le cadavre de ces infortunés, la plupart enfans,
on trouve que l'altération morbide de la structure de
la rétine et du nerf optique s'est prolongée du fond de
l'orbite jusqu'à la base du cerveau, quelquefois jusqu'au lieu où s'opère l'union des nerfs optiques (1),
et dans d'autres circonstances jusqu'à la couche correspondante qu'on a même trouvée, chez certains sujets, convertie en une masse pulpeuse informe contenant du sang épanché, et une matière ichoreuse. Les
méninges voisines, épaissies, offrent à la suite de cette
maladie, des taches rouges et des tubercules remplis
d'une humeur visqueuse roussâtre et purulente. On
conserve, dans le cabinet pathologique de cette université, la tête d'un enfant âgé de quatre ans environ qui
fut la victime de cette cruelle maladie : on y voit le
nerf optique depuis l'ouverture orbitaire jusqu'à la
surface carrée du sphénoïde, converti en une tumeur
de la grosseur et de la figure d'une olive, dont la
substance intérieurement désorganisée paraît tout-à-
fait semblable à celle du fongus malin qui remplit l'orbite, et forme une protubérance considérable hors
des paupières. Je ne m'impose pas toutefois la tâche
de prouver que le siége principal de cette maladie

(1) Lorsque le nerf optique affecté était de couleur noirâtre, et que la désorganisation se prolongeait au delà de son
union avec celui du côté opposé, on voyait distinctement que
ces deux nerfs ne se croisaient pas entre eux sur la surface
carrée.

soit dans la substance des nerfs, puisqu'il n'est pas encore prouvé que les nerfs des autres parties du corps où se forme le fongus *hématode*, offrent les mêmes apparences morbides ; je dis seulement ce que l'observation constante démontre ; savoir, qu'à l'égard de l'œil, le nerf optique et la rétine sont de toutes les parties de cet organe celles qui sont affectées les premières.

Ce qui achève l'affreux tableau de cette maladie, c'est, ainsi que je viens de le dire, que l'extirpation de l'œil, même dès sa première période, devient infructueuse, comme elle l'est lorsque le fongus *hématode* s'est frayé un chemin hors de l'œil. Il n'existe point dans les annales de la chirurgie un seul exemple bien constaté d'un heureux succès de cette opération dans le traitement de la maladie dont on parle. Wardrop (1) dit avoir pratiqué l'extirpation de l'œil d'une petite fille, chez laquelle cette maladie venait de paraître sous l'apparence d'une tache jaunâtre au fond de l'œil. Cet organe n'avait subi aucune altération ni dans sa forme ni dans son volume, dans l'espace de sept mois à compter de l'instant de l'invasion des premiers signes de la maladie. Toutefois, l'issue de l'extirpation fut très-malheureuse. Ce fait démontre indubitablement que dès la première apparition de la masse fongueuse au fond de l'œil, la maladie est déjà au-dessus des ressources de l'art, à raison sans doute

_____

(1) Observation 2.

de ce que le nerf optique, ainsi que ses enveloppes, se trouve infecté et désorganisé au delà du fond de l'orbite, et peut-être même jusqu'à la base du cerveau; de telle sorte que l'opération, loin de suffire pour atteindre les racines du mal, contribue au contraire à lui communiquer un nouveau degré d'exacerbation. En effet, lorsque le fongus *hématode* occupe un des membres, comme l'avant-bras, par exemple, bien que la tumeur soit petite et d'une formation récente, l'expérience a plusieurs fois démontré combien il est difficile d'en déterminer les bornes, et jusqu'où ses racines s'étendent. Dans cette incertitude il est souvent arrivé d'en faire l'extirpation sans succès, encore que l'incision eût été pratiquée à une grande distance de la tumeur, ce qui a déterminé de faire l'essai de l'amputation du bras comme l'unique moyen de sauver le malade; mais cette ressource manque dans le fongus *hématode* de l'œil, attendu qu'on ne peut aller plus loin que le fond de l'orbite. L'anatomie pathologique qui a tant contribué, spécialement dans ces derniers temps, aux progrès de la chirurgie, n'a servi qu'à nous faire profondément sentir l'insuffisance des moyens jusqu'à présent connus pour arrêter les progrès de cette grave maladie, de quelque manière que le carcinôme de l'œil ait été considéré, quoique justement signalé comme une des maladies les plus graves, les plus mortelles auxquelles cet organe infiniment délicat puisse être exposé. Toutefois, en appréciant tout ce qui vient d'être dit du fongus *hématode*, on est

forcé de convenir qu'il est moins homicide que le
cancer de l'œil ; et cela pour deux raisons remarquables. En premier lieu parce que le carcinôme fait sa
première apparition sur les parties extérieures de l'œil,
de manière que rien ne s'oppose à ce qu'on observe
tout ce qui peut avoir quelque rapport à la première
origine, et à la formation de la maladie. Secondement,
parce que, très-souvent, le fongus cancéreux de l'œil, à
sa première apparition, n'est pas proprement de nature
maligne ; mais il devient tel progressivement ou après
un traitement perturbateur, à la suite duquel il prend
le caractère squirreux, et enfin celui de cancer ron-
geant et destructeur. Dans cet intervalle on peut administrer les secours efficaces de l'art. Ce n'est selon
moi qu'en ayant égard aux deux stades distinctifs du
carcinôme de l'œil, savoir celui du squirre et celui du
cancer, qu'on peut évaluer exactement si l'on peut
obtenir une heureuse guérison de ce qu'on nomme le
cancer de l'œil, par le moyen de l'extirpation de cet
organe et des parties qui l'entourent dans l'orbite ; car
si l'on examine les circonstances qui ont précédé et accompagné l'heureux succès de l'extirpation de l'œil,
cru cancéreux, on trouve que le fongus devait son
origine à une influence non maligne, et évidemment
à toute autre dégénérescence morbide. Telles sont
ces excroissances de la conjonctive et de l'hémisphère antérieur de l'œil, qui paraissent à la suite d'un
staphylôme de la cornée long-temps exposé au des-
sèchement et à l'ulcération ; celles encore qui s'élèvent

de la conjonctive relâchée par un long afflux d'humeurs ; celles qui sont la suite d'ulcérations de la cornée négligées ou inconvenablement traitées, soit par la ligature soit par les caustiques; celles qui proviennent d'une ophtalmie violente non contagieuse, traitée pendant le stade aigu par des topiques astringens et irritans ; celles qui sont le résultat d'une suppuration interne de l'œil, la cornée étant traversée par l'ulcération et le globe lui-même atrophié; celles enfin qui sont occasionées par des contusions ou par l'ustion du globe de l'œil. Rien de plus vraisemblable que d'admettre que ces fongus ulcéreux n'aient point été, lors de leur première apparition, d'une nature maligne, et certainement non cancéreuse, et aussi qu'ils aient conservé leur caractère bénin jusqu'à l'époque de l'opération qui a été suivie d'un heureux succès.

Je ne veux point nier ce que l'expérience n'a que trop confirmé, c'est-à-dire que ces excroissances fongueuses, nées de la conjonctive et des parties antérieures du globe de l'œil, d'une nature bénigne dans l'origine, ayant été pendant long-temps abandonnées à elles-mêmes, ou ayant été traitées par des charlatans, soient devenues, par succession de temps, malignes et véritablement cancéreuses. Malheureusement la chirurgie ne possède point encore un ensemble de signes pathognomoniques, excepté peut-être un seul, dont il sera fait bientôt mention, au moyen desquels on puisse déterminer l'époque précise du passage du sarcôme de l'œil de l'état de fongus ulcéreux bénin à celui de carcinôme; car l'exquise sensibilité, les élancemens, la célérité du développement, la couleur, les matières ichoreuses, ne fournissent pas des lumières suffisantes pour asseoir un jugement exact sur l'essence cancéreuse de la maladie. Le seul signe qui, s'il n'est pas exactement pathognomonique, est toutefois le moins incertain de tous, autant que j'ai pu déduire d'observations multipliées, c'est la dureté presque cartilagineuse du fongus ulcéreux malin; dureté qu'on ne rencontre pas dans les fongus bénins, et qui ne manque jamais de précéder la formation du cancer. J'ai été conduit à cette réflexion au sujet du diagnostic du fongus extérieur de l'œil, par la considération de ce qu'on a lieu d'observer, tant dans cette maladie que dans d'autres semblables infirmités, spécialement dans les excroissances qui naissent des membranes muqueuses et des plaies bénignes, qui se changent en malignes. C'est une chose notoire en chirurgie, que le polype du nez et de la gorge, tant qu'il est mou, flasque, flexible et décoloré, conserve constamment son caractère de bénignité; mais si par la mauvaise constitution du malade, ou par un traitement âpre et mal appliqué, il arrive que cette excroissance, de molle qu'elle était, s'endurcit beaucoup, affecte une couleur rouge foncée, et qu'il en résulte de forts élancemens qui se propagent au sourcil et qu'il saigne au plus léger contact, alors le polype est devenu malin : il est près de passer à l'état cancéreux.

La même chose arrive à l'égard du fongus qui naît dans le sinus maxillaire. Dans l'un et l'autre de ces cas, si l'on saisit avec les pinces cette excroissance dure, afin de l'extirper, loin qu'elle cède et favorise l'entortillement, elle se roidit, se rompt, et présente dans sa déchirure une apparence de substance fibreuse, qui n'est point de beaucoup différente de celle du squirre glanduleux. Les poireaux durs et cancéreux du gland du pénis, n'étaient, dans l'origine, que des tubercules; il en est de même de l'épulie lorsqu'elle passe à l'état d'endurcissement. Pareillement l'encanthis se convertit en carcinôme, si, de mou et flasque qu'il était, il devient rigide, cartilagineux, et qu'il s'ulcère ensuite. Le ptérygion bénin, mou et se séparant facilement de la cornée et de la sclérotique, s'il affecte une dureté coriace, s'il prend une couleur rouge foncée, se convertit promptement en un fongus ulcéreux et malin. Et c'est la même chose, pour la justesse du diagnostic, que l'endurcissement morbide de ces parties, soit primitive, ou consécutive, à l'apparition de l'excroissance. La texture de la caroncule lacrymale et de la conjonctive ne diffère pas essentiellement de celle de la membrane qui révêt intérieurement le nez, la gorge et les sinus maxillaires; il n'est donc pas invraisemblable qu'il se développe des fongosités ulcéreuses sur les membranes intérieures de l'œil, flétries à la suite de suppurations internes graves, et de ruptures de la cornée, comme cela arrive aux autres membranes de même texture. D'ailleurs, ce serait une exception tout-à-fait arbitraire, et contredite par la pratique et par la règle générale sur la formation du cancer, si l'on disait que le seul sarcôme de l'hémisphère antérieur de l'œil pût devenir un carcinôme, sans passer par l'état d'endurcissement. L'expérience a prouvé que le caractère spécifique de tout fongus cancéreux, situé sur une partie quelconque du corps, est de présenter partout des chairs dures au toucher et incompressibles, de même que la substance dure, squirreuse, dont il a tiré son origine (1).

Les observations suivantes répandront quelques lumières sur ce sujet très-important, et serviront en même temps de règle au milieu de l'obscurité qui environne cette question, pour déterminer à peu près jusqu'à quel point on peut accorder de confiance à l'heureux succès de l'extirpation de l'œil.

PREMIÈRE OBSERVATION.

Pierre Campari de Borgarello, âgé de 48 ans, d'une constitution malsaine, sujet aux fièvres intermittentes, et affligé d'un arthritis chronique, fut pris subitement d'une douleur à l'œil gauche, qu'il attribua à l'introduction de quelque corps étranger entre les paupières, ce qui ne se vérifia point. Il ne tarda pas à se manifester à cet œil une violente ophtalmie, successivement accompagnée d'un obscurcissement total de la cornée. Peu de temps après, il s'éleva de

____

(1) Les ulcères calleux n'ont d'endurci que leurs bords : ceux qui sont cancéreux permettent de sentir dans toute leur étendue une égale dureté dans leur chair fongueuse.

cette membrane opaque une excroissance de la grosseur de la moitié d'une fève, et circonscrite par des vaisseaux sanguins fort engorgés. Ce sarcôme augmenta pendant l'espace de quinze jours, au point de former une saillie hors des bords des paupières. C'est en cet état que le malade se transporta dans une des salles de cet hôpital, où l'excroissance fut enlevée par le moyen de la ligature, ensuite par l'application des caustiques, ainsi que par l'emploi de la pommade de Janin. Le malade sortit de l'hôpital, se flattant d'être guéri; mais quelque temps après le sarcôme reparut, et devint encore plus volumineux qu'auparavant, ayant une large base, quoiqu'il fût souple et flexible dans tous ses points. La tumeur causait de vifs élancemens qui se propageaient à la tête, et à raison desquels le malade ne pouvait goûter de repos ni le jour ni la nuit, malgré l'usage interne de l'opium et l'application des cataplasmes anodins. Pour éviter avec sûreté le retour de la maladie, je jugeai nécessaire de pratiquer la rescision de l'hémisphère antérieur du globe de l'œil. L'opération fut exécutée par feu le professeur Sacopi, avec un bistouri semblable à celui de Wenzel, mais un peu plus long : on traversa le globe de l'œil de part en part dans la sclérotique, à trois lignes de distance de sa jonction avec la cornée; et moyennant cet instrument, on divisa inférieurement la moitié de la circonférence du globe de l'œil; la partie supérieure fut emportée avec les ciseaux courbés. Il sortit avec le cristallin une portion du corps vitré : la plus grande partie de cette humeur demeura dans le fond de l'œil, au moyen de la prompte clôture des paupières. Durant les premières vingt-quatre heures les douleurs de l'orbite furent acerbes, et il s'éleva une fièvre très-forte. Le cinquième jour, les symptômes généraux et locaux se calmèrent, et il commença à sortir de l'orbite une sérosité sanguinolente et purulente.

Six jours après, on ouvrit les paupières, et le fond du globe de l'œil parut flétri, l'incision circulaire était rétrécie et purulente à ses bords. Dès lors la plaie procéda régulièrement jusqu'à la cicatrisation, qui fut complète dans l'espace de vingt jours. Il s'est déjà écoulé plus de quatre ans, et il n'y a, dans ce sujet, rien qui puisse faire craindre une récidive.

SECONDE OBSERVATION.

Jeanne Garodini, paysanne, âgée de quatorze ans, ayant le corps mal conformé et le visage défiguré par de larges cicatrices qu'a laissées la petite-vérole confluente, fut attaquée, à l'âge de six ans, d'une très-grave ophtalmie à l'œil gauche, laquelle fut suivie de l'opacité complète de la cornée, et ensuite d'un staphylôme. Huit ans après la formation de ce dernier accident, une ophtalmie plus considérable encore, et plus rebelle que la première, se reproduisit à ce même œil. Les tristes effets de cette nouvelle affection furent de convertir l'hémisphère antérieur du globe de l'œil en un fongus rougeâtre, douloureux, d'un aspect cancéreux, si ce n'est cependant qu'il était totalement mou et flexible. La malade fut reçue dans cette école de chirurgie le 26 novembre 1814, et trois jours après, le professeur Morigi lui fit l'extirpation complète de l'œil. Le premier jour, la malade fut tourmentée par une forte douleur de tête, par de fréquens vomissemens, et par la fièvre ; on calma ces symptômes à l'aide de l'usage interne de l'opium, et de l'application extérieure des cataplasmes émolliens et anodins. Le lendemain on fit une saignée. Le cinquième jour la suppuration parut, et tout mouvement fébrile cessa. Le huitième, la suppuration devint abondante et de très-bonne qualité ; l'intérieur de l'orbite fut lavé par intervalles, avec une décoction de guimauve et de miel rosat. Dès cette époque, les paupières tuméfiées ne tardèrent plus à s'écarter librement, et le fond de l'orbite à devenir granuleux. La réunion de la commissure externe de la paupière incisée, fut facilitée au moyen de l'application d'une bandelette agglutinative. Un plumasseau enduit d'un liniment composé de deux drachmes d'onguent rosat, et de quinze grains de sel de Saturne, introduit entre les bords des paupières, suffit pour le reste de la cure, qui fut terminée en un peu plus de deux mois. Il s'est écoulé, depuis cette époque, un an et demi, et l'enfant jouit de la plus parfaite santé. L'examen de l'œil extirpé, immédiatement après l'opération, fit voir que la fongosité molle n'avait occupé que la conjonctive, la cornée et une portion de la sclérotique antérieurement ;

et que le fond de l'œil, sain à tous égards, quant à ses membranes, ne contenait qu'une humeur limpide en place du corps vitré.

Fabrice de Hilden (1) parle d'un personnage distingué adonné à la débauche, qui était tourmenté par un rhumatisme chronique. Il fut attaqué, en 1580, d'une ophtalmie intense à l'œil droit, accompagnée de très-violentes douleurs de tête, de vomissemens, de lipothymies et de fièvre vive. L'inflammation, ajoute-t-il, résista pendant six semaines aux remèdes les plus efficaces; elle se termina par une suppuration interne du globe de l'œil, et par la rupture de la cornée; ce qui fit cesser les douleurs. Pendant quinze ans consécutifs, le sujet dont il s'agit éprouva tous les ans une légère attaque d'ophtalmie à cet œil. En 1593, ayant repris son ancienne manière de vivre, l'ophtalmie périodique fut excessivement violente : le mal s'augmenta aussi à cause d'une application intempestive de remèdes irritans pendant le stade aigu de l'inflammation. Durant l'espace de six mois qui s'écoula après la dernière invasion de l'ophtalmie, la conjonctive et l'œil flétri et retiré au fond de l'orbite, se convertirent en un fongus d'un rouge foncé, qui s'avança jusqu'à faire saillie hors des paupières. Comme unique remède à tant de mal, on fit l'extirpation omplète du globe de l'œil et de ses parties adjacentes. Cette opération fut couronnée du plus heureux succès. On trouva dans le fongus une con-

(1) *Opera omnia*, centur. 1, observ. 1.

crétion de la grosseur d'une demi-fève. La dégénération morbide ne s'étendait pas proprement jusqu'au fond de l'œil, et l'heureux succès prouva que cette excroissance, malgré les apparences, n'était pas vraiment cancéreuse.

Fischer (1) nous a laissé l'observation suivante. Un paysan de trente-six ans, d'un tempérament bilioso-mélancolique, se nourrissant d'alimens grossiers et acides, adonné aux liqueurs fermentées, avait eu, dans son enfance, la gale sèche, et avait été affecté de fréquens érysipèles. Il fut attaqué d'une violente ophtalmie qui, en partie négligée et en partie mal traitée, occasiona l'opacité et ensuite la rupture de la cornée, et enfin la conversion de l'hémisphère antérieur du globe de l'œil en une excroissance rouge, molle, ressemblant par sa forme à un chou-fleur, et faisant saillie hors des paupières. On eut recours à l'extirpation de l'œil, seul moyen de guérison, et l'opération eut le plus heureux succès. L'œil extirpé, ainsi qu'on le voit dans la planche annexée à cette histoire, était occupé antérieurement par un gros fongus divisé en plusieurs lobes ; dans sa partie postérieure, le globe oculaire, les muscles et le nerf optique, étaient dans un état sain ; ce qui est bien exposé dans la planche.

Kaltsmied (2) rapporte qu'un homme de cinquante ans, attaqué d'une ophtalmie grave de l'œil

(1) *Dissert. sistens tumorem oculi sinistri scirrhosum malignum feliciter extirpatum.* Erfordiæ, an. 1720.

(2) Haller, *Disput. chirurg.*, tom. 1.

gauche, eut le malheur de tomber entre les mains d'un ignorant, qui en entreprit la guérison à l'aide de topiques irritans et astringens; par ces moyens le mal augmenta, et fut accompagné de douleurs violentes à l'œil et à la tête. Bientôt après, l'œil affecté acquit un volume double de l'état naturel, et la cornée éprouva des crevasses en plusieurs endroits. Il sortit des ouvertures qui s'y formèrent une excroissance molle, qui, en peu de temps, acquit la grosseur d'une noisette. La douleur et les inquiétudes du malade continuant, on exécuta l'extirpation totale de l'œil avec le plus grand succès. En considérant l'œil extirpé dans la figure qui le représente, on verra clairement que l'hémisphère postérieur du globe oculaire, les muscles et le nerf optique, étaient exempts de fongosité.

Flajani (1) rapporte qu'un jeune forgeron de dix-sept ans, en frappant sur un fer rouge, fut blessé par une grosse étincelle à l'œil gauche; il s'ensuivit une vive inflammation, et la perte totale de la vue. Dans l'espace de quarante-six jours, après ce malheur, le globe de l'œil se convertit en une excroissance ulcéreuse, inégale et de la grosseur d'une petite orange, mais qui cependant n'était pas dure. Les violens symptômes qui accompagnaient cette maladie, firent regarder l'extirpation complète de l'œil, comme l'unique moyen de guérison; l'indication fut remplie. Le malade passa la première journée dans une

____
(1) *Collezione di osserv.*, tom. iv, observ. 37.

vive agitation, à cause de la douleur, et le soir il fut saisi de frissons, avant-coureurs d'une violente fièvre. Pour calmer l'excessive douleur de tête, on le saigna au pied, et on lui prescrivit un grain d'opium. Le malade éprouva du délire pendant une partie de la nuit. Le lendemain matin, il eut une sueur abondante avec diminution notable de la fièvre. Le cinquième jour, on renouvela l'appareil et on trouva la suppuration déjà établie. Les paupières formaient un cercle, et toute la cavité de l'orbite était pleine de pus. La fièvre diminua, et elle cessa le vingt-quatrième jour. La suppuration diminua aussi, et la guérison fut complète en soixante jours (1).

L'auteur a omis de décrire en quel état se trouvaient les parties de l'œil extirpé. Cependant, d'après l'ensemble des circonstances, d'après l'analogie des cas semblables, avec celui dont l'histoire vient d'être exposé, il est très-vraisemblable que le fongus mou n'était pas malin, et que ses racines ne s'étaient pas étendues plus profondément qu'à l'hémisphère antérieur de l'œil. Et cela me semble d'autant plus probable, qu'outre l'heureuse issue de la cure, le même auteur, dans l'observation suivante, en parlant d'un fongus pareil en apparence au précédent, parce qu'il était également occasioné par une cause extérieure, mais qui fut négligé et mal traité pendant six mois, ajoute que l'extirpation fut malheureuse, parce que

(1) A cette observation de fongus cru cancéreux, et qui ne l'était pas effectivement, s'en joint une autre à la fin du chap. 6.

la dégénération, qui s'était emparée de tout le globe de l'œil, était *couverte à sa surface de verrues ul- cérées et dures au toucher*, et parce qu'il jaillissait du fond de l'orbite une quantité de pus noirâtre. En effet, sur le cadavre on trouva l'os zygomatique carié, et les os qui composent l'orbite présentèrent une couleur noirâtre.

Il me paraît assez démontré, d'après ces faits, que le succès de l'extirpation de l'œil cru cancéreux est dû à ce qu'à l'époque de l'opération, le fongus n'avait pas encore acquis au toucher ce degré de dureté vraiment cartilagineux et squirreux, qui précède la malignité cancéreuse et lui donne naissance. De plus, dans les cas qu'on vient de citer, le fongus bénin de l'hémisphère antérieur de l'œil, n'avait pas étendu ses racines au fond de l'orbite, ni sur les parties environnantes, c'est pour cela que la rescision a heureusement eu lieu sur des parties parfaitement saines.

Il est indubitable que ces excroissances de l'œil, ainsi que celles de même nature, qui se développent sur d'autres parties du corps, reconnaissent pour cause une prédisposition morbide chez le sujet, et qu'elle est augmentée et rendue plus active par une diathèse dominante, comme celle de la syphilis, des scrofules, des dartres, et peut-être plus que tout autre celle de la goutte. Chez la plupart des sujets qui se trouvent dans le même cas, à raison d'ophtalmies graves, mal traitées dans le stade aigu, à l'aide de topiques irritans et astringens, ou à la suite de suppurations in-

ternes et d'ulcérations de l'œil, de gonflemens de la caroncule et de la conjonctive, de flétrissure de l'œil,
il ne s'élève pas sur cet organe des excroissances
qui accusent un carcinóme; de sorte que dans les
sujets, chez lesquels se forment des excroissances,
elles ne peuvent être rigoureusement considérées
comme bénignes et innocentes. Mais en déclarant
cette vérité, il faut convenir que ce serait une grande
erreur de les juger d'abord carcinomateuses à leur
mauvais aspect, à la célérité avec laquelle elles
augmentent, ainsi qu'aux douleurs qu'elles occasionent. Il faut excepter cependant le cas où la fongosité ulcérée de l'œil prendrait son origine d'un point
cancéreux de la peau des paupières, lequel aurait
étendu son influence maligne sur la conjonctive et sur
l'hémisphère antérieur du globe de l'œil. Dans ce cas,
on ne peut avoir aucun doute sur la nature cancéreuse
de l'affection. Dans tous les autres cas, où le fongus
extérieur de l'œil procède des causes précédemment
indiquées, et où il conserve sa souplesse primitive, quoi
qu'il soit ulcéré, il n'est peut-être jamais carcinoma-
teux, d'après mon expérience du moins. Fischer, dans
le cas qui vient d'être exposé, laisse voir la perplexité
dans laquelle il se trouva lorsqu'il dut déterminer la
nature du fongus de l'œil qu'il avait entrepris de guérir; il dit qu'à proprement parler, cette excroissance
n'était pas un *squirre,* mais qu'elle était *squirreuse* (1).

____

(1) *Loc. cit.,* pag. 110. Ecquid impedit quominus illum

et que comme telle elle pouvait bien être maligne, mais non cancéreuse. Il a d'autant mieux apprécié la difficulté de prononcer définitivement sur la nature cancéreuse, que cette dégénérescence était molle et semblable à la substance corticale du cerveau ; caractère qu'il reconnut être en parfaite opposition avec ceux qui sont propres au squirre et au cancer(1).

Ces considérations conduisent, à ce qu'il me paraît, à établir que le diagnostic le moins incertain sur la nature du sarcome qui s'élève de l'hémisphère antérieur du globe de l'œil, est celui qu'on déduit en premier lieu de la mollesse égale et générale, ou de la

tumorem scirrhosum, non vero scirrhum absolute appellamus, quippe propullulavit non ex parte glandulosa, sed membranacea.

Nec cum casu *Hyldani* comparari potest; quandoquidem neque livor et color plombeus in parte affecta, nec dolor acutus punctorius circa noctem ingravescens fuit observatus; sed tumor ille substantiam cerebri ex capite prolapsi æmulabatur.

(1) Ayant seulement égard à la dureté de l'excroissance ulcéreuse, comme signe caractéristique de sa malignité, un chirurgien peu attentif pourrait déclarer bénin un fongus hématode qui fait saillie hors de l'œil, puisqu'il est toujours mou, même en augmentant. Mais il évitera cette grave erreur, en s'assurant, dans chaque cas de fongus de l'œil, si l'excroissance morbide vient de l'hémisphère antérieur du globe oculaire, ou du fond de cet organe; en n'oubliant aucun des signes qui précèdent ou accompagnent le fongus hématode, et le font distinguer du fongus extérieur du globe de l'œil bénin ou malin.

dureté coriace et squirreuse de toutes les parties de l'excroissance, comme aussi de l'absence ou de la présence des verrues dures et ulcéreuses qui en rendent la superficie irrégulière; en second lieu, du temps qui s'est écoulé depuis l'apparition de la maladie; de la constitution générale du sujet; de la diathèse dominante; et des douleurs lancinantes qui se propagent au sourcil et à la nuque, et qui deviennent plus aiguës surtout pendant la nuit; des matières purulentes d'une couleur et d'une odeur nauséabondes, et ressemblant tout-à-fait à celles du cancer; des creux ou trous cendrés, qui se guérissent et se renouvellent çà et là pendant les progrès ulcératifs; enfin d'un état de phlogose lente et constante, et de l'éréthisme des paupières et de la peau de la joue correspondante.

En conséquence, il me semble que le chirurgien ne doit plus avoir aucun doute sur la variété des cas, sur l'utilité ou l'inutilité de l'extirpation partielle ou totale de l'œil, ni sur le choix des remèdes internes, propres à combattre la diathèse dominante, comme la scrofuleuse, la rhumatismale, l'herpétique ou la vénérienne. Il faut cependant répéter ici qu'il est de la plus grande importance de ne pas négliger cette opportunité quand elle se présente, parce que, comme je l'ai déjà dit, le fongus de l'hémisphère antérieur de l'œil, qui n'est pas à proprement parler malin dans son origine, peut le devenir par le laps de temps, et quelquefois, comme on l'a vu, dans le cours de six mois, en passant d'un état de mollesse à celui de dureté *squirreuse accompagnée de verrues solides*, et en-suite à celui de carcinôme, en infectant les glandes lymphatiques situées derrière l'angle de la mâchoire et au cou, et en cariant en un temps si court jusqu'aux os de l'orbite.

Je n'essaierai pas de décider la question ardue et difficile de la diathèse cancéreuse, ni celle de savoir si le cancer est une affection seulement locale, ou bien le produit d'un spécifique âcre, cancéreux, répandu dans tout le système. Je n'hésite pas cependant à assurer que, toutes les fois que l'absorption de l'ichor cancéreux a eu lieu, le mal devient, sans aucun doute, universel, et que, par suite de l'insuffisance de nos moyens pharmaceutiques et chirurgicaux, il demeure incurable. L'expérience nous montre cependant que cette terrible maladie a dans son cours une époque, pendant laquelle, malgré les apparences, le principe malin ne s'est point encore développé, soit universellement, soit localement, et durant laquelle il est possible non-seulement d'en arrêter les progrès, mais encore de la guérir radicalement à l'aide de l'opération. Pour connaître ce moment opportun, j'ai décrit plus haut les règles qui m'ont été enseignées par l'observation et par l'expérience.

En réduisant tout ce qui a été dit à quelques préceptes généraux, on en pourra tirer, à mon avis, les corollaires suivans :

1° Le fongus *hœmatode*, né dans l'intérieur du globe de l'œil, est une maladie tout-à-fait distincte du carcinôme qui attaque les parties externes de cet organe; soit qu'on veuille, ou non, considérer la première comme une modification de la seconde.

2° Le fongus *hæmatode* envahit l'intérieur du globe de l'œil chez les enfans au-dessous de douze ans, plus souvent que chez les adultes.

3° L'extirpation complète de l'œil, pour la guérison du fongus *hæmatode*, bien qu'on l'exécute à la première apparition de cette affection sous la forme d'une tache jaunâtre, n'est d'aucune utilité, et accélère plutôt la perte du malade.

4° L'excroissance fongueuse communément appelée *carcinôme*, manifeste, au contraire, sur la conjonctive, ou sur l'hémisphère antérieur de l'œil.

5° L'excroissance fongueuse extérieure de l'œil, tant qu'elle est *molle au toucher*, *flexible*, *pulpeuse*, bien qu'elle soit accompagnée de symptômes semblables à ceux du carcinôme, n'est pas effectivement de même nature, et ne devient maligne et proprement cancéreuse, que quand elle est *rigide*, *dure*, *coriace*, *verruqueuse* et *squirreuse* à tous égards.

6° L'excroissance fongueuse invétérée, dure au toucher dans toutes ses parties, couvertes de verrues ulcéreuses, qui comprend tout le globe de l'œil, le nerf optique et les parties adjacentes ; qui carie les os de l'orbite, et qui corrompt, par communication, les petites glandes lymphatiques derrière l'angle de la mâchoire ou celles du cou, est incurable.

7° L'extirpation partielle ou totale de l'œil est suivie d'un heureux succès, toutes les fois que l'opération a été pratiquée avant que l'excroissance molle, fongueuse et extérieure de l'œil, ait passé de l'état de mollesse à celui de dureté squirreuse, verruqueuse et carcinomateuse.

Quant à ce qui regarde cette opération, et principalement son fréquent insuccès, on peut répéter tout ce qui a été dit récemment au sujet de la trépanation du crâne ; c'est-à-dire que les suites le plus ordinairement funestes de l'opération, doivent moins être attribuées à l'opération même, qu'à la gravité insurmontable de la maladie qui l'a occasionée, et qui a rendu l'opération intempestive. En effet, si l'on voulait considérer que le cancer supposé de l'œil, chez les enfans, n'est autre chose que le fongus *hæmatode,* que l'extirpation ne peut pas guérir ; et que chez les adultes, le plus ordinairement, on exécute cette opération lorsque l'excroissance extérieure du globe de l'œil est passée de l'état de squirre à celui de cancer ulcéré, dont la malignité a déjà infecté toutes les parties situées au dedans et au dehors de l'orbite, on reconnaîtrait les motifs pour lesquels cette opération a été inutile ou dangereuse, dans le plus grand nombre de cas où on l'a mise en pratique. A présent que nous connaissons, si je ne me trompe fort, les principales conditions nécessaires pour obtenir un résultat heureux de cette opération, il y a tout lieu de croire que le succès de l'extirpation partielle ou totale de l'œil, pour cause de fongus sur l'hémisphère antérieur de cet organe, sera plus fréquent qu'autrefois, et que cette opération sera rangée parmi les plus nécessaires et les plus utiles que puisse entreprendre la grande chirurgie.

Pour que cette opération ait un prompt succès, et pour la rendre la moins douloureuse possible au malade, on doit, comme dans toutes les autres, être dirigé par les principes de l'anatomie. Le jeune chirurgien, avant de se préparer à extirper l'œil, doit rappeler à sa mémoire tous les points et tous les moyens d'union qui attachent le globe de l'œil antérieurement aux paupières, au bord extérieur de l'orbite, et postérieurement au fond de cette cavité, afin de conduire l'instrument tranchant, avec une telle régularité de mouvemens, que toutes les connexions ci-dessus indiquées, du globe de l'œil, se détachent avec précision et promptitude. Au premier ordre de ces unions appartient la conjonctive, le muscle élévateur de la paupière supérieure, le nerf surcilier, le nerf nasal, leurs artères et leurs veines correspondantes ; le tendon des muscles grand oblique et petit oblique de l'œil. Au second ordre des liens du fond de l'orbite, appartiennent l'origine des muscles droits, de l'élévateur de la paupière supérieure et celui du grand oblique ; le nerf optique, le tronc de l'artère ophtalmique, et tout ce qui entre dans l'orbite par l'ouverture sphéno-orbitaire, c'est-à-dire le rameau ophtalmique du nerf de la cinquième paire ; les troisième, quatrième, sixième paires des nerfs du cerveau, et le tronc principal des veines ophtalmiques.

Le malade étant placé horizontalement, la tête un peu élevée, et la paupière supérieure soulevée par un aide, le chirurgien, avec l'index et le médius d'une main, abaisse la tumeur sarcomateuse, et avec elle nécessairement le globe de l'œil et la paupière inférieure. Il prend de l'autre main un bistouri à tranchant convexe, avec lequel il incise d'abord la commissure extérieure des paupières ; si la tumeur est fort grosse, il étend l'incision à cinq ou six lignes, puis il perfore la conjonctive à l'angle externe, et de là, en parcourant la surface plane et supérieure de l'orbite, jusqu'à la caroncule lacrymale inclusivement, il divise le muscle élévateur de la paupière supérieure, le tendon du grand oblique et le nerf surcilier. Le muscle élévateur de la paupière supérieure pourrait ne pas être compris, si le tranchant n'était pas convenablement mis en contact avec la voûte orbitaire ; dans ce cas le chirurgien s'en apercevra en insinuant le bout du doigt sous l'arc supérieur de l'orbite, et il exécutera la section transversale de ce muscle, ainsi que du nerf surcilier, en tournant le tranchant du bistouri de bas en haut, contre la surface plane supérieure de l'orbite. Il continuera ensuite l'incision le long du segment inférieur de l'orbite : après avoir soulevé préalablement le sarcóme et le globe de l'œil, et abaissé la paupière inférieure, il poursuivra de l'angle externe jus-

qu'à l'interne ; car en agissant ainsi, le couteau passera entre le bord inférieur de l'orbite et le muscle
petit oblique, tandis qu'en descendant de l'angle interne vers l'externe, l'instrument se trouverait entre
le globe de l'œil et ce même muscle petit oblique.
L'œil étant séparé de ces attaches, et du lien formé par
le rameau nasal du nerf ophtalmique, tombera à la partie externe de l'orbite, et donnera le moyen au chirurgien, de porter l'index le long de son côté interne,
jusqu'au fond de l'orbite, à l'origine des muscles, et
à l'entrée du nerf optique, ainsi que du tronc des artères ophtalmiques. Alors, guidé par son doigt, il
conduira au fond de l'orbite des ciseaux à cuiller,
avec lesquels il divisera, d'un coup, l'origine des
muscles de l'œil, ainsi que le nerf optique. Après
quoi l'opérateur tournera doucement son doigt dans
l'intérieur du fond de l'orbite et vers le côté externe,
afin de mieux isoler les parties adjacentes au globe de
l'œil, et avec le même doigt, recourbé en forme de
crochet, il les tirera un peu à lui, tandis que d'un
second coup de ciseaux, il coupera tout ce qui entre
dans l'orbite par l'ouverture sphéno-orbitaire : ce sera
la fin de l'opération.

Dans l'objet de ne laisser aucune des parties qui
pourraient favoriser les dispositions morbides, et se
transformer en fongus malin, le chirurgien portera
de nouveau le bout du doigt le long de la paroi interne de l'orbite, où il reconnaîtra aisément le corps
du muscle grand oblique, qu'il enlevera à l'aide du

petit crochet et des ciseaux. De même, quant à la glande lacrymale, il n'oubliera pas de l'enlever : il y trouvera la plus grande facilité, à cause de l'incision antérieurement faite de la commissure externe des paupières, si le fongus était volumineux. Après avoir nettoyé l'orbite des grumeaux de sang, il l'emplira de petites boules de charpie mollette jusqu'au bord de l'orbite même, et sur lesquelles il fera appuyer les paupières qu'il couvrira d'un plumasseau enduit d'onguent simple, et d'une compresse soutenue par le bandage en monocle. Lorsque la suppuration commencera à s'établir, on se conduira de la manière exposée dans les observations précédentes à ce sujet.

Il est vraiment étonnant de voir comment la nature, par la suite, sait remplir, à l'aide d'une nouvelle substance, la profonde cavité orbitaire. Cette nouvelle substance s'avance de tous les côtés de l'orbite, forme continuité avec les bords rescisés de la conjonctive des deux paupières, et finit par s'élever en forme de rideau entre les paupières et le fond de l'orbite. Lorsque ce rideau se trouve un peu au delà des paupières, comme cela est arrivé chez la jeune fille qui fait le sujet de la seconde observation, on peut appliquer l'œil artificiel ; mais quand il est situé profondément dans l'orbite, comme cela arrive le plus souvent, l'application de l'œil artificiel est difficile, les malades ne peuvent pas le supporter, et il n'atteint point le but qu'on se propose en l'appliquant. Car la paupière supérieure est, dans ces cas, tombante, et le point d'appui de l'œil artificiel ne peut être que le fond de l'orbite ; or, pour cela, il faut donner à l'œil artificiel une forme postérieurement conique, ce qui est difficilement exact, et qui ne peut être parfaitement exécuté. Dans le premier cas, aussi-bien que dans le second, l'œil artificiel reste tout-à-fait immobile, et en grande partie couvert et masqué par la paupière supérieure paralysée et tombante, ce qui fait loucher, et rend l'œil bien plus difforme que lorsque le sujet ferme la paupière du côté opéré, et la couvre d'un petit ruban noir qui ceint obliquement le front.

ADDITION

DES TRADUCTEURS.

La maladie qui fait le sujet du chapitre que l'on vient de lire est une affection sinon nouvelle, du moins récemment observée et décrite avec exactitude par quelques chirurgiens. MM. J. Burns, Hey, et Wardrop, l'ont étudiée les premiers et en ont fait l'objet de travaux fort importans. Depuis cette époque, MM. Cooper, John et Charles Bell, Delpech, Boyer, Breschet (1), et quelques autres observateurs, ont observé la maladie dont il est question dans toutes ses périodes et en ont signalé les variétés les plus importantes.

M. Dupuytren avait déjà décrit sous le nom de carcinôme, et M. Laënnec sous celui de tissu encéphaloïde, des tumeurs cancéreuses molles, presque fluctuantes, et dont la substance est analogue à celle du cerveau. Ces travaux sont antérieurs ou du moins de la même époque que ceux des praticiens anglais.

---

(1) Voyez le savant article qu'il a inséré à ce sujet dans le *Dictionnaire des sciences médicales*, tom. 2.

M. Dupuytren décrivit également dans des cours d'a-
natomie pathologique, dont on regrette de ne possé-
der que des extraits, un tissu qu'il nomme érectile et
qui forme la base de plusieurs parties du corps et
celle de certaines tumeurs. Ces mêmes tumeurs furent désignées par M. Richerand sous le nom de fongus hæmatode, d'après leur nature vasculaire sanguine. Il résultait de ces travaux, que nous connais-
sions en France deux ordres de maladies récemment
observées, et aussi différentes par leur nature que par
leurs causes, leur marche et le traitement qu'elles exi-
geaient.

Quelle ne fut pas la confusion qui s'établit dans les
idées lorsque les recherches des praticiens anglais
nous furent connues ? Ils avaient confondu sous la
même dénomination et rapproché les unes des autres
des affections que tout semblait devoir séparer, et leurs
descriptions étaient telles qu'assez souvent on ne pouvait comprendre de laquelle il s'agissait dans leurs
récits.

C'est ainsi que M. J. Burns appelle *inflammation
spongieuse* la tumeur formée par le tissu cérébriforme. M. Hey, au contraire, la désigne sous le titre
de *fongus hæmatode*, et il est le premier qui se soit
servi de cette expression en Angleterre. Cette maladie
a ensuite été décrite par M. Abernethy sous la dénomination de *sarcôme pulpeux* ou *médullaire*.
MM. Charles Bell et Wardrop adoptèrent les termes
de *cancer mou* ou de *fongus hæmatode*. M. Bres-

chet a adopté cette dernière expression ; le professeur
Boyer a suivi cet exemple, et il a confondu, dans le
même chapitre, la tumeur vasculaire sanguine, et les
tumeurs cérébriformes. M. Cooper a rapporté toutes
ces expressions dans son dictionnaire de chirurgie ; il
les a présentées comme synonymes, et n'a décrit ensuite
que l'affection cérébriforme.

M. Maunoir de Genève est un de ceux qui ont senti
le plus vivement combien il importait de séparer enfin des altérations aussi différentes et de les étudier sé-
parément. Il a appelé la tumeur cancéreuse cérébriforme
cancer médullaire, et a conservé le titre de fongus
hæmatode à ces développemens insolites du système
capillaire sanguin que M. Dupuytren avait désignés par
le nom de tumeur érectile. A l'aide de ces distinctions,
l'ordre et la méthode se trouvent rétablis dans cette
partie de l'anatomie pathologique, et, si elles sont généralement adoptées, il deviendra facile à tous les praticiens de se comprendre mutuellement, ce qui était
devenu presque impossible.

Le cancer mou, médullaire ou cérébriforme, est-il,
ainsi que le pensent les chirurgiens anglais et quelques
praticiens français, un organe ou production nouvelle, formée au milieu des tissus anciens qu'elle use
et détruit par la compression qu'elle exerce sur eux,
à peu près comme le font les tumeurs anévrismales ?
Cette opinion, qui est celle de MM. Delpech, Richerand, Laënnec, et d'un assez grand nombre de praticiens, ne nous paraît pas fondée. Il est impossible de

concevoir la formation spontanée, et de toutes pièces, d'un organe, ou d'un tissu dans la composition desquels les tissus et les organes anciens n'entreraient pas comme élémens. Ce que l'on a écrit à cet égard, relativement au cancer en général, est réfuté de la manière la plus solide par les observations et par les raisonnemens que l'on doit à M. Broussais et aux médecins de son école. Il n'est pas douteux que la même révolution ne s'opère dans la théorie du cancer médullaire, lorsque cette affection sera mieux observée et mieux connue.

M. Maunoir établit que tous les tissus ou toutes les humeurs du corps humain peuvent se rencontrer dans les tumeurs qui sont soumises aux investigations de l'anatomiste. Il est donc assez rationnel, suivant lui, de supposer qu'une tumeur quelconque n'est, dans la plupart des cas, que le résultat de la déviation morbide de quelques humeurs ou de quelques tissus, qui, accumulés et formant une masse contre nature, conservent encore dans cet état quelques propriétés qui décèlent son origine. Il conclut de ces observations que le fongus hæmatode ou érectile, est formé par l'accumulation des tissus vasculaires sanguins et le cancer médullaire ou cérébriforme, par celle de la substance nerveuse ou médullaire. Cette doctrine nous semble offrir des difficultés insurmontables. En effet, que signifient ces expressions de déviation, d'accumulation des tissus solides du corps dans certaines parties ? On peut concevoir que des humeurs, mobiles de leur nature, et incessamment en mouvement, se déplacent, s'éloignent de quelques organes ou s'y rassemblent ; mais ces idées ne sont pas applicables aux tissus solides, fixés, immobiles, dans les parties qu'ils occupent et qu'ils constituent. M. Maunoir entend-il que des tissus nouveaux analogues à ceux qui existent déjà dans d'autres organes se développent sur quelques régions et y forment des tumeurs ? Alors il n'a adopté qu'une idée déjà connue et exprimée avec plus de justesse par ses prédécesseurs.

Quelles sont les causes du cancer cérébriforme ? Est-il constamment primitif, ou bien, comme les autres cancers, succède-t-il à l'irritation chronique des tissus qu'il envahit, et est-il le terme d'une série de transformations organiques plus ou moins nombreuses. Quels sont les moyens de prévenir son développement et ceux d'arrêter sa marche ? Ces questions forment autant de points de doctrine qu'il serait important d'éclaircir afin de compléter ce que l'illustre professeur de Pavie a établi relativement au cancer médullaire.

Il résulte d'observations faites sur les cadavres que les dégénérescences cérébriformes des ganglions du mésentère des poumons et des bronches, sont, comme les autres cancers, les résultats de l'inflammation chronique des tissus d'où les radicules lymphatiques qui forment ces ganglions tirent leur origine. Les cancers médullaires sont alors fréquemment unis aux cancers avec mélanose, au tissu squirreux, et aux autres variétés de l'altération cancéreuse des parties, ce qui indique entre elle et lui une identité de nature et une origine semblable Ces faits se renouvellent fréquemment à l'intérieur du corps. Nous sommes portés à croire que l'on peut appliquer au cancer médullaire des parties extérieures, et en particulier à celui de l'œil, les conséquences qu'ils fournissent, et considérer ces maladies, non comme des organes nouveaux, ou des affections *sui generis*, mais bien comme une variété de formes des tissus cancéreux ordinaires. Toutefois, les cancers médullaires de l'œil sont si rares, ils ont été observés un si petit nombre de fois, que de nouveaux faits sont indispensables pour en compléter l'histoire. Il nous serait facile de présenter à ce sujet plusieurs conjectures plus ou moins probables ; mais d'ultérieures considérations qui n'auraient que l'analogie pour base, seraient déplacées dans un ouvrage exclusivement consacré à la pratique.

Observation sur une concrétion calculeuse de l'intérieur de l'œil.

Parmi le grand nombre d'yeux malades que j'ai disséqués, grâce à l'aimable complaisance du docteur Monteggia, célèbre médecin et chirurgien de Milan, j'en ai rencontré un presque tout-à-fait transformé en une substance pierreuse (1).

Cet œil, enlevé sur le cadavre d'une vieille femme, était de moitié environ plus petit que le correspon-

______
(1) Voyez planche 2, fig. 8.

dant, demeuré sain; derrière la cornée, qui était obscurcie, on distinguait l'iris d'une forme concave, et dépourvue de trou ou de pupille au milieu; le reste du bulbe, depuis les confins de la cornée en arrière, était fort dur au toucher.

A l'aide de l'incision, je trouvai la sclérotique (1) et la choroïde (2) à peu près dans leur état naturel; il sortit une petite quantité de fluide limpide de la chambre antérieure de l'humeur aqueuse; puis il se présenta, sous la choroïde, comme deux écuelles dures, calculeuses, unies entre elles, à l'aide d'une substance membraneuse compacte; l'une d'elles était située postérieurement, l'autre antérieurement; la première (3) occupait le fond de l'œil, la seconde (4) le siége du corps ciliaire et de la lentille cristalline.

Ayant fait une incision à travers la membrane compacte qui unissait les bords des deux écuelles calculeuses, je rencontrai dans ce vide, au lieu du corps vitré, quelques gouttes d'humeur glutineuse sanguinolente; et le long de l'axe de cette cavité, un petit cylindre mou (5), qui, du fond de l'œil, parcourant antérieurement la longueur de l'axe supérieur du bulbe, allait se fixer dans une substance cartilagineuse, élastique, située dans le centre de l'écuelle calculeuse antérieure,

(1) Voyez planche 2, fig. 8. a. a.
(2) Voyez planche 2, fig. 8. b.
(3) Voyez planche 2, fig. 8. c. c.
(4) Voyez planche 2, fig. 8. d. d.
(5) Voyez planche 2, fig. 8. f.

précisément où est, dans l'état ordinaire, la lentille cristalline et la capsule; l'une et l'autre manquaient absolument.

La partie postérieure de l'iris avait contracté une forte adhérence avec le point de milieu de cette substance cartilagineuse, située au centre de l'écuelle calculeuse antérieure, d'où il résultait que l'iris, étant vue du côté de la cornée et de la chambre antérieure, paraissait, comme cela était en effet, concave au milieu.

Le nerf optique dégénéré, réduit à la dimension d'un fil, outre-passait la sclérotique et la choroïde (1); il s'avançait à travers le centre ou le fond de l'écuelle calculeuse postérieure, et se perdait dans le petit cylindre mou (2), qui, comme on l'a dit, allait s'insérer dans la substance cartilagineuse, située au centre de l'écuelle calculeuse antérieure, c'est-à-dire dans le siége ordinairement occupé par le cristallin et sa capsule. La plus grande partie de ce petit cylindre, surtout dans le voisinage du corps ciliaire, n'était autre chose, selon les apparences, que la membrane du corps vitré, vide d'eau, atrophiée, resserrée sur elle-même, et convertie en une substance compacte. Nous avons fait remarquer la même chose plus haut, à l'occasion d'un œil hydropique (3).

Haller rapporte un cas semblable, et il en donne

(1) Voyez planche 2, fig. 8. e.
(2) Voyez planche 2, fig. 8. f.
(3) Voyez pag. 171.

une description, qui, par sa grande ressemblance avec celle qui vient d'être exposée, mérite de lui être comparée.

In furis cadavere, dit-il (1), quod an. 1752 dissecuimus, diritas quidem morbi non tanta, raritas autem etiam major fuit. Cum enim in eo homine nervos oculi sollicite pararemus, cæcum fuisse eo latere, atque cicatricem in cornea esse, et duritatem in oculo ipso apparuit. Cum dissectione defuncti essemus, apparuit mira mali causa. Choroideæ membranæ suberat, retinæ loco, lamina ossea, aut lapidea (nam fibras osseas nullas vidimus), cui ipsa choroidea adhærebat, ut alias retinæ solet concentrica, hemisphærio cavo similis, nisi quod duplici lamina fieret, et in altero latere duobus quasi loculis excavaretur. Is quasi scyphus accurate rotundo foramine perforabatur, qua nervus opticus subit, ut eo magis induratam retinam esse appareret.

Intra hanc osseam càveam nullum vitreum legitimum corpus, sed nervum, quasi albanum nempe cylindrum reperimus, quæ per foramen ossei cyathi transmissus metiens ejus diametrum; denique adhærebat osseo confuso corpori, quod potuisses pro corrupta lente crystallina habere. Ei corpori undique et iris, et processus ciliorum cognomines connascebantur, et cornea denique, ad quam iris

____

(1) *Obs. pathol. oper. min.*, obs. 65.

pariter conferbuerat. Nunc sive retinam, ut ego persuadeor, sive quidquam aliud fuisse velis, quod in os cavum et hemisphæricum mutatum sit, in oculo tamen tenerrima parte corporis humani indurationem perfectam natam esse apparet; nihil ergo in corpore nostro dari, quod indurari nequeat. Lapillos aliquos in lente crystallina repertos fuisse legi; ejusmodi autem morbus, nescio an visus fuit, qualem hæc opportunitas nobis obtulit.

Fabrice de Hilden (1), Lancisi, après Heister (2), Morgani (3), Morand (4), Zinn (5) et Pellier (6), font une mention spéciale de *concrétions calculeuses de l'intérieur de l'œil.*

(1) *Centur.* 1, obs. 1.

(2) *Vindiciæ de cataracta*, pag. 97.

(3) *De sed. et caus. morb.*, épis. 13, § 9; épis. 52, § 30.

(4) *Mém. de l'acad. roy. des scien.*, an 1730.

(5) Hamburg. magaz. *De retina ossificata*, 19, B.

(6) *Recueil de mém. et obs. sur l'œil*, obs. 139.

APPENDICE.

Tom. 1, *pag.* 9, *lig.* 13.

Hamely et Flajani ont fait les objections suivantes contre la théorie que j'ai proposée sur l'origine, la progression et la formation de la fistule lacrymale. Premièrement, ils assurent avoir observé la fistule lacrymale sans qu'il existât la moindre altération morbide des paupières et des glandes de Meibomius; en second lieu, que tout flux puriforme des paupières n'est point suivi de la fistule lacrymale; enfin, que la fistule lacrymale se guérit par le seul secours de l'opération, et sans traitement, quand elle est compliquée de cet état morbeux des paupières et des glandules sébacées, situées le long du bord des paupières affectées.

En affirmant que, pour l'ordinaire, l'origine de la fistule lacrymale se manifeste sur les paupières avant de se montrer dans les voies lacrymales, je n'ai pas prétendu pour cela exclure absolument la possibilité de quelques cas, dans lesquels la membrane qui tapisse le conduit nasal et le sac lacrymal, s'engorge, s'épaissit et s'ulcère, indépendamment de la maladie des paupières. L'art de guérir n'a point de règles si générales, qu'elles ne soie sujettes à quelques exceptions; je me suis seulement proposé de faire remarquer que le plus souvent les premiers accidens de cette maladie apparaissent sur les paupières, et se propagent graduellement de là aux voies lacrymales.

Dans le cours d'une pratique de trente années et plus, il ne s'est point encore offert à mon observation une seule fistule lacrymale qui n'ait été précédée, pendant quelques mois, et souvent pendant des années, d'ophtalmies répétées, légères ou graves; d'engorgement chronique des bords des paupières, surtout de la paupière inférieure; de rougeur plus ou moins intense; de villosité de cette portion de la membrane interne qui revêt le bord libre des paupières; laquelle indisposition n'a jamais lieu sans être accompagnée de larmoiement plus ou moins considérable, et ensuite d'un accroissement de sécrétion de la chassie. On voit en effet subsister, pendant quelque temps, le premier de ces désordres, c'est-à-dire, l'altération de la réciprocité d'action entre les organes qui sécrètent les larmes, et les voies par où elles sont versées dans le nez; ensuite, au simple larmoiement, se joint une matière muqueuse, tenace, puriforme, procédant manifestement de la sécrétion vicieuse des glandules de Meibomius et de la membrane interne des paupières, engorgée et phlogosée au delà de son état naturel. C'est alors que le malade commence, vers le matin, à remarquer que les paupieres du côté malade sont collées entre elles. Certainement cette chassie visqueuse, de nature onctueuse, sébacée, qui n'est pas miscible avec l'eau, et qui est distincte du mucus, ne se dégorge point du sac lacrymal sur l'œil; parce que dans le premier stade de cette maladie, le sac étant comprimé, n'est pas douloureux; qu'il n'est point distendu, et ne répand sur l'œil nulle espèce de matière, si ce n'est des larmes; attendu que le canal nasal étant encore suffisamment libre, favorise la descente, dans le nez, de la plus grande partie des larmes, et avec elles de la chassie encore fluide. Lorsque ensuite, les larmes et la chassie sont devenues de nature âcre, comme il n'est pas rare que cela arrive, la fistule lacrymale est précédée par une rougeur insolite de la caroncule, avec excoriation des commissures internes des paupières et du promontoire des points lacrymaux. Néanmoins, le sac lacrymal se maintient très-souvent encore intact pendant quelque temps. Enfin, la sécrétion qui se fait aux paupières, de la chassie puriforme devenue plus dure et plus tenace, augmente; alors le sac lacrymal se tuméfie. Peu à peu le malade accuse une sensation désagréable, insolite, à l'angle interne de l'œil, laquelle l'oblige à y porter par intervalles le bout des doigts, et à le comprimer; sous cette compression reflue pour la première fois sur l'œil, mêlée aux larmes, une matière jaunâtre, sébacée, semblable à de la chassie épaisse, qui bien avant souillait l'œil, spécialement vers le matin. Tout ceci se passe sans que le sac lacrymal ait jusqu'alors offert nul signe qui attestât qu'il ait été atteint d'inflammation, de suppuration ou d'ulcération, auxquelles on puisse rapporter la formation de cette matière puriforme. Si l'on veut faire dériver l'apparition de cette matière de l'accroissement de sécrétion de la membrane interne du sac lacrymal, occasionée par l'irritation portée sur elle par l'acrimonie des larmes et de la chassie, qui sont en contact avec elle en y descendant; c'est comme si l'on affirmait que la cause éloignée de la maladie procède de la sécrétion morbide des larmes et de la chassie, sans avoir égard à ce que la membrane interne du sac n'est point propre à séparer une substance sébacée, onctueuse. Dans cet état de choses, il est d'observation que si l'on emploie à temps l'onguent ophtalmique de Janin, il arrive que, après deux ou trois semaines, la sécrétion puriforme des paupières diminue ou se supprime; que le bord tuméfié de ces organes s'affaisse, que la villosité vasculaire de leur membrane interne pâlit, et enfin que la matière qui reflue sous la compression du sac, n'est plus qu'une lymphe muqueuse troublée. Cela est une preuve indubitable que la sécrétion morbide des paupières était celle qui, dès l'origine de la maladie, a donné lieu à cet amas dans le sac de matière dure, onctueuse, en apparence purulente, mais distincte du véritable pus, qui regorgeait à l'occasion de l'ulcération et de la suppuration de la membrane interne du sac lacrymal. Et quand le désordre de cette partie provient seulement de l'atonie de ce réservoir, ou bien d'une compression exercée à l'embouchure du canal nasal, par la présence d'un polype dans la narine correspondante, l'humeur qui reflue sur l'œil n'est autre chose que de simples larmes.

A la vérité rien ne s'oppose à ce qu'on admette la possibilité du transport partiel de l'infection syphilique, du virus scrofuleux, varioleux, dartreux, sur la membrane du nez, et de là sur le canal nasal et le sac lacrymal, sans, au préalable, infecter les paupières. Mais si l'on consulte l'expérience, on trouve que d'ordinaire les choses procèdent autrement, et que les unes ou les autres de ces altérations, avant d'occasioner la fistule lacrymale, se montrent d'abord sur la conjonctive et sur la membrane interne des paupières, conjointement avec des ophtalmies répétées, avec l'engorgement des bords libres des paupières, avec l'accroissement de la sécrétion des larmes et de la chassie; incommodités auxquelles succède le reflux des matières puriformes du sac, et enfin la fistule lacrymale.

D'ailleurs, il est très-vrai de reconnaître que tout flux puriforme des paupières n'est pas constamment suivi de fistule lacrymale; et cette exception a lieu vraisemblablement parce que la sécrétion de la chassie n'a point été tout-à-fait négligée, ou parce que la chassie moins dense et moins visqueuse descend plus librement avec les larmes dans le nez par des canaux amples et ouverts. C'est un fait indubitable que la matière puriforme ne s'arrête dans ce trajet qu'à raison de sa densité excédante et de sa ténacité, que par l'a-

tonie du sac lacrymal, par l'engorgement de ses tuniques, ainsi que de celles du canal nasal, et quelquefois encore par le rétrécissement contre nature du
tube osseux dans lequel la chassie et les larmes des-
cendent; cet accident n'est pas aussi rare que quelques
chirurgiens le croient. Ensuite, quant à ce qui est relatif au flux puriforme aigu et violent des paupières,
comme celui qui résulte du transport du virus blen-
norrhagique de l'urètre sur les paupières, de l'ophtalmie contagieuse, de celle des nouveau-nés, l'état d'inflammation, et de gonflement des paupières, est en des
cas semblables si énorme, que les points lacrymaux
fermés et déviés de leur position et de leur direction
naturelles, ne sont plus propres à admettre non-seulement la matière âcre puriforme, mais encore les larmes
elles-mêmes qui par cette raison coulent incessamment ainsi que l'abondante chassie sur les joues. Or,
elles ne peuvent déterminer l'irritation ou l'ulcération de la membrane interne du sac lacrymal, durant la période d'intensité de la maladie. En général,
à ce sujet, ce ne serait point commettre une erreur,
que de dire qu'il peut exister une lippitude sans fistule
lacrymale; mais jamais, ou bien rarement, il n'existe
de fistule lacrymale sans qu'elle ait été précédée de
lippitude. Pour se convaincre de cette vérité, il est nécessaire d'observer attentivement les phénomènes qui
précèdent la fistule lacrymale long-temps avant son
apparition ; car aussitôt que le sac lacrymal commence
à être distendu par la présence de la chassie âcre, dense

et tenace, la maladie des voies lacrymales et celle des paupières se confondent entre elles. Dans la période avancée de la fistule lacrymale, même après la guérison de la sécrétion vicieuse des paupières, l'état morbide des voies lacrymales persiste toujours et rend indispensable l'opération de la main.

Au reste, encore qu'on puisse alléguer quelques exemples de fistules lacrymales guéries moyennant l'opération, sans avoir égard à l'état morbide des paupières, et à la sécrétion vicieuse des glandules de Meibomius, ces faits ne constituent point selon moi un argument assez convaincant pour prouver le contraire de tout ce que j'ai affirmé sur l'origine éloignée et la plus fréquente de cette maladie, non plus que sur la méthode curative la plus convenable de cette même infirmité. En effet, on voit souvent certaines altérations disparaître sous l'influence de remèdes internes administrés avec opportunité et d'un régime diététique convenable, ou bien changer de lieu sans le secours des remèdes topiques. Flajani, pour guérir la fistule lacrymale, pendant son premier stade, injectait par les points lacrymaux dans le sac une liqueur balsamique de sa composition, laquelle vraisemblablement est détersive et astringente, sans avoir dessein de corriger par ce moyen même la sécrétion vicieuse des paupières; mais il est probable que cette liqueur, en s'échappant entre l'œil et les paupières, contribuait à restreindre et à supprimer l'abondante sécrétion puriforme, première source de la maladie des voies lacrymales. Il reste ensuite à savoir si chez les sujets, où l'on a négligé l'état morbide de la membrane externe des paupières et des glandules de Meibomius, la lippitude ne s'est pas reproduite quelque temps après l'opération, ou même s'il n'y a point eu récidive de la fistule lacrymale.

Pag. 171, *lig.* 1.

Ce fut par erreur que, dans une de mes lettres à Maunoir, je me mis en opposition avec Adams au sujet de l'opération proposée par cet habile oculiste pour le traitement de l'ectropion. Par l'extrait de son ouvrage, il m'avait semblé qu'il entendait donner une règle générale pour la guérison de cette infirmité; tandis qu'en lisant ensuite son livre, je reconnus qu'il limite son nouveau procédé opératoire au cas rare, dans lequel, à cause de l'ancienneté de la maladie, par le relâchement extraordinaire de la paupière et l'allongement du cartilage tarse, surtout chez les sujets avancés en âge, la seule et simple rescision de la fongosité élevée sur la membrane interne de la paupière, et interposée entre le globe de l'œil et la paupière renversée, n'est point suffisante pour opérer une parfaite guérison de l'ectropion. Cette guérison complète s'obtient, selon l'auteur, en rescisant dans ce cas particulier, outre l'excroissance fongueuse de la membrane interne de la paupière renversée, et à la fois une partie du tarse allongé outre mesure; et il procède à cette opération de la manière suivante. Adams divise, au moyen des ciseaux, la paupière affectée, par une double incision en forme de V, comme on fait pour l'opération du bec de lièvre ; ensuite après avoir emporté la fongosité élevée sur la membrane interne de la même paupière, il réunit la plaie par un point de suture et par l'application de bandelettes agglutinatives, dirigées du nez vers l'oreille. Le cinquième jour, il enlève le point de suture et laisse les bandelettes agglutinatives jusqu'à la parfaite guérison de la plaie.

L'auteur fait remarquer que les obstacles qu'on peut rencontrer pour l'heureux succès de cette opération sont, en premier lieu, la trop grande rescision de la substance de la paupière et de celle du tarse, dans laquelle le point de suture étant trop étendu et trop tiraillé, le fil coupe et ulcère les parties avant que la rescision de la plaie se soit effectuée. En second lieu, si la plaie, lorsqu'elle a lieu à la paupière inférieure, ne se réunit pas complétement, ou si elle est mal réunie, tantôt à l'angle inférieur, par où les larmes continuent à tomber sur la joue, tantôt supérieurement, au bord du cartilage tarse, où le même inconvénient a lieu. En effet, de quatre malades opérés par l'auteur, le second et le troisième au lever de l'appareil, avaient le cartilage tarse disjoint, et le quatrième présentait une plaie non réunie à son angle inférieur, et qui menaçait de devenir fistuleuse. On ne doit point s'étonner si le premier de ces deux accidens surtout arrive souvent, parce que la substance cartilagineuse du tarse

n'est pas aussi prompte à se réunir que le reste de
la texture musculaire et tégumenteuse des paupières.
Cependant on vaincra cette difficulté, à ce qu'assure
Adams, en déterminant avec une scrupuleuse attention et habileté, la quantité de substance de la paupière qui doit être emportée, à raison du relâchement
de celle-ci et de l'allongement de son cartilage. Il faut
en outre, ne pas pratiquer le point de suture immédiatement au-dessus du cartilage tarse, mais à la moitié
de toute la longueur de la plaie, persister, après avoir
défait cette suture, dans l'exacte application des bandelettes agglutinatives, en ayant soin de faire quelques
légères applications de nitrate d'argent fondu sur la
surface de la plaie, afin de la mieux disposer à la granulation et à la réunion.

Ce fait autorise d'établir que l'ectropion, même lorsqu'il est dû à un excessif relâchement de la paupière
et à un allongement extraordinaire du tarse, est susceptible d'une guérison parfaite ; et que des trois formes sous lesquelles se présente cette infirmité, il n'y
a, à proprement parler, d'incurable que celle dans laquelle la perte des tégumens communs, d'où résulte le
renversement, a été si considérable, qu'après la rescision de la fongosité interposée entre le globe de l'œil
et la paupière renversée, il n'est plus au pouvoir de l'art
de l'allonger assez pour la conduire jusqu'à pouvoir
recouvrir l'œil.

Pag. 264, lig. 7.

Quant à ce qui est relatif à l'ophtalmie contagieuse d'Égypte en général, et en particulier à la propagation de cette grave maladie en Italie parmi les soldats, les phénomènes dont elle était accompagnée, et le plan curatif qui fut reconnu le plus avantageux, il convient de lire la dissertation du docteur Omodei : *Cenni sull' oftalmia d'Egitto,* etc. Cet écrit est rempli d'une utile érudition et contient d'importans préceptes sur la pratique. L'auteur fait observer que cette maladie ne s'est indubitablement pas montrée aussi contagieuse et avec autant de férocité, en Angleterre et en Helvétie, que dans certaines parties de l'Italie, et particulièrement à Ancône, où, par des circonstances qu'il n'est pas toujours possible au médecin de déterminer, la période aiguë fut de plus longue durée que dans aucune autre maladie. Cette période une fois vaincue, les collyres astringens et répercussifs furent appliqués avec un grand avantage; tels sont une dissolution de sulfate de zinc dans un mélange d'eau et de vinaigre, du muriate de soude dissous dans de l'eau avec addition d'un peu de vinaigre; la légère solution aqueuse de sucre de saturne, de camphre, de vitriol blanc; une cuiller à café de suc de limon avec le double d'arack mêlés dans quatre cuillerées d'eau; la pierre divine de Janin avec addition d'une petite quantité d'acétate de plomb sec; du sublimé corrosif dissous dans de l'eau ; l'opium sous forme de teinture ; et autres moyens semblables, comme on en emploie localement dans le traitement de l'ophtalmie purulente des en-fans, ou de celle qui est due à l'inoculation du virus gonorrhoïque sur les paupières.

FIN DU TOME SECOND.

TABLE DES MATIÈRES

CONTENUES DANS LE SECOND VOLUME.

———

CHAPITRE PREMIER. De la procidence de l'iris. . . Page   1

ADDITION DES TRADUCTEURS.   30

CHAP. II. De la cataracte.   35

ADDITION DES TRADUCTEURS.   91

§ 1. De l'opération de la cataracte par extraction. *ibid.*

§ 2. De la cataracte congéniale. 130

§ 3. De la cataracte noire. 138

§ 4. De l'opération de la cataracte par kératonyxis. 146

CHAP. III. De la pupille artificielle. 168

ADDITION DES TRADUCTEURS. 196

CHAP. IV. Du staphylôme. 213

ADDITION DES TRADUCTEURS. 241

CHAP. V. De l'hydropisie de l'œil. 255

CHAP. VI. De la tumeur cystique qui naît dans la cavité
de l'orbite 280

ADDITION DES TRADUCTEURS. 294

CHAP. VII. De l'amaurose et de l'héméralopie. 299

ADDITION DES TRADUCTEURS. 352

CHAP. VIII. Du fongus hématode et du carcinôme de
l'œil. 358

ADDITION DES TRADUCTEURS. 393

Observation sur une concrétion calculeuse de l'intérieur de l'œil.. 398

APPENDICE. 403

FIN DE LA TABLE DU SECOND VOLUME.

EXPLICATION

DES PLANCHES.

PLANCHE 1.

Figure 1.

a. b. Sᴀᴄ lacrymal.

c. Tendon, ou ligament du muscle orbiculaire des paupières.

d. Point lacrymal supérieur.

e. Point lacrymal inférieur.

f. Caroncule lacrymale.

g. Portion du muscle orbiculaire des paupières qui recouvrait le sac lacrymal, séparée en grande partie du ligament *c*, et renversée.

Figure 2.

a. Nerf optique, sain en apparence.

b. b. La sclérotique.

c. c. La choroïde plus mince que dans l'état naturel.

d. d. La masse fongueuse parsemée de petits vaisseaux sanguins dans lesquels était dégénérée la rétine. Cette masse fongueuse était inhérente au nerf optique, et flottante dans la chambre postérieure.

Figure 3.

a. Le nerf optique plus dur qu'à l'ordinaire.

b. Petite glande lymphatique dans l'état morbide.

c. Portion de sclérotique.

d. Toutes les cavités de l'œil remplies d'une masse fongueuse de diverses consistances, provenant du nerf optique et de la rétine.

PLANCHE II.

Figure 1.

Éraillement de la paupière inférieure, occasioné par le raccourcissement des tégumens de cette paupière, par suite d'une large cicatrice formée un peu au-dessous de cette même paupière.

Figure 2.

État de la paupière inférieure (fig. 1) après l'opération. On s'aperçoit qu'à cause du grand raccourcissement des tégumens, tant du côté de la tempe, que de celui du nez, la paupière inférieure n'a pas pu remonter aussi-bien à son angle externe que vers l'interne. Elle embrasse cependant suffisamment le globe de l'œil, inférieurement, pour empêcher la descente des larmes sur la joue, et corriger la difformité.

Figure 3.

Deux ptérygions de différente grandeur sur le même œil, pris sur un cadavre.

a. Le ptérygion le plus grand, situé sur le globe de l'œil du côté du nez.

b. Le plus petit ptérygion, situé du côté de la tempe. Les lignes, l'une droite, l'autre semi-circulaire, situées sur le ptérygion *a*, indiquent la double direction qu'on doit donner à l'incision qui se fait pour l'extirpation de cette maladie.

Figure 4.

Dissection de la conjonctive de l'œil (fig. 3), d'où il résulte clairement que le ptérygion n'est autre chose qu'un gonflement morbide de la lame subtile de la conjonctive qui recouvre naturellement la surface externe de la cornée.

Figure 5.

a. Petit nuage de la cornée.

b. Faisceau de veines variqueuses de la conjonctive, qui entretiennent et alimentent, pour ainsi dire, le petit nuage de la cornée.

Figure 6.

a. Procidence de l'iris à travers un ulcère de la cornée. On remarque dans la même figure les bords blanchâtres de l'ulcère, le resserrement et le déplacement non ordinaire de la pupille, et la forme oblongue qu'elle prend dans ces circonstances.

Figure 7.

État de l'œil (fig. 6) après la guérison de la procidence de l'iris. La pupille reprend, en partie, sa figure ordinaire.

Figure 8.

Concrétion calculeuse de l'intérieur de l'œil.

a. a. La sclérotique renversée.

b. Portion de la choroïde.

c. c. Concrétion calculeuse en forme d'*écuelle*, qui occupait le fond de l'œil, et précisément le siége du corps vitré.

d. d. Autre concrétion calculeuse ayant son siége dans le corps ciliaire.

e. Entrée du nerf optique dans la cavité du bulbe, par le centre de la *soucoupe* calculeuse *c. c.*

f. Corps mou infundibuliforme, qui du fond de l'œil s'é-
tendait jusqu'au lieu de la capsule du cristallin.

Figure 9.

a. Staphylôme de la sclérotique et de la choroïde, situé au
fond de l'œil.

Figure 10.

a. Autre staphylôme semblable de la sclérotique et de la
choroïde.

Figures 11 et 12.

Pupille artificielle.

Figure 13.

Double incision de l'iris pour la formation de la pupille
artificielle.

PLANCHE III.

Figure 1.

Élévateur de la paupière supérieure.

Figure 2.

Ciseaux courbes pour l'excision des tégumens des paupières, dans le cas de trichiase, ou lorsqu'il existe un relâchement considérable aux tégumens des paupières.

Figure 3.

Petits ciseaux très-commodes pour resciser quelques parties de l'intérieur des paupières, ou de la conjonctive.

Figure 4.

Ciseaux courbes sur le dos, communément nommés ciseaux à cuiller.

Figures 5 et 6.

Appareil pour la cautérisation de l'os unguis et de la membrane pituitaire qui revêt cet os dans la cavité du nez.

Figure 7.

Petit couteau pour l'incision de la cornée.

Figures 8 et 9.

Ciseaux de Maunoir pour la formation de la pupille artificielle.

Figure 10.

Tente de plomb tout-à-fait solide, surmontée d'une petite lame qui sert à comprimer la paroi extérieure du sac lacrymal.

Figure 11.

Aiguille à pointe recourbée, pour la dépression de la cataracte.

La pointe du même instrument, vue avec la lentille.

Figure 12.

Même aiguille à pointe droite.

Figure 13.

Petit bistouri à tranchant convexe, très-commode pour resciser les fongosités de l'intérieur des paupières, et les petites tumeurs cystiques de ces mêmes paupières.

Figure 14.

Stylet conducteur des larmes.

Explication de la planche IV. a.

Fig. 1. Mandrin de M. Dupuytren.

Fig. 2. Conducteur de Pellier.

Fig. 3. Pressoir à anneau.

Fig. 4. Ces deux instrumens réunis.

Fig. 5. Canule du même professeur.

Fig. 6. Canule de Pellier.

Fig. 7. Canule à double plaque, destinée à être placée dans la paroi naso-lacrymale.

ERRATA DU SECOND VOLUME.

Page 13, ligne 28, *pristimum*, lis. *pristinum*.

   18 . . . 2, *lors de la blessure*, lis. *hors de la blessure*.

   92 . . . 5, *Charles Bonnet*, lis. *Théophile Bonet*.

  Ibid . . 21, *Hovinus*, lis. *Hovius*.

 203 . . . 28, *tendent*, lis. *tend*.

 214 . . . 8, *à quelle classe*, lis. *dans quelle classe*.

 220 . . . 28, *ne se déchire pas*, lis. *se déchire*.

 279 . . . 13, *entre*, lis. *dans*.

 285 . . . 11, *n'ait disparu*, lis. *ait disparu*.

 286 . . . 17, *et la lamine de pression concave sur les paupières,
et munie*, lis. *et dont la petite lame de pression,
concave, appliquée sur les paupières, est munie.*

 318 . . . 15, *à l'un ou aux deux yeux*, lis. *à l'un des yeux ou à
tous les deux.*

 330 . . . 11, *avant qu'il ne l'examinât*, lis. *avant qu'il l'examinât.*

 349 . . . 4, *tartre d'antimoine*, lis. *tartrate d'antimoine.*

 559 . . . 13, *fut*, lis. *est*.

 368 . . . 15, *déterminé de*, lis. *déterminé à.*

TABLE DU SECOND VOLUME.

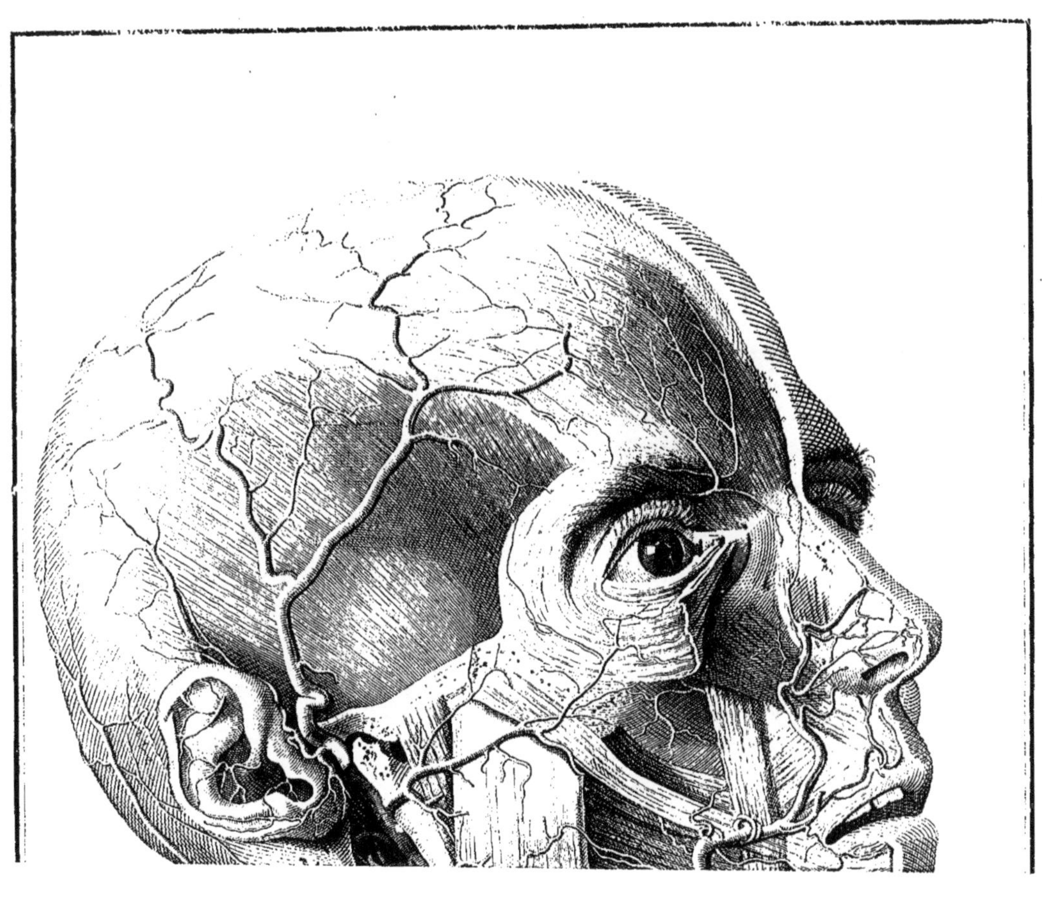

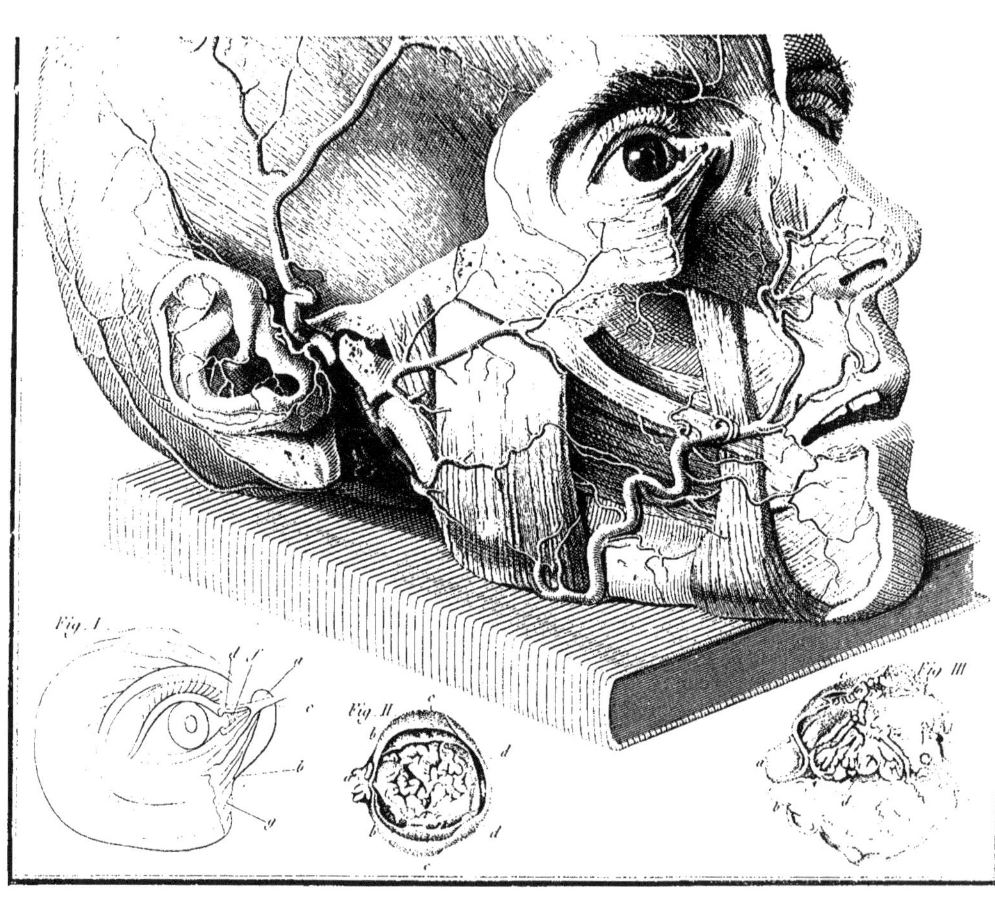
Fig. I
Fig. II
Fig. III

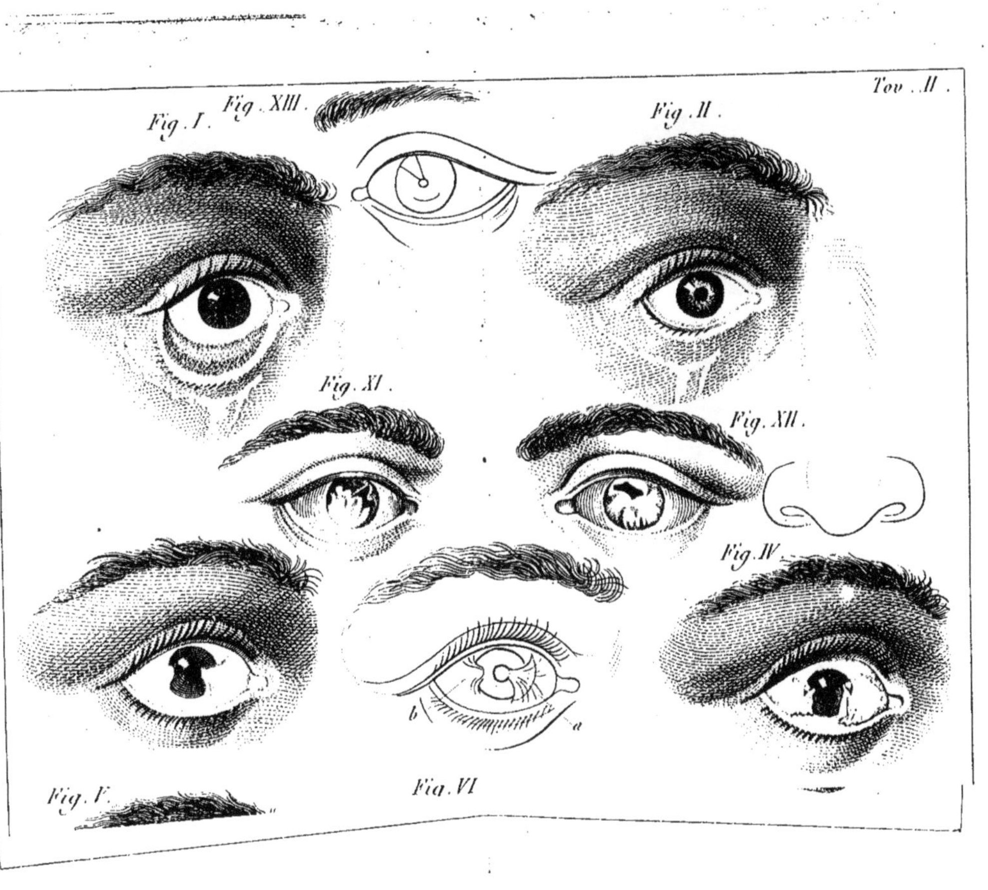

Tov. II.
Fig. I.
Fig. XIII.
Fig. II.
Fig. XI.
Fig. XII.
Fig. IV.
Fig. V.
Fia. VI
b
a

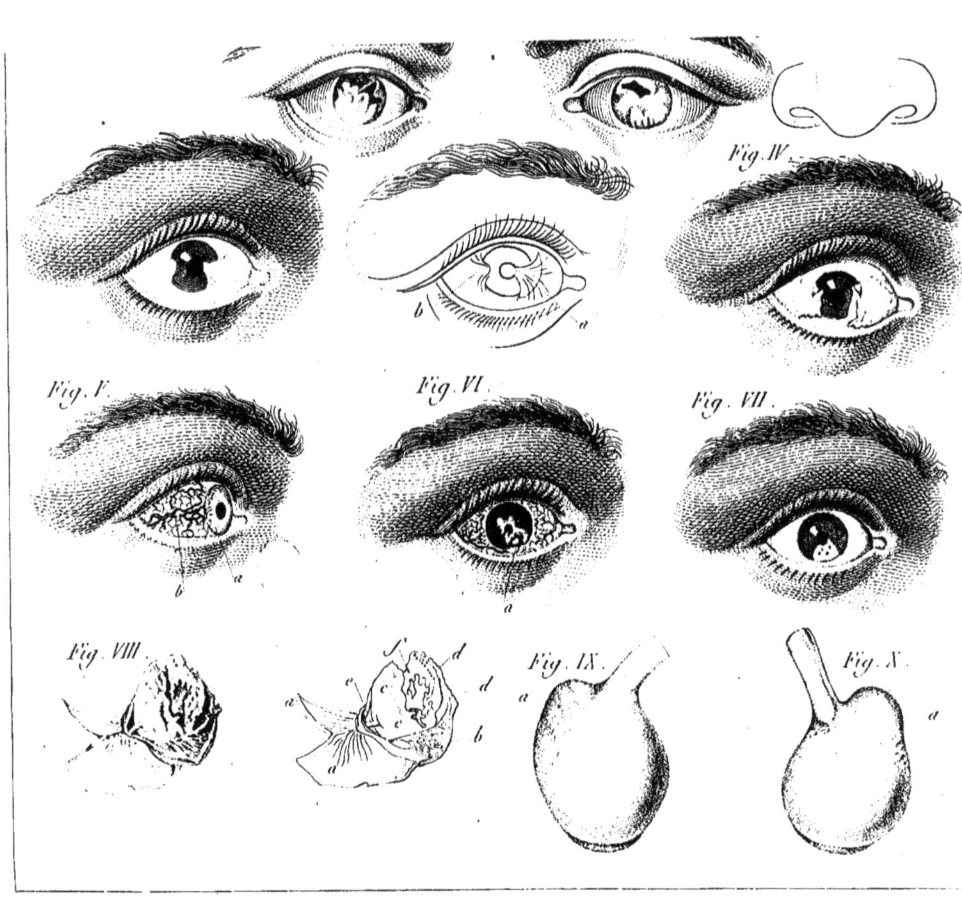

Fig. IV.
Fig. V.
Fig. VI.
Fig. VII.
Fig. VIII.
Fig. IX.
Fig. X.

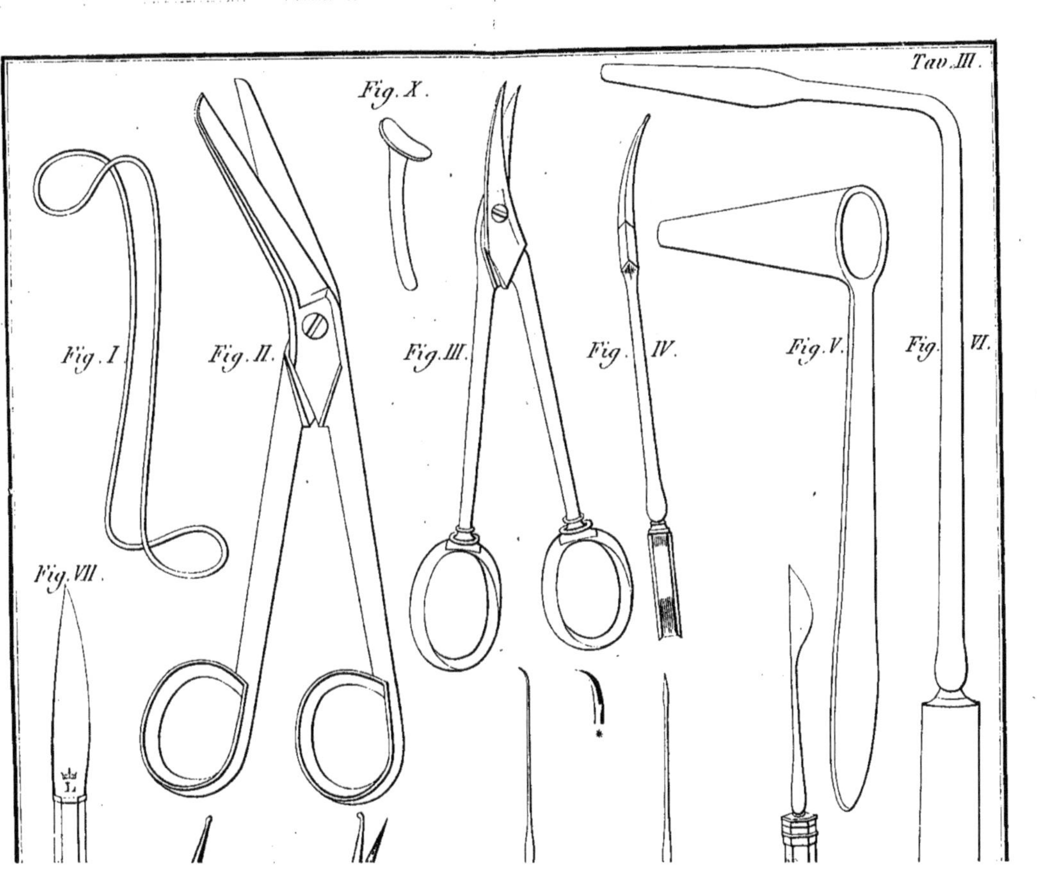

Tav. III.
Fig. I.
Fig. II.
Fig. III.
Fig. IV.
Fig. V.
Fig. VI.
Fig. VII.
Fig. X.

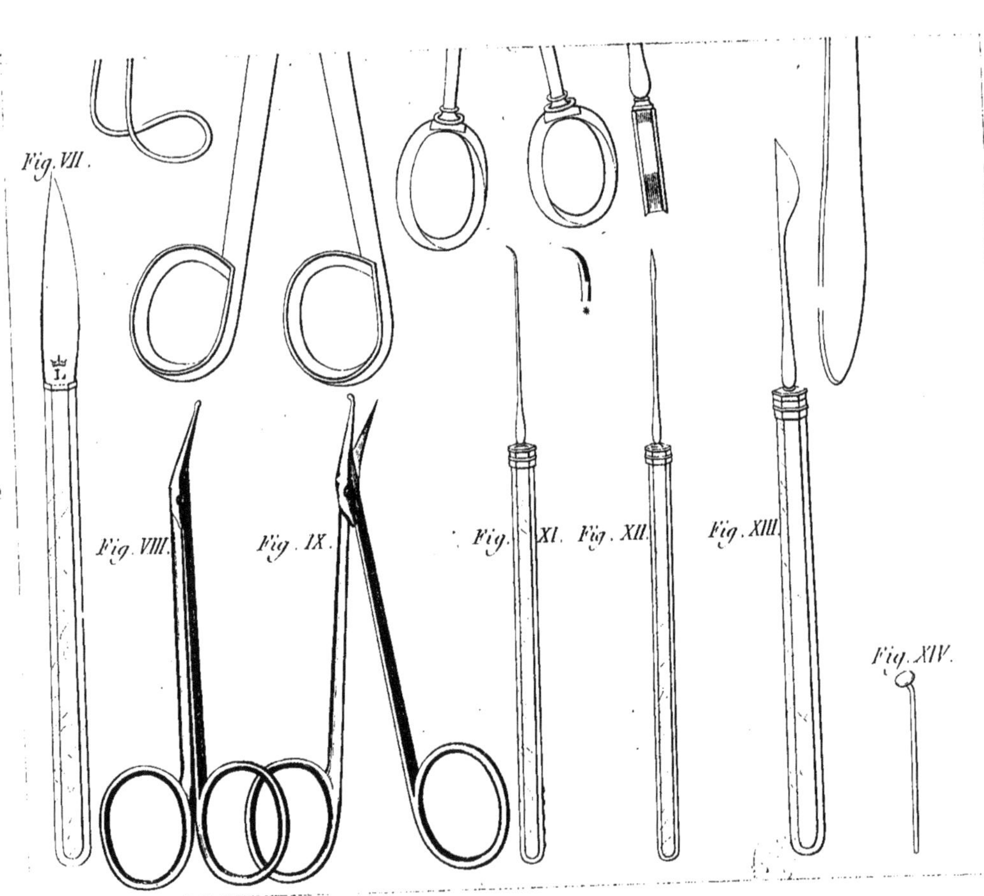

Fig. VII.
Fig. VIII.
Fig. IX.
Fig. XI.
Fig. XII.
Fig. XIII.
Fig. XIV.

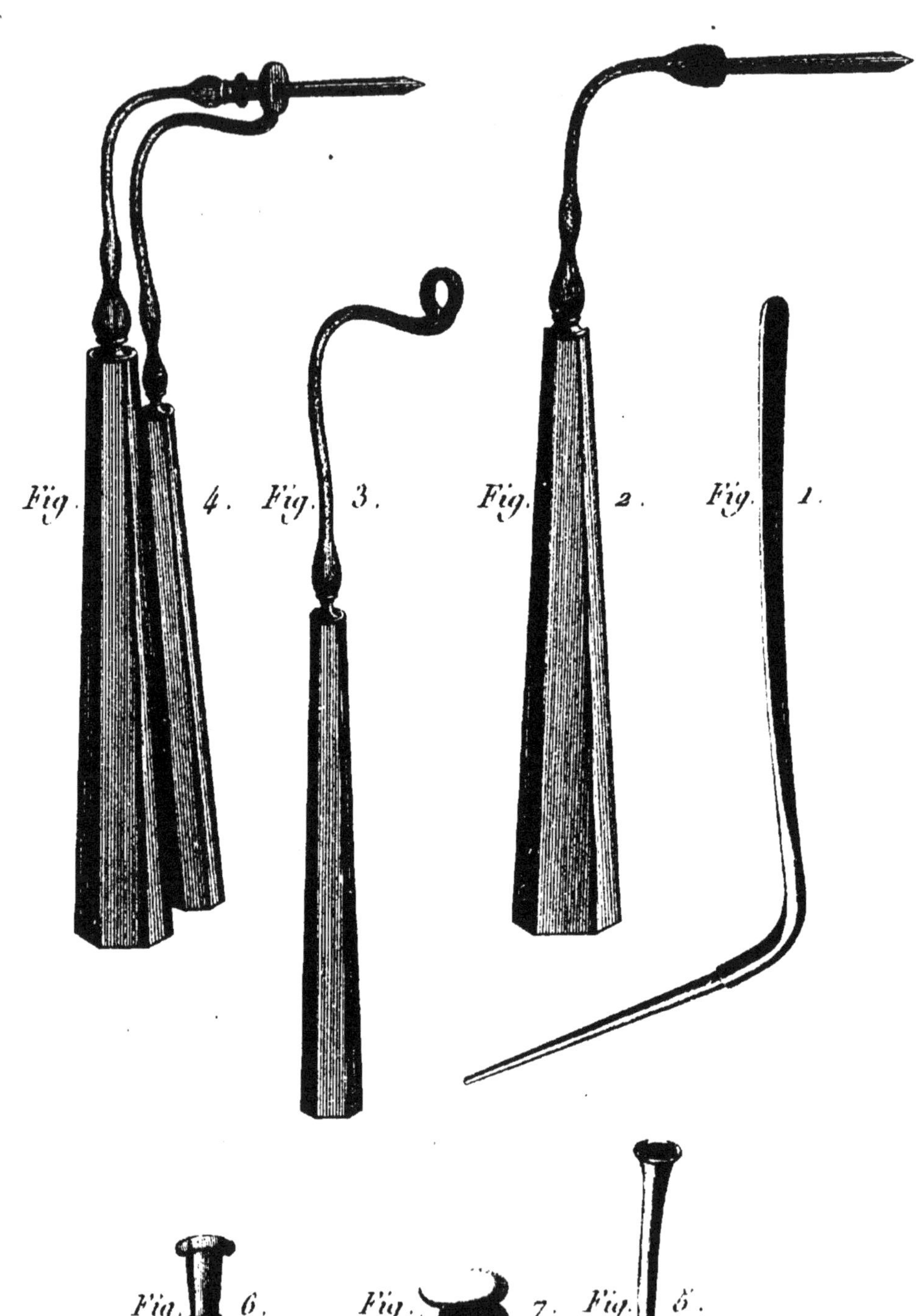
Fig. 4.
Fig. 3.
Fig. 2.
Fig. 1.
Fig. 6.
Fig. 7.
Fig. 5.